肿瘤诊疗技术的研究与应用

付　凯◎主编

中国纺织出版社有限公司

图书在版编目（CIP）数据

肿瘤诊疗技术的研究与应用／付凯主编. -- 北京：中国纺织出版社有限公司，2020.12

ISBN 978-7-5180-7720-5

Ⅰ．①肿… Ⅱ．①付… Ⅲ．①肿瘤－诊疗 Ⅳ．①R73

中国版本图书馆 CIP 数据核字（2020）第 143101 号

责任编辑：武洋洋　　责任编辑：高　涵　　责任印制：储志伟

中国纺织出版社有限公司出版发行

地址：北京市朝阳区百子湾东里 A407 号楼　邮政编码：100124

销售电话：010-67004422　传真：010-87155801

http://www.c-textilep.com

官方微博 http://www.weibo.com/2119887771

三河市宏盛印务有限公司印刷　各地新华书店经销

2020 年 12 月第 1 版第 1 次印刷

开本：787×1092　1/16　印张：12.25

字数：200 千字　定价：65.00 元

前 言

恶性肿瘤是目前严重危害人类健康的重要疾病之一。自20世纪80年代以来，包括我国在内的世界各国的肿瘤发病率与死亡率都有所提高，尤其在大中城市，恶性肿瘤已经成为人类致死的第一位原因。近年来，随着肿瘤综合治疗观念、理念的不断更新，循证医学的支持，新的医疗技术、设备不断应用于临床诊断、治疗，新药、靶向药物的研究开发，恶性肿瘤的治疗预后已经发生根本性的变化。患者的生活质量也获得了较大的提高。恶性肿瘤已经成为名副其实的常见病、多发病，甚至是一种慢性病。

近半个世纪以来，随着科学技术的进步，恶性肿瘤的临床诊疗技术也有了较大的进步，真正意义上满足和实现了肿瘤早期发现、早期诊断和早期治疗的目的，恶性肿瘤的诊断、治疗取得了突破性的进展，部分肿瘤的治疗已经获得显著的疗效。特别是近20年来，随着循证医学的发展，大量的循证医学证据为临床肿瘤的诊治提供了直接、可靠的依据，其与临床科技的新技术、新手段、新模式的结合无疑是肿瘤成功诊断、治疗的重要保证。

本书以贴近临床实践应用为特色，内容上力求推陈出新，文字上删繁就简，结合肿瘤学的特点，突出了新理论、新技术和新方法在临床诊断上的应用。本书共分为四个部分，第一部分主要内容是癌症的相关综述，主要对癌症和肿瘤进行综合的论述。第二部分主要论述肿瘤的预防与诊断，包括肿瘤的预防、肿瘤标志物诊断、肿瘤病理学诊断、肿瘤影像学检查与诊断等几个方面。第三部分系统介绍了肿瘤治疗，包括肿瘤的内科治疗、肿瘤外科治疗、肿瘤的联合生物治疗、肿瘤多学科联合的综合治疗等几个方面。第四部分主要探讨肿瘤病人的康复护理。

在本书的筹备和资料收集期间，翻阅了大量的肿瘤学前辈业已出版的肿瘤学相关书籍和临床报告资料，在这些资料中获得了极大的营养和支持。在编写过程中，秉承严谨求实的治学精神，结合自身临床及教学实践经验，力求表达清晰、定义准确、结构完整、层次分明、重点突出。鉴于肿瘤学是当前最为活跃的基础与临床学科之一，新进展、新方法、新技术层出不穷，限于作者的精力和学识，本书难免有疏漏之虞，敬请读者不吝赐教。

编者

2020 年 11 月

目　录

第一章 癌症概述

在医学上，癌（cancer）是指起源于上皮组织的恶性肿瘤，是恶性肿瘤中最常见的一类。相对应的，起源于间叶组织的恶性肿瘤统称为肉瘤。有少数恶性肿瘤不按上述原则命名，如肾母细胞瘤、恶性畸胎瘤等。一般人们所说的"癌症"习惯上泛指所有恶性肿瘤。癌症具有细胞分化和增殖异常、生长失去控制、浸润性和转移性等生物学特征，其发生是一个多因子、多步骤的复杂过程，分为致癌、促癌、演进三个过程，与吸烟、感染、职业暴露、环境污染、不合理膳食、遗传因素密切相关。

第一节 癌症的界定

恶性肿瘤的临床表现因其所在的器官、部位以及发展程度不同而不同，但恶性肿瘤早期多无明显症状，即便有症状也常无特异性，等患者出现特异性症状时，肿瘤常已经属于晚期。一般将癌症的临床表现分为局部表现和全身性症状两个方面。

一、癌症的局部表现

（1）肿块。癌细胞恶性增殖所形成的，可用手在体表或深部触摸到。甲状腺癌、腮腺癌或乳腺癌可在皮下较浅部位触摸到。肿瘤转移到淋巴结，可导致淋巴结肿大，某些表浅淋巴结，如颈部淋巴结和腋窝淋巴结容易触摸到。至于在身体较深部位的胃癌、胰腺癌等，则要用力按压才可触到。

（2）疼痛。肿瘤的膨胀性生长或破溃、感染等使末梢神经或神经干受刺激或压迫，可出现局部疼痛。出现疼痛往往提示癌症已进入中、晚期。开始多为隐痛或钝痛，夜间明显。以后逐渐加重，变得难以忍受，昼夜不停，尤以夜间明显。一般止痛药效果差。

（3）溃疡。体表或胃肠道的肿瘤，若生长过快，可因供血不足出现组织坏死或因继发感染而形成溃烂。如某些乳腺癌可在乳房处出现火山口样或菜花样溃疡，分泌血性分泌物，并发感染时可有恶臭味。

（4）出血。癌组织侵犯血管或癌组织小血管破裂而产生。如肺癌患者可咯血或痰中带血；胃癌、食管癌、结肠癌则可呕血或便血，泌尿道肿瘤可出现血尿，子宫颈癌可有阴道流血，肝癌破裂可引起腹腔内出血。

（5）梗阻。癌组织迅速生长而造成空腔脏器的梗阻。当梗阻部位在呼吸道即可发生呼吸困难、肺不张；食管癌梗阻食管则吞咽困难；胆道部位的癌可以阻塞胆总管而发生黄疸；膀胱癌阻塞尿道而出现排尿困难等；胃癌伴幽门梗阻可引起餐后上腹饱胀、呕吐等。

（6）其他。颅内肿瘤可引起视力障碍（压迫视神经）、面瘫（压迫面神经）等多种神经系统症状；骨肿瘤侵犯骨骼可导致骨折；肝癌引起血浆白蛋白减少而致腹水等。肿瘤转移可以出现相应的症状，如区域淋巴结肿大、肺癌胸膜转移引起的癌性胸水等。

二、全身症状

早期恶性肿瘤多无明显全身症状。部分患者可出现体重减轻、食欲不振、恶病质、大量出汗（夜间盗汗）、贫血、乏力等非特异性症状。此外，约 10%～20% 的肿瘤患者在发病前或发病时会产生与转移、消耗无关的全身和系统症状，称肿瘤旁副综合征。表现为肿瘤热、恶病质、高钙血症、抗利尿激素异常分泌综合征、类癌综合征等。

三、肿瘤的转移

癌细胞可通过直接蔓延、淋巴、血行和种植四种方式转移至临近和远处组织器官。①直接蔓延为癌细胞浸润性生长所致，与原发灶连续，如直肠癌、子宫颈癌侵犯骨盆壁；②淋巴道转移多数情况为区域淋巴结转移，但也可出现跳跃式不经区域淋巴结而转移至远处的；③血行转移为肿瘤细胞经体循环静脉系统、门静脉系统、椎旁静脉系统等播散其他组织器官；④种植性转移为肿瘤细胞脱落后在体腔或空腔脏器内的转移，最多见的为胃癌种植到盆腔。

第二节　人体癌变的影响因素

病毒在肿瘤病因学方面的作用已有 90 多年的研究历史。尽管病毒与人类恶性肿瘤的病因学关系仍未完全阐明，但有实验证据表明某些病毒确实与人类某些恶性肿瘤有关。1908 年，Ellermann 和 Bang 首先证明白血病鸡的无细胞滤液可于健康鸡中诱发白血病，为病毒致癌的实验性研究奠定了基础。1911 年，Rous 将患有肉瘤的鸡除去肿瘤细胞的肿瘤滤液进行移植试验，也成功地诱发健康鸡产生肉瘤。1933 年，Shope 将病毒所致的野兔乳头状瘤进行皮下移植实验，发生浸润性鳞癌；1934 年，Luck'e 观察到可以通过冻干的无细胞提取物传播蛙肾癌；2 年后，Bittner 首次证明含有致瘤病毒的乳汁可将鼠乳腺癌传给子代。到 20 世纪 50 年代，科学家已发现鼠白血病是由病毒引起的，60 年代初在电子显微镜下证实了这种病毒的形态，1962 年，Burkitt 发现该病毒可以引起淋巴瘤。1964 年，Epstein 和 Barr 在 Burkitt 淋巴瘤细胞培养液中发现该病毒，命名为 EB 病毒，后证实该病毒与鼻咽癌密切相关，这是最早发现的与人肿瘤存在明显病因学关系的病毒。随着 20 世纪分子生物学的蓬勃发展，病毒瘤基因相继被克隆，功能被阐明。在此基础上，从信号转导与细胞周期的角度进一步探索致瘤病毒导致肿瘤发生的分子机制，已获得了环境因素如何与宿主基因相互作用的一些实验依据，这些进展极大地丰富了人们对病毒致瘤分子机制的认识。

肿瘤病毒是指能引起机体发生肿瘤，或使细胞恶性转化的一类病毒。肿瘤病毒与宿主细胞的相互作用会引起细胞恶性转化，关键在于有致癌作用的病毒基因与细胞 DNA 发生整合（integration），这样，病毒基因就成为细胞 DNA 的一个组成部分，干扰宿主细胞的分化、分裂和生长，从而导致恶性转化。

一、与人类相关的致瘤性病毒

根据所含核酸类型将与人类相关的致瘤性病毒分为致瘤性 RNA 病毒和致瘤性 DNA 病毒两大类（表 1-2-1）。

表 1-2-1　致瘤性 RNA 病毒和致瘤性 DNA 病毒的区别

致瘤性 RNA 病毒	致瘤性 DNA 病毒
既有病毒增殖，又可转化细胞	只有转化细胞作用，无病毒增殖（EB 病毒除外）
转化细胞效果很好，有时一个病毒分子即可转化	转化效果很差，可能需要 10~100 个病毒分子才能转化
有逆转录酶存在	无逆转录酶存在
有包膜	不一定有包膜

与动物或人类肿瘤有关的致瘤性 DNA 病毒有 5 类：乳多空病毒类、腺病毒类、疱疹病毒类、乙型肝炎病毒类及痘病毒类。致瘤性 DNA 病毒的共同特征为：病毒的致癌作用发生在病毒进入细胞后复制的早期阶段，相关的瘤基因多整合到宿主细胞 DNA 上。此外，DNA 病毒一般没有细胞内同源物，其编码的蛋白质主要为核蛋白，直接调节细胞周期，并与抑癌基因相互作用，从而使细胞周期紊乱。

与禽类、哺乳类动物和人类肿瘤有关的致瘤性 RNA 病毒主要是逆转录病毒。致瘤性RNA 病毒的分类有多种原则，如下所述。

（1）根据病毒形态可分为 A、B、C、D 共 4 种类型，与肿瘤有病因学联系的主要是 C型，其次是 B 型。A 型可能为 B、C 型病毒的不成熟形式，D 型病毒是从恒河猴乳腺中分离出来的，目前还未证明它的致瘤作用。

（2）根据病毒基因组结构是否完整，又可将其分为非缺陷型和缺陷型 RNA 致瘤病毒。非缺陷型 RNA 致瘤病毒无需辅助病毒，可以产生完整的病毒颗粒。缺陷型 RNA 致瘤病毒基因组结构常具有缺陷，需要在辅助病毒的辅助下才能形成完整的病毒颗粒，但它含有与病毒致瘤相关的癌基因。

（3）根据 RNA 病毒在动物体内的致瘤潜伏期和体外转化细胞的能力，可将其分为急性 RNA 致瘤病毒和慢性 RNA 致瘤病毒两类。急性 RNA 致瘤病毒诱导动物产生肿瘤的潜伏期一般为 3~4 周，并具有在体外转化细胞的能力，这类病毒基因组中的结构基因常有部分丢失，病毒癌基因常取代丢失部分以致病毒复制功能缺陷，因此需要在辅助病毒协助下才能产生完整的病毒颗粒，这类病毒的致瘤性与其基因组中的癌基因有关。慢性 RNA 致瘤病毒在动物中潜伏期较长，一般 4~12 个月才能诱发肿瘤，对体外培养的细胞无转化能力。作为一种非缺陷型病毒，慢性 RNA 致瘤病毒在感染的细胞内能复制产生完整的病毒颗粒，但它不带有致瘤基因。当这类病毒整合到宿主细胞基因组内时，由于病毒基因组末端长末端重复序列（LTR）的插入，位于 LTR 内的病毒启动子或增强子致使细胞内某些近邻的原癌基因过度表达，从而导致细胞癌变。

（4）根据 RNA 病毒基因组结构和致瘤机制的不同，进一步将其分为转导性逆转录病毒、顺式激活逆转录病毒和反式激活逆转录病毒三种。转导性逆转录病毒具有病毒癌基因，能转导入宿主细胞，根据其致瘤潜能，归属于急性 RNA 致瘤病毒，根据其基因组结构的完整性，往往属于缺陷型 RNA 致瘤病毒，这类病毒的致瘤性与其基因组中含有病毒瘤基因有关。顺式激活逆转录病毒的基因组不含病毒瘤基因，但其整合至细胞基因组后能激活近旁细胞癌基因，根据其致瘤潜能，归属于慢性 RNA 致瘤病毒，这一类逆转录病毒虽不携带病毒瘤基因，但也能在体外转化细胞，诱发恶性肿瘤。反式激活逆转录病毒通过其编码的转录调节蛋白而激活同基因组的细胞基因和（或）病毒基因，其本身无病毒瘤基因，但可通过反式激活其他基因而致瘤。

二、致瘤性病毒感染宿主细胞的方式与细胞转化

病毒感染细胞后，细胞的表现或是死亡，或是增殖，病毒的遗传基因可存在于增殖细胞之中。病毒是分子生物，可以影响细胞的生命活动，细胞被感染后病毒的变化有以下两种。

（一）增殖性感染

病毒能在细胞中繁殖复制，导致细胞裂解、死亡，这种细胞称为允许性细胞（permissive cell）。在增殖性感染（productive infection）［或称裂解性感染（lyticin fection）］中，全部病毒复制所需的基因充分表达，但病毒繁殖会引起细胞裂解死亡，使病毒失去寄生场所。

（二）非增殖性感染

病毒在细胞内完全不能复制，或复制率很低；宿主感染后，细胞可存活，病毒复制发生在细胞周期的某个阶段，这种细胞称为非允许性细胞（non-permissive cell），在非增殖性感染（non productive infection）［或称顿挫性感染（abortive infection）］中，并非所有病毒基因均能表达，实质是病毒使细胞发生遗传性改变。

病毒核酸整合于细胞核酸中，使细胞发生细胞遗传信息改变，即发生转化。

总之，一个正常细胞如何改变其遗传性，成为无限生长的癌细胞，是一个多基因、多因素相互作用的结果，其具体的环节还不十分明确。肿瘤病因学是非常复杂的，是一个重要的医学问题，是环境因素与宿主因素（内因）相互作用的过程。从癌细胞发展成为临床上的肿瘤，是癌细胞与机体抗癌反应性之间矛盾斗争的结果。

三、常见的病毒感染

估计人类肿瘤的 15%～20% 与病毒有关，对于有些肿瘤（如肝癌、宫颈癌等），病毒感染是主要原因。与人类肿瘤发病相关的致瘤性 DNA 和 RNA 病毒主要有 EB 病毒（EBV）、乙型肝炎病毒（HBV）、丙型肝炎病毒（HCV）、乳头状瘤病毒、人类 T 细胞白血病病毒（HTLV）等，它们分别与鼻咽癌、Burkitt 淋巴瘤、肝癌、人宫颈癌、人类 T 细胞白血病或成人 T 细胞性白血病有关。

（一）EBV 与鼻咽癌（NPC）的关系

EBV 属于疱疹病毒（herpesvirus），直径 150～200nm，外包有被膜，核心为双链 DNA，大小约 170kb；分子质量为 $4.17×10^6$Da。EBV 基因组有 5 个独特区（U1～U5）、4 个内部重复系列（IR1～IR4）及末端重复系列（TR）。

EB 病毒与多种人类肿瘤相关，如 Burkitt 淋巴瘤、霍奇金淋巴瘤、非霍奇金琳巴瘤、原发性中枢神经系统淋巴瘤、移植后淋巴增生性紊乱淋巴瘤、致死性 X 性连锁淋巴细胞增生综合征、鼻咽 T/NK 细胞淋巴瘤、鼻咽癌、淋巴上皮样癌、胃腺癌、肺癌、乳癌、大肠癌等，其中，关系最明确的是 Burkitt 淋巴瘤及鼻咽癌。

新近研究发现，在胸腺瘤、胆管癌、平滑肌瘤、肝肉瘤中也可以检测出 EB 病毒。EB 病毒一般在幼年感染人群，90% 以上的人群都有 EB 病毒感染史。在被它感染的宿主血清中可检查出多种特异性的 EBV 相关抗体，包括病毒壳抗原 VCA、膜抗原 MA、早期抗原 EA、核抗原 EBNA 等的抗体。EBV 基因组在潜伏感染状态时编码 11 种蛋白质产物，其中潜伏膜蛋白（LMP1）被认为是病毒的致瘤蛋白。

最早发现的 EBV 血清流行病与 NPC 相关的证据是 Old 等于 1966 年发现的在 NPC 患者血清中存在抗 EBV 的沉淀抗体。目前 VCA-IgA、EA-IgA 尤其具有临床诊断意义。NPC 标本中有 EBV-DNA 的存在和相应抗原的表达，抗原 EBNA1、LMP1 的表达证明 EBV 与

NPC 关系密切。在 NPC 中，EBNA1 是维持潜伏状态所必需，LMP1 在体外能使上皮细胞分化障碍，并发生明显的形态学变化。LMPI 基因转染 PHEK-1 细胞（一种非致癌的、角化的、永生的上皮细胞），会使其由原来的扁平、多角形转变成束梭形、多层生长的细胞。估计 LMP1 在鼻咽上皮癌变早期起重要作用，使其分化成熟障碍，在其他因素的共同作用下，最终导致鼻咽上皮细胞形成肿瘤。

（二）肝炎病毒与原发性肝癌

HBV 属于嗜肝 DNA 病毒科。完整的 HBV 称为 Dane 颗粒，直径约 42nm，由外膜和核壳组成，含 DMA 分子、DNA 聚合酶和其他蛋白酶。HBV 基因组的 DNA 分子质量为（1.6~2.0）×10^6Da，具有 3200 个碱基对。

乙型肝炎病毒与人类原发性肝细胞癌的发生有密切的关系。首先，流行病学调查表明，HBV 的感染与人类原发性肝细胞癌的发生率呈平行关系，75%~80%的原发性肝细胞癌是由于持续地肝炎病毒感染引起的，其中 50%~55%归因于 HBV 感染。肝癌（HCC）患者血清 HBsAg 阳性率高于正常人；中国台湾前瞻性流行病学调查结果得出，HBsAg 阳性者 HCC 危险性是阴性者的 217 倍；HBsAg 阳性者 50%以上死于肝硬化或肝癌，HbsAg 阴性人群中肝硬化和肝癌仅为 2%。肝癌发生率与 HBV 的基因型和 HBV 的 DNA 拷贝数密切相关。HBV 包括 8 种基因型，亚洲地区的 HBV 主要为 B 型和 C 型，研究表明，C 型 HBV 更容易诱发肝癌，而在西方国家，D 型比 A 型更容易诱发肝癌。HBeAg 和 HBsAg 双阳性人群比单纯 HBsAg 阳性人群患肝癌的风险高 6 倍，血清 HBV 的 DNA 拷贝数大于 10^5/mL 是肝癌发生的独立危险因素。其次，从临床情况看，肝癌多从慢性乙型肝炎、肝硬化演变而来。从病理资料看，肝癌大多合并大结节性肝硬化，在我国这种肝硬化多由乙肝病毒感染所致。近年的分子生物学研究更证实在肝细胞的 DNA 中整合有乙肝病毒 DNA 的片段。HBsAg 阳性的 HCC 患者，肝癌细胞中可检出整合的或游离的 HBVDNA。在 HBV 血清指标阴性的 HCC 患者肝组织及肝癌细胞株中都可检测到整合的 HBVDNA。近来研究发现 HBV 编码的 X 基因具有一定的转化细胞的功能，动物致癌实验证明其能引起实验性肝癌。用 HBV 疫苗预防乙型肝炎的发生，有可能降低和控制肝癌的发病。这些证据都说明乙肝病毒感染与肝癌的关系密切。

从致癌机制看，目前认为 HBV 诱发肝癌是一个涉及多种因子、多步骤协同作用的过程。感染 HBV 后，HBV 基因整合进肝细胞基因组是诱发癌变的第一步，比如，HBV 基因能够整合到 cmyc 癌基因和端粒酶逆转录酶基因。HBV 基因随机整合到肝细胞基因组，有可能导致肝细胞癌基因的激活、抑癌基因的丢失和细胞周期调控基因的突变。慢性 HBV 感染导致持续的肝脏慢性炎症，肝细胞坏死、再生和肝脏纤维化，在这个过程中，肝细胞基因的突变逐渐累积，最终导致肿瘤的发生。由 HBV 编码的调节蛋白——HBx 蛋白和 PreS2 活化因子家族通过 PKC、RAS 等信号转导通路影响细胞的增殖、周期调节和凋亡，阻碍 DNA 的修复，促进肿瘤的发生。

丙型肝炎病毒（HCV）也与肝癌密切相关，全球 25%~30%的原发性肝细胞癌可归因于 HCV 感染，在日本，高达 70% 的 HCC 归因于 HCV 感染。意大利一项长达 17 年的前瞻性队列研究发现 1b 型 HCV 是诱导肝癌发生的主要基因型。HCV 是单链 RNA 病毒，长约 9600 个核苷酸。与 HBV 不同，HCV 感染人体后不整合到肝细胞基因组中，主要通过引起机体慢性免疫反应，间接损伤肝细胞。HCV 核心蛋白能够作用于多条细胞生长的信号转导途径，影响细胞增殖调控，在致癌过程中发挥重要作用。

（三）人乳头状瘤病毒与宫颈癌

人乳头状瘤病毒（humanpa pilloma virus，HPV）是小双链 DNA 病毒，有 130 多个亚型，其中有些亚型与人类异常疣、尖锐湿疣、传染性软疣等三种良性肿瘤的形成有关，但与人类宫颈癌发病相关的两个主要亚型是 HPV16 和 HPV18，50%~70% 的宫颈癌患者存在 HPV16 感染，7%~20% 存在 HPV18 感染。在大约 90% 的宫颈癌组织中可检测到这两型 HPV 核酸的同源序列，而且可以检测到 HPV 编码的 E6 和 E7 基因的转录产物，现在认为 E6 和 E7 是 HPV 的癌基因。HPV 的复制依赖宿主细胞的 DNA 复制机制，E6、E7 蛋白能够使分化的上皮细胞保持在 DNA 复制状态，从而保持自身的复制。研究证明，E6 和 E7 蛋白产物可以与 P53 或 RB 结合，从而导致这两种重要的抑癌基因蛋白产物失活或降解。E6 蛋白还能够抑制 DNA 修复酶活性，E7 蛋白能通过破坏中心体，使染色体结构和数目出现异常。在以上多种因素的共同作用下，鳞状上皮细胞增殖生长失控，最终导致肿瘤发生。

临床研究表明，HPV 四联疫苗能够有效预防女性感染 HPV6、HPV11、HPV16 和 HPV18 型 4 种 HPV 引起的持续性感染、宫颈癌前病变和外生殖器病变，2006 年美国疾病预防控制中心推荐 11~26 岁女性接种 HPV 四联疫苗，以预防宫颈癌和其他 HPV 相关疾病。

（四）HTLV 与人类 T 细胞白血病

目前已知的与人肿瘤相关的逆转录病毒有人类 T 细胞白血病病毒（HTLV）和成人 T 细胞白血病病毒（ATLV）。ATLV 与 HTLV 有序列上的同源性，属于同一家族，归入 I 型 HTLV。2%~6% 的 HTLV-I 感染者会患上成人 T 细胞白血病。HTLV 的基因组结构为典型的逆转录病毒基因组结构，保留有完整的结构基因，本身不携带癌基因，但编码两个反式调节蛋白 Tax 和 Rex，Tax 基因可在转基因鼠中诱发多发性间质肿瘤。研究表明，Tax 能够结合 MEKK1 蛋白激酶，活化 NF-κB，破坏 DNA 修复系统。

综上所述，致瘤性病毒感染肯定与某些人类肿瘤发病有关，但是似乎单独病毒感染还不足以引起肿瘤，还需要其他一些因素参与，如细胞类型特异的丝裂原刺激、免疫抑制及遗传因素等，此外，还包括某些化学因素的协同作用。

第三节　致癌因素

肿瘤的病因是指肿瘤发生的原始动力，没有它，肿瘤不会发生。与一般的感染性疾病不同，肿瘤的发生是多基因、多种因素相互作用导致正常细胞恶变的结果。与肿瘤发病相关的因素依其来源、性质和作用方式的不同分为内源性和外源性两大类。外源性因素来自外界环境，与自然环境和生活条件密切相关，包括化学因素、物理因素和生物因素；内源性因素则包括机体的免疫状态、遗传背景、激素水平及 DNA 损伤修复能力等。

一、化学致癌因素

最早观察到化学因素与人类肿瘤的关系可以追溯到 1775 年。Percivall Pott 发现童年时当过烟囱清扫工的男性患阴囊癌的比例增高，提示职业暴露与某种特定类型肿瘤的发病有关。1875 年，Volkman 和 Bell 观察到长期与石蜡油和焦油接触的工人易患皮肤癌。此外，德国的科学家 Rehn 报道接触苯胺的工人易发生泌尿道膀胱肿瘤。这些早期的观察结果促使研究人员通过进行化学诱导癌发生的动物实验来验证各种化学物质的致癌性。1915 年，Yamagiwa 和 Ichikawa 反复用煤焦油涂擦兔耳成功地诱发了皮肤癌，后来研究证实煤焦油中的致癌物为多环芳烃。

随着现代工业的迅速发展，新的化学物质与日俱增。目前认为凡能引起人或动物肿瘤形成的化学物质，均称为化学致癌物（chemical carcinogen）。近几年，通过肿瘤流行病学与病因学研究证实，对动物有致癌作用的化学物质已达 2000 余种，其中有些可能和人类肿瘤的形成有关。

（一）化学致癌物的分类

根据化学致癌物的作用方式可将其分为直接致癌物、间接致癌物、促癌物三大类。

所谓直接致癌物，是指进入人体后能与体内细胞直接作用，不需代谢就能诱导正常细胞癌变的化学致癌物，这类化学致癌物的致癌力较强、致癌作用快速，常用于体外细胞的恶性转化研究，如各种致癌性烷化剂、亚硝酰胺类致癌物等。

所谓间接致癌物，是指进入人体后须经体内微粒体混合功能氧化酶活化，变成化学性质活泼的形式方具有致癌作用的化学致癌物。这类化学致癌物广泛存在于外环境，常见的有致癌性多环芳烃、芳香胺类、亚硝胺及黄曲霉毒素等。根据间接致癌物代谢活化的程度，一般将未经代谢活化的、不活泼的间接致癌物称为前致癌物（precar cinogen）；经过体内代谢转变为化学性质活泼、寿命极短的致癌物称为近致癌物（proximate carcinogen）；近致癌物若进一步转变成带正电荷的亲电子物质，则称为终致癌物（ultimate carcinogen）。

终致癌物与 DNA、RNA、蛋白质等生物大分子共价结合而导致它们的损伤，从而引起细胞癌变。

促癌物又称为肿瘤促进剂（tumor promoting agent），促癌物单独作用于机体无致癌作用，但能促进其他致癌物诱发肿瘤形成，常见的有巴豆油（佛波醇二酯）、糖精及苯巴比妥等。

根据化学致癌物与人类肿瘤的关系，又可将化学致癌物分为肯定致癌物（defined carcinogen）、可疑致癌物（suspected carcinogen）及潜在致癌物（potential carcinogen）（表 1-3-1）。

肯定致癌物是指经流行病学调查确定并且临床医师和科学工作者都承认对人和动物有致癌作用，其致癌作用具有剂量反应关系的化学致癌物；可疑致癌物具有体外转化能力，而且接触时间与发癌率相关，动物致癌实验阳性，但结果不恒定，这类致癌物还缺乏流行病学方面的证据；潜在致癌物一般在动物实验中可获得某些阳性结果，但在人群中尚无资料证明对人具有致癌性。

表 1-3-1　与人类肿瘤有关的部分致癌物

肯定致癌物	可疑致癌物	潜在致癌物
砷及砷化物	丙烯腈	氯仿
联苯胺	碱性品红	DDT（双对氯苯基三氯乙烷）
苯	黄曲霉毒素	亚硝基脲
石棉	二甲基硫酸盐	镉及镉的化合物
铬及铬的化合物	镍及某些镍的化合物	四氯化碳
2-萘胺	氮芥	二甲基肼
氯乙烯	铍及铍的化合物	钴、硒、铅、汞
4-氨基联苯	非那西丁	肼

根据致癌物是否引起基因序列的改变分为遗传毒性致癌物（geno toxic carcinogen）和非遗传毒性致癌物（non-geno toxic carcinogen）。遗传毒性致癌物是指具有使 DNA 核苷酸序列编码信息发生改变的化学物质。遗传毒性致癌物能够引起癌基因的活化或者抑癌基因的功能丢失，从而导致肿瘤发生。非遗传毒性致癌物不引起 DNA 序列的改变，可能通过修饰组蛋白、干扰 DNA 甲基化、染色质重塑等表观遗传学机制引起细胞癌变，或者通过促进细胞有丝分裂、影响细胞周期等机制促进肿瘤的发生。例如，糖精在致突变实验中为阴性，但高剂量长期使用可以引起膀胱癌。

（二）化学致癌物的代谢

大部分化学致癌物是间接致癌物，通过口腔、呼吸道、皮肤和药物注射等途径进入体内，然后经过代谢分布到各种组织中，被体内的酶催化转换为直接致癌物。肝脏含有丰富的细胞色素 P450 酶系统，能将间接致癌物活化成为强效的亲电子物质，因此，肝脏是其主要活化场所。机体内同时还存在谷胱甘肽、N-乙酰转移酶等能结合灭活致癌物的酶系统，能通过生物转化将致癌物质变成无毒的亲水代谢产物排出体外。酶的作用是相对的，一些酶能活化某种致癌物，也能够灭活另一种致癌物，这主要取决于致癌物的化学结构。一般情况下，机体能够及时灭活吸收进体内和代谢产生的致癌物，保持致癌物代谢的相对平衡。但由于环境污染加重、生活饮食方式改变、人们在日常生活中接触致癌物的机会明显增加、多种致癌物进入机体后产生的累积作用和协同作用，以及进入机体的致癌物剂量超出机体代谢转化能力等各种因素，导致肿瘤的发病率上升。

（三）常见的化学致癌物

1. 亚硝胺类

亚硝胺（nitrosamine）是近30年最受到人们注意的致癌物质之一。亚硝胺类化合物可分为亚硝酰胺和亚硝胺两类。亚硝酰胺为直接致癌物，如甲基亚硝基脲、甲基硝基亚硝基胍，这些物质的物理性质不稳定，体外试验可使细胞恶性转化，体内试验可诱发动物多种器官的肿瘤。亚硝胺类为间接致癌物，需经体内代谢后才具有致癌性。亚硝胺又可分为脂肪族和环状亚硝胺。较常见的脂肪族亚硝胺有二甲基亚硝胺、二乙基亚硝胺等，环状亚硝胺有亚硝基哌嗪、亚硝基吗啉等。

目前已知的亚硝基化合物有300多种，经动物试验证实，其中约90%具有致癌活性。在所试的动物（包括灵长类，如猿）中，还没有发现哪一种动物能耐受得住亚硝基化合物的致癌作用。N-亚硝基化合物致癌的部位很广，可诱发肝癌、食道癌、肾癌、鼻咽癌等肿瘤，且与其结构密切相关，具有亲器官特异性。例如，对称性的二甲基亚硝胺可致肝癌，不对称性的甲基苄基亚硝胺可致食道癌，环状的亚硝基吗啉可致鼻咽癌。

亚硝胺类化合物在环境中存在的方式有两个显著的特征：一是广泛存在于空气、水、香烟烟雾、熏烤肉类、咸鱼、油煎食品、酸菜中；二是环境中存在很多可以合成致癌性亚硝胺的前体物质，这些物质（如亚硝酸盐、硝酸盐、二级胺等）普遍存在于肉类、蔬菜、谷物、烟草、酒类及鱼类中。亚硝胺前身物质在酸性环境中易于合成亚硝胺可致肝癌，不对称性的甲基苄基亚硝胺可致食道癌，环状的亚硝基吗啉可致鼻咽癌。人胃液 pH 的范围为 1.3~3.0，是亚硝胺合成的理想场所。人类接触亚硝基化合物是不可避免的，亚硝胺能通过烷化 DNA 诱发突变，也能活化许多原癌基因，从而导致癌变。

烟草是肯定的致癌物，不论其使用方式如何都是有致癌性的。值得注意是，烟草特异亚硝胺类化合物（tobacco-specific nitramines，TSNA）是一类在烟草加工过程中由烟草中最主要的烟碱和新烟碱类化合物被亚硝化和还原而产生的衍生物，现已检出4种致癌物。

2. 真菌毒素

目前已知的真菌毒素有200余种，相当一部分是致癌的，称为致癌性真菌毒素，常见的有黄曲霉毒素、杂色曲毒素、灰黄霉素等。同一真菌毒素可由一种或数种真菌产生，一种真菌也可产生一种或数种真菌毒素。真菌毒素主要诱发肝癌和肾癌，亦可诱发皮肤癌、淋巴肉瘤等。

黄曲霉毒素（aflatoxin）是一类结构类似、致癌性极强的化合物，其基本结构都含有二呋喃环。黄曲霉毒素有 10 多种，毒性和致癌性最强的代表化合物为黄曲霉毒素 B_1。黄曲霉毒素进入体内可形成环氧化合物，然后再水解，与 DNA 等大分子结合诱发肿瘤。

流行病学调查表明，大部分肝癌高发区，当地粮油食品，特别是花生、玉米、花生油等均含有大量的黄曲霉毒素 B_1，可达 $1\sim8\mu g/kg$（L）。去除黄曲霉毒素的有效方法有挑选霉粒法、大米和玉米加水搓洗法、植物油加碱去毒法及白陶土吸附法等。

3. 多环芳烃类

多环芳烃化合物（polyeyclic aromatic hydrocarbon）是一类含苯环的化学致癌物，又名多环碳氢化合物。这类化合物可形成三环、四环或五环的结构，致癌作用强，小剂量应用就能引起局部组织细胞的恶变，如 3，4-苯并芘（BaP）、1，2，5，6-双苯并芘、甲基胆蒽（3-MC）、二甲基胆蒽（9，10-DMBA）等都是具有强致癌作用的多环芳烃类致癌物。这些化学物质广泛存在于外环境中，主要来源于工业废气、汽车废气及家庭烟道气等，烧烤肉、鱼食品中多环芳烃也有较高含量，烟草燃烧后的烟雾中也含多环芳烃，石油及其衍生物燃烧后的分解产物也含有稠环芳烃类化合物，此类致癌物主要诱发肺癌和皮肤癌。

4. 芳香胺和偶氮染料类

芳香胺（aromatice amines）及偶氮染料（azodye）是一类含有苯环与氮原子的化学致癌物，主要存在于各种着色剂、除草剂、防氧化剂、人工合成染料中。例如 β 萘胺、联苯胺、品红、苋菜红、奶油黄等化合物均是印染工业的基本原料，可导致膀胱癌、肝癌等。另外，烟草燃烧后的烟雾中也含芳香胺。

早就有人发现从事染料工业的工人易患膀胱癌，后经流行病学研究与动物试验证实苯胺染料工人容易发生膀胱癌可能是长期接触染料中的 2-萘胺所致。

芳香胺类化合物在动物体内常在远隔部位诱发癌瘤（肝、膀胱、乳腺或结肠等部位），如 2-乙酰氨基芴（AAF）及其有关化合物引起大鼠肝癌时，其代谢过程主要在肝内进行，依赖两类酶的激活，产生 N-羟基乙酰氨基芴硫酸酯（或乙酯），有强烈致癌性。此类活性酯与鸟嘌呤 C-8 连接，使该两链区变性或框移突变。偶氮染料分子结构中含有可致癌的偶氮基（—N＝N—）化合物，这类化合物的代表者是奶油黄（butter yellow）。

5. 苯类

苯的致白血病作用比较肯定，自 1908 年首例报道苯致急性白血病以来，至 1974 年至少有 150 例报道。国内至 1982 年，文献共报道苯中毒白血病 6 例。早年文献报道制鞋、凹版印刷和喷漆工中白血病发病率高于一般人群近 20 倍。1974 年土耳其调查制鞋工人中苯接触者急性白血病的发病率为 13/10 万，较一般人群高 2～3 倍。40 例因苯致白血病的类型包括急性粒细胞白血病（15 例）、红白血病（7 例）、白血病前期（7 例）、急性淋巴细胞白血病（4 例）、急性单核细胞白血病和急性粒单核细胞白血病（4 例）、慢性粒细胞白血病（2 例）、急性早幼粒细胞白血病及不能分类白血病（各 1 例），未见慢性淋巴细胞白血病。苯致急性白血病以急性粒细胞白血病和红白血病为主。

6. 其他化学致癌物

（1）有致癌性的药物、农药。某些抗癌药物对人类的致癌作用业已证明。例如，氮芥、环磷酰胺可诱发膀胱癌，马利兰可致肺癌和乳腺癌，氯霉素、环磷酰胺、溶肉瘤素、氨甲蝶呤等可诱发白血病，非那西丁诱发肾盂癌。

致癌药物中最主要的一类为具有烷化作用的抗癌药，在理论上烷化作用能够引起基因及染色体突变。使用该类药物可能导致第二种癌症，最常见的是白血病后的膀胱癌。

农药应用日益广泛，其致癌性问题已被人们注意。狄氏剂（Dieldrin）、艾氏剂（Aldrin）、毒杀芬（Toxaphene）、灭蚊灵（Mirex）等有机氯杀虫剂对动物有致癌作用。

（2）内源性致癌物。内源性致癌物是指人和动物体内某些具有致癌性的正常成分或代谢产物，这些化合物在结构上多与外源性致癌物相类似。雌激素、肾上腺皮质激素还参与或促进 AAF 等致癌物的致癌作用。色氨酸的一些代谢产物，如 3-羟-2-氨基苯甲酸、3-羟-2 氨基苯乙酮等可能是内源性致癌物。研究发现，给雄性小鼠注射雌激素可诱发乳腺癌及其他靶组织的肿瘤。

（3）植物致癌成分。双稠吡咯啶生物碱：此类物质经分子内电荷重排，形成一个游离基，即正碳离子或类似的亲电剂，呈强致癌性。

苏铁素：在肠道被啮齿动物肠道细菌丛的酶水解，释放出非糖部分甲基偶氮氧甲醇，此化合物可使 DNA 烷化，其烷化性质和二甲基亚硝胺十分相似。

黄樟素：已明确黄樟素结构能在大鼠、小鼠肝内形成最终致癌代谢物。

（4）微量元素及其他。铬（Cr）、镍（Ni）、砷（As）、镉（Cd）、铍（Be）、钼（Mo）、铅（Pb）、汞（Hg）等对人类有致癌作用。铁负荷过大的人易患肝癌，而明显缺乏者对致癌物的敏感性增加。

（5）石棉。石棉暴露可导致肺癌和间皮瘤发生。动物实验各种石棉注入胸膜腔几乎全部发生间皮瘤。不仅石棉作业人员，甚至石棉工业区附近的居民也会发生间皮瘤。据调查，吸烟与石棉在肺癌发生中有协同作用。肺癌死亡率在石棉作业人员中比一般居民高 5~7 倍；吸烟比不吸烟高 7.84 倍；接触石棉并吸烟者比不接触石棉也不吸烟者高 92 倍之多。

（四）化学致癌物的鉴定

随着科学技术的发展，越来越多的新型化学物质被人工合成，并应用到日常生活的方方面面，因此，如何灵敏、快速、准确地评价新化合物对人体的致癌性十分迫切。目前化学致癌物鉴定的方法包括体外致突变筛选、体内致癌性鉴定和人群流行病学调查三种方式。目前有 100 多种体外致突变筛选方法，基本原理是通过在体外检测化学物质作用后的原核细菌或者真核细胞 DNA 是否出现突变，来判断该化学物质的致癌性。Ames 试验利用沙门氏菌作为研究对象，它是经典的致突变筛选方法，能检测出 70%~90% 的已知化学致癌物。DNA 损伤诱导基因或 DNA 加合物检测技术和单细胞凝胶电泳（single cell gel electrophoresis，SCGE）技术是新发展的快速体外致突变筛选方法。然而，体外筛选方法存在假阴性，无法筛选出非遗传毒性致癌物，而且体外培养的细胞不能真实反映其在体内的生物活性，因此，化学致癌物的鉴定必须进行动物体内致癌试验。一般的动物体内致癌试验至少需要 2 年时间，甚至 5~7 年，如果试验组动物肿瘤的发病率比对照组高 10% 以上，则认为该化学物质具有致癌性。由于普通的动物致癌试验耗时长，费用高，目前国外开始应用转基因小鼠模型，通过转基因技术使小鼠对致癌物的敏感性增强，该方法能够快速评价致癌物在动物体内的致癌能力，但动物致癌试验的结论不能直接套用在人身上。人群流行病学调查是化学物致癌鉴定方法的重要组成部分，有很多已知致癌物是通过人群流行病学调查发现的。人群流行病学调查一般采用回顾性调查，而且很多肿瘤的发生是环境中多种致癌物质共同作用的结果，很难对具体某一种化学物质的致癌性进行客观评价，这些是人群流行病学调查存在的不足。可见，要对某种化学物质的致癌性进行鉴定，需要结合不同层次的鉴定方法，尽量做到灵敏、准确、快速，只有这样，才能满足现实的需要，并对肿瘤的防治起指导作用。

二、物理致癌因素

物理致癌因素主要包括电离辐射和紫外线两种，其致癌效应的潜伏期很长。要揭示其对肿瘤发生率的影响，需收集大量受作用人群的流行病学资料，进行终生观察，有时甚至需要观察几代才有结果。物理因素可以使各种组织、体细胞对外源性和内源性致癌因子及辅助致癌因子的敏感性发生变化而致癌，也可以损伤遗传细胞，在后代中引起肿瘤。

（一）电离辐射

电离辐射是最主要的物理性致癌因素，主要包括以短波和高频为特征的电磁波辐射，以及电子、质子、中子、α 粒子等的辐射。长期接触镭、铀、氡、钴、锶等放射性同位素可引起恶性肿瘤。

电离辐射对生物靶损伤的机制主要是产生电离，形成自由基。自由基的性质非常活泼，它可以破坏正常分子结构而使生物靶受伤。DNA 是电离辐射的重要生物靶，电离辐射对 DNA 的损伤主要是单链断裂及碱基结构改变。电离辐射引起的 DNA 断裂，在细胞水平以染色体断裂的形式表现出来，表现为多种染色体畸变方式，如重复、缺失、倒位、易位等。染色体畸变的形成直接影响结构基因在基因组内的正常排列，或造成基因片段的丢失或重排，甚至可能改变基因的调控机制。

目前日常生活中常用的手机、电子计算机等产生的电磁波是否对人体具有致癌性已经引起广泛关注，然而，目前对手机辐射能否引起脑部肿瘤的研究结果不尽一致，还存在争议。另外，随着医疗技术的进步，X 射线、CT、介入手术、放疗等医疗性放射线对患者和医疗工作者的致癌风险也应值得重视。

与辐射有关的肿瘤包括以下几种。

（1）皮肤癌。放射性皮肤恶性肿瘤的临床特征均发生在受照部位。早期放射工作者在尚未懂得防护的情况下经常暴露在 X 射线照射范围中，引起皮肤暴露处癌变，病变多见于手部，尤以手指为多，这多为放射工作者慢性放射损伤的结果。临床特征为局部皮肤萎缩变薄、粗糙、疣状增生、角质突起，或反复破裂形成溃疡，经久不愈。潜伏期较长，平均 20~29 年。例如，捷克铀矿工人，由于工作环境中 α 辐射体剂量达到 1~2Gy，使矿工面部原发性皮肤基底细胞癌增多。

（2）白血病。受照人群中白血病的发病率随造血细胞受照剂量的增加而增加，剂量越大潜伏期越短，尤其与骨髓受照剂量有关，范围是 3~4Gy。国际放射防护委员会估计，若成年人群全身照射每年 1cGy，则将在 10 万人口中诱发 2 例白血病和 2 例其他恶性肿瘤。此外，肿瘤发生率还与受照年龄、性别有关，20 岁以下、35~49 岁之间发生率高，男性略高于女性。

（3）甲状腺癌。甲状腺不论经内照射或外照射，都可能导致肿瘤，病理学为滤泡性腺癌，而甲状腺髓样癌在受照对象中发生率未见增加。受照女性的甲状腺癌发生率较男性者为高。年龄在 5 岁以下者较其他年龄组有更高的危险性，成年人的发生率仅为儿童的一半。

（4）肺癌。辐射诱发肺癌可由外照射或内照射引起。辐射导致肺癌的资料主要来自日本广岛和长崎的原子弹爆炸幸存者、接受 X 射线照射治疗的强直性脊柱炎患者及接受氡照射的铀矿工的流行病学调查。在气管、支气管和肺剂量达到 1Gy 时，14 年后可检出肺癌。

（5）乳腺癌。在辐射所致乳腺癌中激素起着重要作用，其发生率与剂量呈线性关系。育龄妇女对辐射的敏感性最高，40 岁以上敏感性差。受照者多在受照后 15~20 年发生乳腺癌。

（6）骨肿瘤。在低 LET 即 γ 射线或 X 射线辐射的情况下，如日本原子弹爆炸的幸存者中，其辐射剂量达 4Gy 未见骨肿瘤。在医疗照射大剂量的情况下，如用 X 射线治疗强直性脊柱炎的患者可致骨肿瘤，但未发现剂量与反应之间的关系。内照射（如 α 辐射体的 224Ra 和 220Ra）引起的骨肉瘤与剂量呈线性关系。

（7）多发性骨髓瘤和淋巴瘤。1990 年，美国电离辐射生物效应委员会的报告中收集了日本原子弹爆炸幸存者的资料（≤100cGy）、X 射线治疗后患者的随访资料、放射工作者及有内照射影响的工人等各种资料，共发现 50 例多发性骨髓瘤，发生率有所增加。淋巴瘤死亡率的增加仅发现在美国 1920~1930 年从事放射工作的人员，因当时防护条件较差，接受辐射剂量较高。当今美国和中国的 X 射线工作者中均未见淋巴瘤发病率增加。

（8）其他肿瘤。在调查的 2215 例 X 射线治疗头癣的儿童中，随访 25 年，估计照射脑部剂量达 1.4Gy 者，出现 8 例肿瘤（恶性 3 例），对照组 1413 例无脑肿瘤。国内徐秀凤对 300 例 X 射线治疗头癣患者进行调查，模拟计算当脑部的吸收剂量为 64.5~281.5cGy 时，发现颅内肿瘤 2 例。

（二）紫外线

紫外线对人和动物的皮肤有致癌作用。研究发现，紫外线的平均年照射量和皮肤癌发病率相关，紫外线照射的时间长短和频率是其致癌性的重要因素。流行病学调查显示，受紫外线照射后皮肤基底细胞癌发病率为正常对照组的 10 倍，还有研究发现皮肤基底细胞癌和鳞状细胞癌的发病率与地球纬度有关，居住在赤道附近的人群的发病率明显高于距赤道较远的人群，提示皮肤癌与紫外线照射强度相关。紫外线与黑色素瘤也有关系，有资料认为，白人的黑色素细胞受紫外线作用易致恶变，而黑人的黑色皮肤保护了黑色素细胞，使其免受紫外线照射，故可减少其发病。另外，有多个流行病学调查研究证实，日常的紫外线照射防护能够明显降低皮肤癌发病率，这从反面证实了紫外线是皮肤癌的重要致癌因素。

紫外线（ultraviolet，UV）包括三种不同的波段：UVA（320～400nm）、UVB（280～320nm）和 UVC（200～280nm），通过大气层到达地球表面 90%～99% 是 UVA，1%～10% 是 UVB。UVB 能直接引起 DNA 断裂、交联，UVA 主要通过产生氧化物间接损伤 DNA，虽然照射皮肤的紫外线主要是 UVA，但 UVB 的致癌能力是 UVA 的 1000～10000 倍。紫外线照射导致 DNA 形成环丁烷嘧啶二聚体（cyclobutane pyrimidine dimer，CPD）和 6-4 光产物（6-4 photo product）。正常情况下，机体能够通过光修复（photo reactivation）和核苷酸切除修复（nucleotide excision repair）机制修复这两种 DNA 损伤，部分不能及时修复损伤的细胞则出现生长停滞或者凋亡，阻止细胞癌变。着色性干皮病患者由于缺乏切除嘧啶二聚体的修复酶类，从而无法有效地清除这种二聚体，导致基因结构改变、DNA 复制错误，很容易患皮肤肿瘤。

研究发现，UVA 能够激活细胞 MAPK 信号转导通路，引起 AP1 转录和 COX-2 表达增加，推测紫外线可能通过此途径促进皮肤肿瘤的发生。动物实验发现紫外线照射能够抑制皮肤迟发型超敏反应，诱导调节性 T 细胞和 IL-10 的产生，抑制机体的免疫功能，这可能是导致皮肤肿瘤发生的原因之一。

第二章　肿瘤概述

　　肿瘤是严重危害人类健康的一类疾病。肿瘤（tumor/neoplasm）是指机体在各种致病因素作用下，局部组织的细胞在基因水平上失去对其生长的正常调控，导致细胞异常增殖而形成的病变。按生物学特性及对身体的危害程度分三大类型：良性肿瘤（benign tumor）、恶性肿瘤（malignant tumor）以及介于良性和恶性之间的交界性肿瘤（borderline tumor）。恶性肿瘤根据其组织来源可分为两类："癌"（carcinoma），即上皮组织来源的恶性肿瘤，以血运转移为主；"肉瘤"（sarcoma）则是来源于间叶组织的恶性肿瘤，以淋巴道转移多见。除肿瘤本身的持续生长外，恶性肿瘤还可侵犯邻近正常组织并经血管、淋巴管等转移到其他部位，转移是肿瘤致死的主要原因之一。

第一节　肿瘤的形成

一、肿瘤形成的多病因、多基因、多阶段性

　　对于肿瘤形成机制的认识，人类经历了一个漫长的过程，在近半个世纪这种认识得到飞速的发展。从过去单一致病学说上升到各种致癌因子长期相互作用于机体易感细胞，使其多种基因改变，而逐渐形成的过度异常增生。多病因长期作用、多基因协同参与、多阶段逐渐形成导致肿瘤的形成。

　　目前认为肿瘤形成是外因和内因共同作用的结果，其中外因即指环境因素，目前大量的证据提示80%~90%以上的人类肿瘤的形成可能由环境因素引起或与环境因素相关。环境因素与肿瘤形成之间的关系主要是通过大量流行病学资料来确立的，如20世纪50年代Doll和Hill应用流行病学方法阐明了吸烟是肺癌形成的危险因素，并为其他肿瘤病因研究提供借鉴和典范。化学因素是最主要的环境致癌因素，约占环境因素的90%，其余因素如物理和生物因素则各占约5%。同时，在分析环境致癌因素时，不仅要重视各种化学、物理和生物等致癌因素，也应注意饮食习惯和生活方式等，许多消化道肿瘤均和饮食因素如长期食用腌制食品等有较为密切的关系。另外，同一肿瘤可由不同的环境因素引起，而同一环境因素又可诱导不同肿瘤的形成。如肺癌可由长期吸烟或氢电离辐射所致，而长期吸

烟则可使肺癌、胰腺癌、膀胱癌等多种肿瘤的发病率增高。

然而，环境因素仅仅是肿瘤形成的始动因素，个体的遗传因素即肿瘤形成的内因才是肿瘤在分子水平上最直接的病因。正是这些内因，使得暴露在相同的环境因素下的有些人形成肿瘤，而另一些人则不形成肿瘤。目前认为肿瘤是由于多种基因结构和表达的改变引起的多阶段过程，通常可分为启动、促进和进展三个阶段，而每一个阶段都与一定的基因变化有关。

（1）肿瘤形成的启动阶段。这一过程是正常细胞经致癌外因或内因作用后转变为潜伏性瘤细胞的过程，习惯上也称之为"第一次打击"。进入机体的致癌物经过活化代谢后与细胞膜、DNA或蛋白质相互作用，造成基因结构和功能不可逆的改变，从而引起细胞增殖和分化异常。基因的改变包括传统的遗传学改变和基因以外的表观遗传变化。前者是由于外来致癌因素引起细胞遗传物质改变或由于外来基因（如肿瘤病毒的致癌基因）整合到细胞基因中引起染色体畸变或基因突变等，从而导致癌变。基因以外的表观遗传变化则是指DNA序列不形成变化但基因表达却形成了叫遗传的改变，即基因型未形成变化而表型却形成了改变。如基因沉默、DNA甲基化核仁显性、休眠转座子激活和基因组印记等方面等，导致细胞持续分裂和分化异常。

肿瘤的启动过程可以形成在人体的任何一个细胞中。一旦形成于生殖细胞并遗传给后代，便导致一个家族中所有成员自出生起即带有"受损基因"。这就解释了为什么存在家族性或遗传性肿瘤的现象。值得注意的是不一定所有的家族成员都会形成肿瘤，因为肿瘤的形成还需要其他重要阶段。但如果该启动过程形成于体细胞，则肿瘤的形成呈现散发性特点。

（2）肿瘤形成的促进阶段。肿瘤形成的促进阶段是指潜伏性瘤细胞在特定的条件下（如促癌因子的作用）形成基因表达异常和细胞增殖，获得肿瘤细胞的某些表型，使已启动的细胞克隆扩展成为癌前病变，形成在病理形态学上可以鉴别的病灶。促癌因子单独使用并没有或仅有极微弱的致癌作用，能否使潜伏性瘤细胞形成克隆扩增则取决于阈剂量，并且其剂量反应关系呈S形曲线。

在促进阶段，潜伏性瘤细胞孕育着第二次、第三次甚至更多次的遗传改变。促进阶段是癌变的限速步骤，它可能是一个漫长的过程，决定恶性肿瘤形成的潜伏期。在促进阶段初期，这些遗传异常可能被人体自身修复机制所纠正，具有可逆性，即有些遗传异常可能自行消退；但后期，细胞内"受损基因"不断累积，造成不可逆转的形态和功能失常，并能逃脱人体防御肿瘤的免疫监视，进入失控增殖阶段，逐步呈现恶性表型。肿瘤的促进阶段有时也可表现为某些疾病，这些疾病本身并非恶性病变，但会有恶变的倾向，即为癌前期病变。癌前期病变的诊治对预防和控制恶性肿瘤有重大的意义。

（3）肿瘤形成的进展阶段。经历启动和促进阶段的癌前细胞在进展因素的作用下，癌前期状态的细胞再次形成遗传物质的不可逆性改变，并获得一些新的生物学特性，如自主性和异质性增加、增殖和侵袭能力增强、出现浸润和转移等，最终导致肿瘤的形成。

进展阶段是一个动态的过程，细胞遗传物质损伤更加广泛且程度更加严重，多种机制参与其中，包括 DNA 损伤及其修复机制的缺陷，基因剪切改变、原癌基因（如 C-mos、C-myc）、抑癌基因（如 P53、RB）和细胞周期调节基因如周期素（cyclin）、周期素依赖性激酶（cyclin-dependent kinase, CDK）、蛋白激酶及磷酸化酶的基因的结构及其表达水平的改变。此外，细胞黏附分子表达改变以及血管新生等均有利于癌细胞向周边组织侵袭和远处转移。及早检测到体细胞的基因突变及其数目可有助于预测肿瘤的形成。目前临床常规采用的肿瘤诊断方法主要包括影像学、内窥镜和细胞/组织病理学等辅助检查，这些手段不仅费时费力，并且易给病人造成痛苦。而新兴检测手段如微卫星不稳定性（microsatellite instability, MSI）则操作简便、成本较低廉，对于亚临床病变亦可早期发现，是目前其他手段都难以企及的。

二、肿瘤形成分子机制研究的新兴领域

正是由于肿瘤形成具有"多病因""多基因"和"多阶段"的特性，且这一过程存在长期性，因此关于肿瘤形成的分子机制的研究发展迅猛，在表观遗传调节组学、肿瘤干细胞和微小 RNA 等方面均展开了系统的研究，为肿瘤形成的分子机制的深入探索开辟了新的途径。

（一）表观遗传学（epigenetics）

1942 年，由 Waddington 首先提出"epigenetics"的概念，将其定义为研究基因型和表型关系的学科。随着研究的进展，现今表观遗传指不引起基因序列改变、在细胞分裂和增殖中可遗传的基因修饰作用，该作用可影响基因表达，从而决定细胞乃至个体表型，在多种肿瘤中，近70%的基因呈现表观遗传改变。表观遗传的变化包括 DNA 甲基化组蛋白修饰、染色质重塑和 RNA 干扰等，从表观遗传学的层面阐明其在重大疾病形成发展中的意义是未来重要研究方向，DNA 甲基化是研究最多也是最重要的表观遗传修饰形式之一。越来越多的研究发现，大部分人类肿瘤中的抑癌基因、细胞周期调节基因以及 DNA 修复基因等在转录水平上的基因沉默（即基因功能缺失）与 DNA 异常甲基化水平相关。DNA 异常甲基化状态曾一度被认为是具有良好应用前景的肿瘤诊断和预后评估指标。然而，由于目前尚缺乏简便可靠的甲基化分析方法，临床常规应用仍存在一定难度，因此将异常甲基化检测用于肿瘤诊断和预后评估可能还言之过早，仍有待进一步认识甲基化与肿瘤形成的本质规律。另外，作为肿瘤治疗的新切入点，与传统化疗药物不同的是，表观遗传学药物多不会影响健康细胞的 DNA，这使得表观遗传学药物的研究及应用将有望减少化疗副作用。DNA 甲基化抑制剂距用于常规安全地治疗肿瘤仍有一段距离。如 5-氮杂胞嘧啶核苷（5-Aza-CR）及其脱氧类似物 5-氮杂脱氧胞嘧啶核苷（5-Aza-CdR）这两种有效的 DNA 甲基转移酶（DNMT）抑制剂已被广泛应用于 DNA 甲基化生物研究和治疗骨髓增生异常综合征（myelo dysplastic syndrome, MDS）。然而，这两种药物均具有毒性并且在水溶液中不稳定，因此，其临床应用受到一定程度的局限。

　　染色质通常由 DNA、组蛋白、非组蛋白及少量 RNA 组成，组蛋白是染色质的基本结构蛋白。翻译后组蛋白的修饰，也是表观遗传学的一种重要机制，组蛋白是真核细胞中一种丰富的保守蛋白。组蛋白的 N-末端可通过甲基化、乙酰化、磷酸化、泛素化等翻译后修饰，改变 DNA 与组蛋白之间的相互作用，影响染色质的松散与集缩，从而激活或抑制转录，其中以组蛋白甲基化、乙酰化尤为重要。目前在表观遗传学领域受到广泛关注的药物包括组蛋白去乙酰化酶 HDAC 抑制剂、组蛋白赖氨酸甲基转移酶 EZH2 抑制剂、组蛋白 H3 甲基转移酶 DOT1L 抑制剂、溴结构组蛋白 BFT 抑制剂等，开展了大量基础与转化性研究。

（二）非编码 RNA（non-coding RNA）

　　非编码 RNA（non-coding RNA）是指不编码蛋白质的 RNA。其中包括 lncRNA、rRNA、IRNA、snRNA、snoRNA 和 microRNA 等多种已知功能的 RNA，还包括未知功能的 RNA。这些 RNA 的共同特点是都能从基因组上转录而来，但是不翻译成蛋白，在 RNA 水平上就能行使各自的生物学功能。

　　miRNA 是一组由基因编码、长度约为 19~25 个核苷酸、高度保守的非编码小分子 RNA，通过与靶基因 miRNA 的 3'端非翻译区（unranslated regions，UTR）以不完全互补配对的方式结合，而引起靶基因 miRNA 的降解或翻译抑制，以达到在转录后水中调控靶基因的作用。一个 miRNA 可以有多个靶基因，而多个 miRNA 亦可调节同一个基因。目前已发现的 miRNA 高达两万余种，通过基因调控来参与细胞增殖凋亡、分化、发育和免疫调节等一系列重要生命进程。

　　miRNA 与肿瘤形成发展之间的关系是目前研究热点之一。miRNA 表达存在明显的组织细胞特异性，特定 miRNA 在各种肿瘤组织中的表达水平有不同程度的上调或下调，提示肿瘤形成与 miRNA 表达之间存在相关性。近年发现约 50% 以上的 miRNA 基因定位于肿瘤相关的染色体座位或其脆性位点（fragilesite），这些 miRNA 发挥类似于抑癌基因或癌基因的功能。因此有学者将某些过表达的 miRNA 命名为 "oncomirs"（癌 miRNA），而表达减少的 miRNA 则被视为抑癌 miRNA。

　　由于肿瘤常伴有多种 miRNA 的表达改变，对 miRNA 进行表达谱的分析有助于对肿瘤进行分析、诊断和预后判断。例如 Volinia 等对 540 例肺癌、乳腺癌、胃癌、前列腺癌、结肠癌和胰腺癌病人进行 miRNA 的表达分析后发现，21 种在正常组织中下调的 miRNA 在肿瘤组织中呈现出高表达，如 miR-17-5p、miR-20a、miR-21、miR-92、miR-106a 和 miR-155，说明这些 miRNA 可能参与肿瘤的病理过程。另有研究显示，miR-143/miR-145 在结肠癌、乳腺癌、前列腺癌、淋巴瘤等肿瘤细胞系中表达量明显下调，提示其可能具有抑癌基因功能。let-7 是近年来功能研究较明确的 miRNA 代表。Takamizawa 等在 143 例非小细胞肺癌病人中检测 let-7 表达水平，结果显示 let-7 低表达者的术后生存时间与 let-7 高表达者相比较短，且 let-7 是影响非小细胞肺癌病人预后的独立因素。总之，目前认为 miRNA 的突变、缺失及表达水平的异常均与人类肿瘤的形成、发展密切相关，它参与肿瘤细胞的增殖、分化、凋亡及转移过程。

长链非编码 RNA（long noncoding RNA，lncRNA）是一类转录本长度超过 200nt 的 RNA 分子，它们并不编码蛋白，以前认为其为基因组转录过程中的"噪音"，不具备任何生物学功能。目前研究提示 lncRNA 的功能机制主要包括参与转录调控、转录后调控、基因组印记、核内运输和 mRNA 降解等。lncRNA 已经成为非编码 RNA 研究领域的一个热点，借助高通量测序，研究人员能够快速获得与疾病或者特定生物学过程相关的 lncRNA 并进行深入研究。

例如 MALAT1，是一个高度保守的哺乳动物 lncRNA，近期的研究发现其水平与食管鳞状细胞癌胶质瘤、肾细胞癌等的临床分期呈正相关。有研究认为其为非小细胞肺癌独立的生存预后因素。一项针对肝癌病人的随访结果发现，MALAT1 可以作为独立的进展因素预测肝癌的复发。在原发性乳腺癌与转移性乳腺癌中 HOTAIR 的表达均显著上调，其高表达与癌细胞的侵袭能力相关，且高表达者预后更差。HOTAIR 在部分原发性肝癌组织中高表达，并且原发灶中的表达水平与肝癌的转移、复发与预后密切相关。

因此，针对各种肿瘤制定非编码表达谱可能对于肿瘤的诊断、治疗以及预后评估有重要意义。通过对人类不同肿瘤的非编码 RNA 表达谱与正常组织表达谱进行对比分析，筛选并鉴定出不同肿瘤特异性表达的非编码 RNA，或许能有助于肿瘤的早期诊断和治疗。

（三）组学（omics）

"omics"一词来源于拉丁文后缀"ome"，意为"集合""大量"。组学研究是指采用各种生物学及生物信息学技术从基因、蛋白质、转录、生物代谢等方面探讨生命现象的科学，其目的在于对海量数据进行筛选与提炼，然后分析与鉴定关键基因及其通路的功能机制。组学研究最显著的特点在于大量研究对象和研究方法的系统性和复杂性。

被誉为 20 世纪三大科技工程之一的人类基因组计划具有划时代的意义，人类基因组序列草图的完成是人类基因组学重要的研究成果，宣告了"组学时代"的到来。基因组学是研究生物基因组的组成、各基因的精确结构和相互关系以及表达调控的科学。基因组学的研究重点逐渐从前期旨在测序和建立图谱的结构基因组学（structural genomics）转向以调控基因表达及其表达产物功能为主要目的的功能基因组学（functional genomics）。20 世纪 90 年代以来，人类基因组学的研究有力推动了转录组学（transcriptomics）、蛋白质组学（proteomics）和代谢组学（metabolomics）等多种组学的进步。

组学研究的基本对象是生物体内包含的不同成分，而这些成分不仅在结构上不可分割，在功能上相互协调，而且在病理生理状态下更是相互影响的。同时，虽然每一种组学在阐明肿瘤形成机制方面都发挥了重大作用，然而单一的组学研究在阐明肿瘤形成机制方面都存在一定的局限性。因此，有学者引入"整合组学"（integratomics）或"组学对接"（omics docking）的观点，即将各类组学的理论、技术和方法进行整合用于肿瘤形成机制的研究，从而可在整体水平多角度、多层面、多系统地了解细胞内信号传导通路，并可综合多种生物学效应来阐明肿瘤相关调控网络，为肿瘤诊断及治疗提供新的思路。

第二节 良、恶性肿瘤的区别与分类

肿瘤的种类繁多，命名十分复杂，一般根据其组织学分化方向（过去也称组织来源）和生物学行为进行命名和分类。

一、肿瘤的命名

（一）良性肿瘤的命名

一般原则是在组织或细胞类型的名称后加一个"瘤"字（英文后缀为-oma），如腺上皮的良性肿瘤，称为腺瘤（adenoma）；血管源性的良性肿瘤，称为血管瘤（hemangioma）。

（二）恶性肿瘤的命名

（1）上皮组织的恶性肿瘤统称为癌（carcinoma）。命名方式是在上皮名称后加一个"癌"字，如腺上皮的恶性肿瘤称为腺癌（adeno carcinoma），鳞状上皮的恶性肿瘤称鳞状细胞癌（squamous cell carcinoma），同时具有上述两种成分的癌则称为"腺鳞癌"。

（2）间叶组织的恶性肿瘤统称为肉瘤（sarcoma）。间叶组织包括纤维组织、脂肪、肌肉、血管、淋巴管、骨、软骨等。命名是在间叶组织名称后加上"肉瘤"二字，如骨肉瘤（osteosarcoma）。

（3）同时具有癌和肉瘤两种成分的肿瘤称为癌肉瘤。

（三）其他

除上述一般命名方法外，有些肿瘤的命名是约定俗成，不依照上述原则。"母细胞瘤"因其形态类似发育过程中的某种幼稚细胞而命名，性质可为良性亦可为恶性。例如肌母细胞瘤为良性，而肾母细胞瘤、髓母细胞瘤等为恶性；白血病和精原细胞瘤等虽然名称中有"瘤"和"病"字，实为恶性肿瘤；恶性黑色素瘤、恶性畸胎瘤等直接称"恶性……瘤"，表示性质；尤文肉瘤、霍奇金淋巴瘤则直接以最初描述者或研究者的名字而命名。

二、良、恶性肿瘤的区别

根据肿瘤的生物学特性及其对机体的影响和危害，一般将肿瘤分为良性肿瘤和恶性肿瘤。良性肿瘤多无浸润和转移能力，肿瘤通常有包膜或边界清楚，呈膨胀性生长，生长速度缓慢，瘤细胞分化程度高，对机体危害较小。恶性肿瘤是指具有浸润和转移能力的肿瘤，肿瘤通常无包膜，边界不清，呈浸润性生长，生长迅速，分化差，异型性较大，对机体危害大，常出现复发、转移。良性肿瘤与恶性肿瘤的主要区别见表 2-2-1。另外，有些肿瘤组织形态和生物学行为可介于良性和恶性之间，称为交界性肿瘤，这类肿瘤的诊断标准往往不易界定。

表 2-2-1 良性肿瘤、恶性肿瘤的区别

区别	良性肿瘤	恶性肿瘤
分化程度	分化好，异型性小	分化差，异型性大
核分裂象	无/少，不见病理性核分裂	多、可见病理性核分裂
生长方式	外生性，膨胀性	侵袭性（浸润性）
包膜与边界	常有包膜，边界清楚	常无包膜，边界多不清
生长速度	较慢	快（短期内迅速生长）
继发改变	较少出血、坏死，可钙化	出血、坏死常见
复发与转移	无/极少	常见
对机体的影响	较小	较大，甚至危及生命

三、良、恶性肿瘤的分类

肿瘤可从病因、组织分化、病理形态和肿瘤发展阶段等方面来分类。新出版的 WHO 肿瘤病理分类不仅以病理学形态改变为基础，而且结合了临床、免疫组织化学表型和分子遗传学改变。表 2-2-2 列举了部分肿瘤的分类。

表 2-2-2 肿瘤的命名及分类

组织分化（来源）		良性肿瘤	恶性肿瘤
上皮组织	鳞状细胞	鳞状细胞乳头状瘤	鳞状细胞癌
	基底细胞	—	基底细胞癌
	腺上皮细胞	腺瘤	腺癌
	尿路上皮（移行细胞）	尿路上皮乳头状瘤	尿路上皮癌

组织分化（来源）		良性肿瘤	恶性肿瘤
间叶组织	纤维组织	纤维瘤	纤维肉瘤
	脂肪	脂肪瘤	脂肪肉瘤
	平滑肌	平滑肌瘤	平滑肌肉瘤
	横纹肌	横纹肌瘤	横纹肌肉瘤
	血管	血管瘤	血管肉瘤
	淋巴管	淋巴管瘤	淋巴管肉瘤
	骨	骨瘤	骨肉瘤
	软骨	软骨瘤	软骨肉瘤
	滑膜	—	滑膜肉瘤
	间皮	间皮瘤	恶性间皮瘤
淋巴造血组织	淋巴细胞	—	淋巴瘤
	造血细胞	—	白血病
神经组织和脑脊膜	胶质细胞	—	弥漫性星形细胞瘤
	神经细胞	节细胞神经瘤	神经母细胞瘤，髓母细胞瘤
	脑脊膜	脑膜瘤	恶性脑膜瘤
	神经鞘细胞	神经鞘瘤	恶性外周神经鞘膜瘤
其他肿瘤	黑色系细胞	黑色素瘤	恶性黑色素瘤
	胎盘滋养叶细胞	葡萄胎	侵袭性葡萄胎绒毛膜上皮癌
	生殖细胞	—	精原细胞瘤
		—	无性细胞瘤
		—	胚胎性痛
性腺或胚胎残件中的全能细胞	畸胎瘤	—	恶性畸胎瘤

四、肿瘤的病理分级和分期

肿瘤的分级（grading）与分期（staging）仅限于恶性肿瘤。

根据肿瘤的分化程度、异型性、核分裂数以及肿瘤的类型等病理形态指标对肿瘤进行分级，以确定肿瘤的恶性程度，为临床治疗和预后判断提供依据。近年来多采用3级分级法（如鳞状细胞癌、乳腺浸润性导管癌），但有些肿瘤采用4级（如中枢神经系统的胶质瘤）或 2 级（如膀胱尿路上皮癌）分级法。

　　肿瘤的分期用于评估肿瘤的扩散程度，其目的在于帮助临床医师制订治疗方案，判断预后，协助评价治疗效果。目前临床上最为广泛采用的方式是由美国癌症联合委员会（American Joint Comitteon Cancer，AJCC）制定的 TNM 分期系统，其中 T 代表原发灶的大小，随着肿瘤增大依次用 T1～T4 来表示；N 代表局部淋巴结受累情况，无淋巴结受累为 N0，随着受累情况加剧依次用 N1～N3 来表示；M 代表远处转移情况，无远处转移用 M0 表示，反之，用 M1 表示。病理学诊断的任务是为临床 TNM 分期提供可靠的证据。

第三章　肿瘤的预防

2014 年世界卫生组织公布的《世界癌症报告》指出，2012 年全世界约有 1400 万新发癌症病例和 820 万例癌症相关死亡病例。在未来 20 年中，估计每年新发癌症病例将上升至 2200 万例，同期癌症相关死亡数会上升到每年 1300 万例。这些数据显示，癌症带来的全球性威胁正以惊人的速度上升，癌症导致的死亡已经成为疾病相关死亡的最主要原因。各个国家为了治疗癌症投入了巨大的社会资源，但仅靠治疗人类几乎无法赢得与癌症的抗争。该报告也指出，癌症在很大程度上是可以避免的，大约三分之一的癌症可以预防；三分之一的癌症可以通过早期发现、早期诊断和早期治疗获得治愈；对于晚期肿瘤的病人，可以通过不断进步的手术、放疗、药物、营养支持及心理支持等手段减少病人的肿瘤负荷、减轻肿瘤造成的痛苦，提高生活质量，延长病人的生存期，但除了极少数病人之外，目前的医疗水平很难达到治愈癌症。因此，提高预防水平是人类以最低的痛苦代价、最少的生命代价及最少的医疗资源投入来治疗肿瘤的关键。

第一节　肿瘤的三级预防

肿瘤的三级预防作为肿瘤流行病学的主要研究和工作内容，分为一级预防即病因学预防，二级预防即发病学预防、设法预防癌症的复发及转移的三级预防。

肿瘤的病因非常复杂，到目前为止，大多数肿瘤的病因还没有被完全揭示。癌细胞的转变包括启动、促进和发展等多阶段的过程，其中最重要的是从癌前病变进展到恶性肿瘤阶段。人类常常暴露于复杂的致癌因素下，这给肿瘤的病因学研究带来巨大的挑战。现在普遍认为绝大多数肿瘤的发生是环境因素与遗传因素相互作用的结果。环境因素主要包括以下三种：①化学因素，如石棉、尼古丁、黄曲霉毒素、砷等；②物理因素，如紫外线与离子辐射等；③生物因素，如某些病毒、细菌和寄生虫感染等。肿瘤分布的地理差异、移民流行病学、动物致癌实验以及人类细胞体外恶性转化实验的结果都支持环境因素是大多数肿瘤的病因。通过不使用烟草、健康饮食、加强身体锻炼和根除可诱导癌症的感染，可预防约 40% 癌症的发生。然而同样暴露于特定的环境中，不同的人又体现出明显的个体差异，提示宿主个体因素如遗传特性、年龄、性别、免疫和营养状况等在肿瘤的发生中也起重要作用。随着人类对肿瘤这一顽症认识的不断深化，逐渐意识到预防是抗击肿瘤最有效的武器。

一、一级预防

一级预防（primary prevention）即病因预防。目的是预防肿瘤的发生，通过对致癌病因和危险因素的研究，有针对性地采取预防措施来控制及消除致癌因素，对癌症"防患于未然"。针对包括化学、物理、生物等具体致癌、促癌因素和体内外致病条件，采取预防措施，加强环境保护，对饮食习惯、营养、职业危害合理干预，倡导健康的生活方式，减少致癌因素，增进身心健康。

（一）针对肿瘤危险因素的预防（控制化学、物理、生物等环境因素）

1. 化学因素的控制

（1）其主要内容是消除化学有害物质对环境的污染，研究高效的检测手段和制定环境化学致癌物在空气、水源、土壤等的排放标准，并通过立法严格加以限制。许多化合物和重金属都具有致癌性，如香烟和汽车尾气中的苯并芘可以引起皮肤癌利肺癌；黄曲霉产生的黄曲霉毒素可能引发肝癌；砷可引起皮肤癌、肺癌和肝癌；目前公认的化学致癌物还有石棉、铬、镍、煤焦油、芥子气、矿物油、二氯甲醚等。我国目前工业生产、交通、生活能源供应等方面都需要排放大量致癌物质，如汽车尾气中的碳氢化合物约有 100 多种，其中包括苯并芘、二硝基芘等很多成分都是强致癌物和致突变物。我国的汽车尾气排放标准逐年提升，但目前依然落后于发达国家，尤其是广大农村和经济欠发达地区。WHO 报告提出 1%~4% 的癌症病例是因空气、水和土壤环境被致癌化学物质污染所导致的，在孟加拉国的砷污染地区，5%~10% 的癌症死亡可归因于砷暴露。全世界由于家用燃煤导致室内空气污染而造成的肺癌死亡病例约占肺癌死亡总数的 1.5%，尤其是对于那些从不吸烟的妇女而言，燃煤造成的室内空气污染使她们的肺癌发生风险倍增。工厂排放的废气废水对空气、水源及土壤污染是持久并且难以短时期清除的。污染空气中的可吸入颗粒物的主要组成成分是硫酸盐、硝酸盐、氨、氯化钠、碳、矿物粉尘和水。这些颗粒根据它们的气动直径加以界定，例如 PM10（气动直径小于 $10\mu m$ 的颗粒）或 PM2.5（气动直径小于 $2.5\mu m$），后者更具危险性，因为它们被吸入后可能抵达细支气管壁，并干扰肺内的气体交换。对颗粒的长期暴露可诱发心血管病、呼吸道疾病以及肺癌，并使死亡率增加。有研究认为中国雾霾不仅源于工业化进程中工业污染生成的二次气溶胶颗粒，还源于广大农村土壤、水源严重污染导致以微生物为主的二次气溶胶颗粒，两者叠加效应导致中国雾霾的快速形成与扩散。

（2）尽量消除和避免职业危害。在工作环境中，有 40 多种物质对人类有致癌性，如石棉导致肺癌、恶性间皮瘤；联苯胺导致膀胱癌；苯导致白血病；氯甲醚导致肺癌；砷导致肺癌、皮肤癌等，它们被归类为职业致癌物。若工作期间不可避免接触到以上化学物质，应提供有效、全面的防护措施，并为接触人员提供定期体检。

2. 物理因素的控制

主要包括电离辐射、紫外线辐射、高频电流、微波、物理损伤、噪音等。通过对日本原子弹幸存者的流行病学研究以及对医学和职业辐射暴露群体的研究表明，电离辐射能诱发白血病和多种实体肿瘤，年轻时遭受暴露带来的风险更高。据估计，因居住地土壤和建筑材料中的氡气暴露导致的肺癌病例占肺癌总数的 3% ~ 14%，仅次于吸烟的危害。家庭中的氡气浓度可以通过改善通风和密封地板及墙面得到改善。对放射性医学操作进行恰当规定，规范操作，加强职业保护，改善与升级技术等以降低辐射剂量。紫外线辐射可导致所有主要类型的皮肤癌，如基底细胞癌、鳞状细胞癌和黑色素瘤等。避免过度暴露，使用防晒霜和保护性服装都是有效的预防性措施。基于紫外线发射型肤色仪器与皮肤和眼黑素瘤之间的相关性研究，此类设备现在也被列为对人类致癌类设备。

3. 生物因素的控制

病毒、细菌及寄生虫的感染导致癌症死亡在发展中国家占近 22%，而发达国家则占 6%。乙型（HBV）和丙型肝炎病毒（HCV）感染可以引发肝癌；人乳头状瘤病毒（HPV）感染导致宫颈癌；幽门螺旋杆菌会增加患胃癌的风险。一些地区血吸虫等寄生虫感染增加罹患膀胱癌的风险，肝吸虫会增加胆管癌的风险。通过切断传播途径、疫苗接种及感染的根治性治疗等手段，可以有效预防以上感染所致肿瘤。我国是肝癌高发地区，HBV 的感染率达 60%，携带率大于 10%。HBV 感染是造成慢性肝炎、肝硬化及肝癌的主要原因。我国肝癌病人中 80% ~ 90% 有乙型肝炎病史，控制 HBV 感染的主要途径是切断母婴传播，保证输血安全及新生儿乙肝疫苗接种等措施，国家已经将乙肝病毒疫苗接种纳入儿童计划免疫并有专项资金保障。分餐制避免交叉感染及有效的抗幽门螺旋杆菌治疗，被证实可预防胃癌及胃黏膜相关淋巴瘤的发生与发展。宫颈癌是全世界妇女的常见恶性肿瘤之一，每年确诊的新发病例超过 50 万例。HPV 疫苗经美国 FDA 批准上市，推荐年龄在 9 至 13 岁的女孩使用，可以有效防止 16 和 18 型 HIPV 的感染。这两种类型的病毒感染导致全球约 70% 的宫颈癌病例，HPV 疫苗如能在全世界推广，有望进一步降低全世界宫颈癌的发病率。

（二）选择健康的生活方式

（1）控制吸烟。研究表明，吸烟是多种肿瘤发生的危险因素，包括肺癌、食道癌、口腔癌、咽喉癌、肾癌、膀胱癌、胰腺癌、胃癌和宫颈癌等。大约 70% 的肺癌由吸烟引起。二手烟也被证明能够使不吸烟者罹患肺癌。无烟烟草包括口用烟草嚼烟或鼻烟与口腔癌、食道癌和胰腺癌等密切相关。烟草使用是全世界癌症死亡的最大可避免风险因素，因此控烟成为世界和我国癌症预防与控制的主要策略。控制吸烟可减少大约 80% 以上的肺癌和 30% 的总癌症死亡，其有效性已被广泛的实践和循证医学所验证。此外控烟可减少慢性肺病、脑卒中、缺血性心脏病和肺结核等疾病的发生和发展。

（2）节制饮酒。酒精是一种辅助致癌物，大量饮酒是导致包括口腔癌、咽癌、喉癌、食道癌、肝癌、结肠直肠癌和乳腺癌在内的多种肿瘤的风险因素。罹患肿瘤的风险随着酒精摄入量的增加而增加。如果在大量饮酒的同时还大量吸烟，罹患多种肿瘤的风险会进一步提高。与酒精相关的口腔癌、咽癌、食道癌和肝癌在男性和女性群体中有所不同，其主要原因是平均摄入水平的差异。通过控制每日饮酒量和饮用低度酒等方式，可以预防相关肿瘤的发生。对于常规饮酒人群，世界癌症基金会建议男性每日饮酒量应不超过相当于20~30g 乙醇含量，女性则应低于 10~15g 乙醇含量。

（3）合理膳食。缺乏运动、不良饮食习惯、超重和肥胖与多种类型的癌症相关，如食道癌、结肠直肠癌、乳腺癌、子宫内膜癌和肾癌。定期锻炼身体、保持健康体重加上健康饮食是控制癌症的一项重要方法。重视膳食结构，饮食中水果和蔬菜含量高可能对多种癌症起到预防作用。相反，过量食用红肉和烟熏、腌制肉类可能会增加患结直肠癌的风险。改进食品的加工、烹饪、贮存方法，如煎炸食物的油温控制和避免食用油反复应用，尽量少用防腐剂等食品添加剂，改善贮存方法及条件，防止食物发霉。另外，健康的饮食习惯还能降低患心血管疾病的风险。《中国居民膳食指南》倡导健康生活方式，如控制体重和适当运动；食物多样化，多吃蔬菜和水果；少吃腌制食品和食盐等。应特别注意对少儿及青少年健康生活方式的教育和良好饮食习惯的培养。

二、二级预防

二级预防（secondary prevention）即临床前预防或"三早"预防。目的是防止初发肿瘤的进一步发展，针对高危人群进行癌前病变或早期肿瘤阶段的筛查，采取早期发现、早期诊断、早期治疗的"三早"措施。WHO 的报告中认为三分之一的病人是可以通过二级预防做到肿瘤早期诊治，阻止或减缓疾病的发展，降低病人的病死率，大多数病人可以达到根治目的，恢复健康。还要提倡"三前"即癌前发现、癌前诊断、癌前治疗。40 岁以上的成年人应该每年体检一次。癌症如能实现"三早""三前"，疗效好，远期生存率高，预后远好于中晚期癌症，成本-效益高。因此，及时体检是一种有效而经济的健康投资。

（一）认识癌症的早期症状

癌症的早期发现可以显著增加成功根治的机会。提升癌症早期发现率的主要途径是肿瘤的早期诊断和对高危人群的筛查。

早期的癌症可能没有明显的症状，或者症状特异性不强，只有尽早识别癌症的早期征兆并及时采取措施，才能实现早期诊断。因此，加强公众健康教育，医生、护士及相关卫生保健人员通力合作，提升全员对患癌症早期信号的认识，将对改善恶性肿瘤的预后有极大的帮助。癌症的早期症状包括：①肿块，尤其是持续增长的肿块；②无法缓解的疼痛；③异常出血，如便中带血，咳痰带血，不正常的血性分泌物等；④持续的消化不良、腹胀、食欲减退、体重明显减轻；⑤声音嘶哑；⑥异物感、进行性吞咽困难；⑦经久不愈的溃疡，如发生于胃、口腔、宫颈的慢性溃疡；⑧大便习惯和性状的改变；⑨不明原因的发热；⑩疲乏、虚弱及不易恢复的疲劳。乳腺、宫颈、口腔、喉、结直肠和皮肤等部位癌症的早期诊断尤为相关。

（二）制定合理的癌症筛查策略

肿瘤筛查，或称作普查，是针对无症状人群的一种人群防癌措施，使用简单有效的检测方法来识别个体是否患有特定疾病。如乳房 X 线检查用于乳腺癌筛查和使用细胞学检查筛查宫颈癌。开展的筛查项目的有效性必须得到充分的验证，筛查方法具有较高的灵敏度和特异性，配备的人员、设备等资源要足以涵盖几乎所有的目标群体，具有有效的措施应对早期发现的异常结果，早期治疗的预后会明显得到改善，符合成本-效益原则。WHO 基于现有的证据提出只有乳腺癌和宫颈癌适合进行大规模的人群普查。

肿瘤筛查可分为机会性筛查（opportunistic screening）和群体普查（mass screening）两种。机会性筛查是妇女个体主动或自愿到提供乳腺筛查的医疗机构进行相关检查；群体普查是社区或单位实体有组织地为适龄妇女提供乳腺筛查。《中国抗癌协会乳腺癌诊治指南与规范（2015 版）》建议：①机会性筛查一般建议 40 岁开始，但对于一些乳腺癌高危人群可将筛查起始年龄提前到 20 岁；②群体筛查国内暂无推荐年龄，国际上推荐 40～50 岁开始，目前国内开展的群体筛查采用的年龄均属于研究或探索性质，缺乏严格随机对照研究的不同年龄成本效益分析数据。对于最常见的妇科恶性肿瘤之一，国内外几乎每年都会对宫颈癌以及癌前病变早期检测的筛查指南进行更新，最大化筛查的益处、最小化筛查的潜在危害，即需要识别可能进展为浸润癌的癌前病变，并避免对一过性 HPV 感染及其相应的良性病变的不必要探查和治疗。美国妇产科医师学会（ACOC）2016 年 1 月发布的子宫颈癌的筛查和预防实践指南建议：女性应从 21 岁起开始进行宫颈癌筛查。21～29 岁女性仅进行宫颈细胞学筛查，每 3 年一次。30～65 岁女性推荐每 5 年进行一次细胞学加 HPV 检测的联合筛查；液基及传统涂片法都是可以接受的筛查手段。

（三）确定肿瘤的高危人群

肿瘤的高危人群是指那些具有发生某种或多种肿瘤的高度危险的人群。临床实践和大量的流行病学调查证实，在肿瘤的高危人群中发生肿瘤的可能性远远高于一般人群几倍甚至几十倍。这些人群便成为肿瘤预防的重点关注对象。目前对于肺癌、食道癌、胃癌、肝癌、宫颈癌、乳腺癌、大肠癌等肿瘤的高危人群，多国指南都有明确界定，并根据流行病学最新研究成果不断更新，这有利于对高危人群制定筛查策略，开展防癌健康教育，推荐有癌症家族史或者有高危行为的人定期自我检查和参加健康体检，达到防病早治的目的。

（四）重视癌前病变的治疗

癌前病变是个组织病理学诊断，是肿瘤由良性向恶性转化的过渡阶段。癌前病变相对于癌症来说尚处在可逆阶段，虽然不是所有的癌前病变都会最终发展成癌症，但做到早期发现，依据循证医学和权威机构制定的肿瘤诊治指南进行规范化诊疗，阻断其向癌症方面继续发展，势必会降低癌症的发病率，这也是肿瘤预防的重要环节。如对黏膜白斑、交界痣、Barrett 食管、萎缩性胃炎、慢性肝炎利肝硬化、结直肠多发性腺瘤性息肉、颈重度不典型增生等进行适当的治疗。

三、三级预防

三级预防（tertiary prevention）即临床预防或康复性预防。目的是为了防止肿瘤的进一步恶化，减少并发症，防止致残，延长生存期及提高病人生活质量而进行积极的综合治疗。

主要方法是采取多学科综合诊治（MDT），根据病人的身心状态，肿瘤病理类型、侵犯部位与范围、增长趋势，结合肿瘤细胞分子生物学特性的改变，正确选择合理、最佳的诊疗方案，包括手术治疗、化学治疗、放射治疗、免疫治疗、内分泌治疗、靶向治疗、中医中药治疗、WHO 三阶梯止痛治疗、康复、姑息支持治疗、临终关怀等措施，继而减轻肿瘤引起的疼痛，缓解疾病给病人及家庭带来的痛苦。

三级预防的主要内容有：癌症的综合诊治、规范化、个体化及精准治疗；给予病人及病人家庭的成员的心理和情绪的关怀与支持；西医为主，中医配合模式的中西医结合治疗；饮食营养的支持；康复病人对癌症复发转移的预防；晚期癌症病人的姑息性治疗与临终关怀等。

第二节　肿瘤的化学干预

肿瘤的化学干预就是用天然、合成化合物或生物制剂阻止、减缓乃至逆转癌症的发生发展过程，从而达到降低癌症发生率和死亡率的目的。"化学预防"的概念由美国药理学家 Michael B. Sporn 于 1976 年首次提出，其理论基础是认为癌症是多阶段的由慢性炎症、非典型增生逐渐恶性转化的慢性病理生理过程。因此针对癌症的始发促进和进展各个演变阶段进行主动的"趋利"干预，进而阻止癌前病变进一步发展甚至向正常组织逆转。

针对三级预防，化学预防主要对象是存在特定发病危险因素的健康人群；具有癌前病变的高危人群，通过化学干预防止其向癌症转变；也可以是癌症治愈后的人群，防止癌症的复发和二次肿瘤的发生。常用的化学预防制剂有：

（1）天然物质或天然提取物：如维生素 A 类、维生素 C 和维生素 E 等天然抗氧化剂，绿茶中的茶多酚、葡萄酒中的白藜芦醇、番茄中的番茄红素等天然成分，被多数学者认为通过清除氧自由基等作用可以有效降低胃肠道肿瘤、肺癌及前列腺癌等发病风险。

（2）化学合成药物：如低剂量阿司匹林可使结肠腺瘤和腺癌发生风险下降 40% ～

50%，尤其是有家族史和家族性遗传背景的人群（家族性腺瘤性息肉病、林奇综合征等）；有研究指出非甾体类抗炎药服用时间长于 10 年女性的乳腺癌发病率降低 28%。阿司匹林服药剂量高于 100mg/天女性的乳腺癌发病风险降低 21%；三苯氧胺被多项随机对照研究证明可以降低 HER-2 阳性乳腺癌的发病风险；多项研究和系统分析提出服用二甲双胍的 2 型糖尿病病人罹患肠癌的风险显著低于术服用该药的病人。

（3）疫苗类：感染因素是很多恶性肿瘤的首要病因，我国作为 HBV 感染大国，1992 年起乙肝疫苗被广泛应用，2000 年后我国采取了新生儿免费乙肝疫苗接种政策，从源头阻止慢性乙型肝炎-肝硬化-肝细胞癌"三部曲"的发生。早在 2006 年，HIPV 疫苗经美国 FDA 批准上市，成为世界上首个用于预防癌症的疫苗。

肿瘤化学预防的机制主要有：①抗氧化活性：清除氧自由基，抑制花生四烯酸代谢等；②抗增殖活性：抑制癌基因活性，调节激素、生长因子、信号转导活性，诱导细胞分化，调节免疫应答，诱导细胞凋亡，平衡 DNA 甲基化，抑制血管生成抗炎等；③致癌物质阻断：抑制致癌物的生成、激活、吸收，阻止致癌物与 DNA 结合，增强 DNA 修复能力，提高机体解毒能力，促进致癌物失活等。

第三节　肿瘤的预防与控制策略

一、加强肿瘤预防指南规范和法制建设

肿瘤的预防控制工作的顺利实施，任重道远，需要多方通力合作，尤其是加强我国卫生行政主管部门对肿瘤控制工作的管理，明确各政府执行部门的责任分工与完善协调机制，将肿瘤的预防和控制工作纳入社会发展规划和卫生保健规划。各级政府和职能部门牵头，各级卫生协会组织专家制定肿瘤预防控制规划和具体计划，明确目标和责任，落实预防经费，制定肿瘤防治规范和筛查指南，为中国人群流行病学调查提供学术支持，推动相应的法律法规的建设与完善，强化医疗卫生机构在肿瘤预防控制中的作用与责任。

二、增加公共卫生资源在肿瘤预防的投入

随着国家经济的发展，政府对肿瘤防治工作应加大经费投入，提高公共卫生占卫生事业费的比例，多渠道筹资，尽可能地争取社会资金和基金的支持，加强肿瘤预防人员培训、培养以及相应物质配备，医学教育机构及各级医学会、协会组织应积极开展肿瘤专科教育、继续教育以及网络教育等。用现代最新研究成果和先进技术，推动癌症防治工作的

发展及完善。通过实际的经验与科学调查，论证肿瘤防治的成本-效益，调动全社会的力量和积极性，推广"预防为主"和肿瘤的预防观。

三、完善癌症管理控制与肿瘤登记系统

建立国家和省、市、县三级癌症防治组织领导体系及技术服务体系，建设一支具有创造能力和团队精神的肿瘤防治队伍，充分担负起肿瘤预防控制的任务。尽快完善肿瘤登记系统和肿瘤危险因素信息系统，并予以公开化和普及化，给政府、肿瘤防控工作者和老百姓提供准确、科学的肿瘤防控信息。肿瘤登记工作是预防控制工作的基础，是预防控制工作策略制订与调整的依据。因此，应当建立健全的全国肿瘤登记系统，扩大覆盖面，加强能力培训，提高数据质量，确保数据的可利用性。

四、治理环境污染、保障食品卫生安全

研究表明，80%的肿瘤与环境因素有关，环境中的化学、生物、物理因素以及各因素的相互交织会引起肿瘤的发生。应该积极采取有效的措施，依靠全社会的力量，治理环境污染，减少各种有害环境因素。如今食品安全已经成为社会的热门话题，食物污染带来的危害已引起极大关注。食物中的硝酸盐进体内后可转化成致癌物亚硝酸盐，黄曲霉毒素是诱发肝癌另一大"元凶"。因此要建立严格的食品卫生标准和完善的食品卫生监督体系，严格执法，制止这些问题的出现。

五、建立以社区预防为中心的三级肿瘤防治体系

基于信息协作平台的社区医院和二、三级医院组成的肿瘤三级防治网络，由社区医院负责健康教育，肿瘤早期筛查；二、三级医院进行技术指导。充分利用社区医院的优势开展肿瘤防治，构建以社区医院为重点，二、三级医院协同的防治网络。普及肿瘤科普知识、进行社区高危人群筛查，使居民不出社区，即可获得肿瘤防治知识和预防手段，实现了肿瘤防治的重心前移。

六、加强健康教育及国内、国际间广泛交流与合作

充分利用网络和自媒体的便利，加强健康教育和肿瘤防治知识宣传，普及防治知识是有效预防肿瘤发病的重要措施。通过健康教育，使群众对肿瘤的预防和控制的知识有新的认识，认识到肿瘤是可以预防和治愈的，不良生活方式的改变会减少肿瘤的发生风险。促进国内、国际间的学术交流与合作，学习发达国家先进的肿瘤防治手段，建立符合我国国

情的肿瘤防治与控制策略。

综上所述，恶性肿瘤的防治是最复杂的系统工程。通过研究肿瘤在人群中的分布规律及变化趋势，进而明确肿瘤发生与人类遗传特征、生活习惯、生活环境之间的关系；通过保护环境，减少肿瘤相关危险因素的伤害；通过科普宣传，提高大众对肿瘤的认识，改正生活陋习，建立健康生活方式；通过开发更先进的诊断技术和加强高危人群的肿瘤筛查，增加肿瘤的早诊早治比例，提高治愈率；通过新疗法、新药物的研发和多学科合作诊治模式，减少病人痛苦，提高生活质量，延长生存期。只有全社会参与，多种手段并用，综合治理，坚持不懈，肿瘤的三级预防才能取得最佳效果，才能降低肿瘤对大众健康的威胁，节省医疗资源，提高公众的生活质量。

在肿瘤基因组学、蛋白质组学、材料科学、信息学、人工智能飞速发展的大数据时代，全世界对恶性肿瘤本质的认识不断深入，新型诊断和治疗技术日新月异，大多数癌症将像良性慢性疾病一样，可以长期带病生存。通过环境污染的改善、控烟、倡导健康饮食及适当的运动等措施，肿瘤预防上取得了很大的进步。肿瘤的预防越来越重要，但是，除了个体遗传基因之外，影响肿瘤发生最重要的生活环境与生活方式受地理环境、大众文化程度、饮食习惯、个人经济能力、国家对医疗卫生的投入规模等多种因素影响，致使其改变的难度很大。因此，肿瘤的综合防治，虽前途光明，但任重道远。在我国，对于公众，有待加强肿瘤相关科普知识的普及宣传，破除迷信，相信科学；提高公众保护环境意识、人人保护环境；建立良好生活方式，克服吸烟等不良嗜好；身体如有不适，及时就医，而非自我诊断，盲目到药店买药自己治疗。对于政府，需要增加公共卫生投入，建立完善各种肿瘤防控制度，鼓励和动员各种民间资源用于肿瘤防治，为全民防控肿瘤搭建平台。对于医疗和科研机构，提高早诊早治水平，建立综合治疗模式，加强社区医疗服务，且将治疗向预防延伸，防治结合。科研机构要提高创新能力，建立具有中国肿瘤特点的大数据，加强国际合作，优势互补。全社会共同构建高效率的肿瘤综合防治体系是战胜肿瘤的必由之路。

第四章　肿瘤标志物诊断

本章围绕肿瘤标志物分类、肿瘤标志物在常见肿瘤中的临床应用等内容对肿瘤标志物诊断进行简要的介绍。

第一节　概述

一、肿瘤标志物的定义

肿瘤标志物（tumor marker，TM）是指由肿瘤细胞直接产生或由非肿瘤细胞经肿瘤细胞诱导后而合成的物质。这些标志物可以是癌细胞分泌或脱落到体液或组织中的物质，也可能是宿主对肿瘤反应性产生并进入体液或组织中的物质。当肿瘤发生、发展时，这些物质明显异常，标示肿瘤的存在。肿瘤标志物可能是仅存在于肿瘤细胞的独特基因或其产物；或者可能是一些在正常细胞存在，但是在肿瘤细胞的特殊部位异常表达的基因或基因产物，表现为量的异常；或对细胞应激、环境信号反应的功能异常。通过检测血液、尿液等体液中的肿瘤标志物（体液肿瘤标志物）和细胞内或其表面的肿瘤标志物（细胞肿瘤标志物），可以对肿瘤的存在、发病过程和预后作出判断。

二、理想的肿瘤标志物特性

作为肿瘤诊疗相关性的检验性指标，人们对肿瘤标志物的诊疗价值寄托了极大的希望，希望肿瘤标志物在恶性肿瘤的诊疗中起到简便、易行的作用，甚至期待利用"一滴血"即可以早期获得恶性肿瘤诊断。由此，对于理想的肿瘤标志物应具有的特性分析如下。

（1）诊断灵敏度高。可以通过肿瘤标志物检查、检测的方式来早期发现和早期诊断恶性肿瘤。

（2）诊断特异性好。可以通过肿瘤标志物检查准确区分肿瘤患者和非肿瘤患者。

（3）具有器官特异性。依据检查的结果，结合其他数据分析，有助于确定是何种器官的原发性肿瘤。

（4）易于动态观察。肿瘤标志物的浓度与肿瘤大小、肿瘤分期、肿瘤转移有关，肿瘤标志物的变化可以反映肿瘤治疗的效果。

（5）肿瘤标志物的生物学半衰期相对较短，可以在短时间内反复、多次、可重复性地进行患者肿瘤诊疗情况的评价，并进行相关指标的对比、比较。

（6）检测方便。肿瘤标志物的检测最好取材于血液、尿液、痰液、胸腔积液或腹腔积液之中，而且易于检测。

但是，至今还没有一种肿瘤标志物能完全满足和符合上述要求的指标。

第二节　肿瘤标志物分类

肿瘤标志物经过 100 多年的发展历史，尽管至今为止，具有明确诊断作用的标志物不是很多，但有不少标志物经过临床实践已被大家熟悉和应用。肿瘤标志物用于临床诊断的有许多种，可分为癌胚类抗原、糖蛋白类抗原、酶类、激素类、癌基因类和与肿瘤相关的病毒等。

一、癌胚胎类抗原标志物

在人类发育过程中，许多原本只在胎盘期才具有蛋白类物质，应随胎儿的出生而逐渐停止合成和分泌，但因某种因素的影响，特别是在肿瘤状态时，会使得机体一些"关闭"的基因激活，出现了返祖现象，而重新开启并重新生成和分泌这些胚胎、胎儿期的蛋白。这类蛋白虽然与肿瘤组织不一定都具有特定的相关性，但与肿瘤的发生存在着内在的联系，故被作为一种较为常见的肿瘤标志物。

（1）癌胚抗原（CEA）。CEA 是一种酸性糖蛋白，胚胎期在小肠、肝脏、胰腺合成，成人血清含量极低（<5pg/L），吸烟者可升高至 $15 \sim 20\mu g/L$，少数可达 $20 \sim 40\mu g/L$。CEA 开始被认为是结肠癌的标志物（60%～90%患者升高），但以后发现胰腺癌（80%）、胃癌（60%）、肺癌（75%）和乳腺癌（60%）也有较高表达。某些肺癌患者也可轻度升高。CEA 是 1965 年 Gold 等首先从胎儿及结肠癌组织中发现的，是一种分子量为 22ku 的多糖蛋白复合物，45%为蛋白质，CEA 的编码基因位于 19 号染色体。一般情况下，CEA 是由胎儿胃肠道上皮组织、胰和肝的细胞所合成，通常在妊娠前 6 个月内 CEA 含量增高，出生后血清中含量已很低下，健康成年人血清中 CEA<2.5μg/L。

CEA 属于非器官特异性肿瘤相关抗原，分泌 CEA 的肿瘤大多位于空腔脏器，如胃肠道、呼吸道、泌尿道等。正常情况下，CEA 经胃肠道代谢，而在肿瘤状态时的 CEA 则进入血和淋巴循环，引起血清 CEA 异常增高，使上述各种肿瘤患者的血清 CEA 均有增高。在临床上，当 CEA>60μg/L 时，可见于结肠癌、直肠癌、胃癌和肺癌。CEA 值升高，表明有病变残存或进展。如肺癌、乳腺癌、膀胱癌和卵巢癌患者血清 CEA 含量会明显升高，大多显示为肿瘤浸润，其中约 70% 为转移性癌。一般来说，手术切除后 6 周，CEA 水平恢复正常，否则提示有残存肿瘤，若 CEA 浓度持续不断升高，或其数值超过正常 5~6 倍者均提示预后不良。连续随访定量检测血清 CEA 含量，对肿瘤病情判断更具有意义。

曾报道在胃肠道恶性肿瘤患者体内存在着 CEA 的异质体，经等电聚焦电泳检测可显示 8~12 个 CEA 峰，已知其中 3 个峰为癌特异峰，称 CEA-S，其余可能属于正常的结肠交叉反应抗原簇或致癌过程中的其他过量产物。除血液之外，其他生物液体，如胰液和胆汁内 CEA 定量可用于诊断胰腺癌或胆管癌；浆液性渗出液的 CEA 定量可作为细胞学检查的辅助手段；尿液 CEA 定量可作为判断膀胱癌预后的参考。血清 CEA 定量结合甲状腺降钙素测定，有助于甲状腺髓样癌的诊断和复发的估计。

（2）甲胎蛋白（AFP）。AFP 在胚胎期是功能蛋白，由卵黄囊、胚胎肝产生，脐带血含量为 1000~5000μg/L，出生后 1 年内降至成人水平（<20μg/L）。约 70% 以上原发性肝细胞癌患者 AFP 在 400μg/L 以上，多逐渐升高，但亦有低于 400pg/L，甚至在正常水平的患者。妊娠、活动后肝病、生殖腺胚胎源性肿瘤等也可升高。AFP 是 1956 年由 Bergstrandh 等在人胎儿血清中发现的一种专一性的甲种球蛋白。1963 年 Abelev 首先发现 AFP 主要是由胎盘层，其次是卵黄囊合成，胃肠道黏膜和肾脏合成较少。1964 年，Tatarinov 发现肝细胞癌患者血清中检测到 AFP。AFP 是一种在电场中泳动于 α-球蛋白区的单一多聚体肽链的糖蛋白，其分子量平均为 70ku，含糖 4%，AFP 的编码基因位于 4 号染色体 4q11~12，与人血白蛋白、维生素 D 结合蛋白同属一大家族。近年来，已发现了 AFP 的异质体。妊娠妇女的血和尿中的 AFP 含量会持续增高，从妊娠 6 周开始合成，至 12~15 周达高峰。胎儿血浆中的 AFP 值可达到 3mg/mL，随后即逐渐降低，出生后，AFP 合成很快受抑制，其含量降至 50μg/L，周岁末婴儿的浓度接近成人水平，一般健康成人血浆 AFP<25μg/L。

AFP 是原发性肝癌的最灵敏、最特异的肿瘤标志物，测定结果血清 AFP>500μg/L 以上，或含量有不断增高者，更应高度警惕。肝癌患者血清 AFP 含量变化的速率和程度与肿瘤组织分化程度高低有一定相关性，分化程度较高的肿瘤 AFP>200μg/L。检测 AFP 的免疫学方法主要有免疫扩散电泳（火箭电泳）、γ 射线计数 22I 标记检测法和定性、定量酶免疫方法。用不同的植物凝集素可以检测和鉴别不同组织来源的 AFP 的异质体。如用小扁豆凝集素（LCA）亲和交叉免疫电泳自显影法，可以检测 LCA 结合型 AFP 异质体。血清 AFP 含量的检测对其他肿瘤的监测亦有重要临床价值。如睾丸癌、畸胎瘤、胃癌、胰腺癌等患者血清 AFP 含量可以升高。某些非恶性肝脏病变，如病毒性肝炎、肝硬化，AFP 水平亦可升高，故必须通过动态观察 AFP 含量和丙氨酸氨基转移酶（ALT）活性的变化予以鉴别诊断。

（3）胰胚胎抗原（POA）。POA 是 1974 年 Banwo 等自胎儿胰腺抽提出的抗原，1979 年被国际癌症生物学和医学会正式命名。POA 是一种糖蛋白，分子量为 40ku，在血清中以分子量 900ku 复合形式存在，但可降解为 40ku。正常人群血清中的 POA（RIA 法测定）<7ku/L。胰腺癌的 POA 的阳性率为 95%，其血清 POA>20ku/L，当肝癌、大肠癌、胃癌等恶性肿瘤时也会使 POA 升高，但阳性率较低。

二、糖蛋白类抗原标志物

肿瘤标志物相关物质是指由肿瘤细胞表面的抗原物质或者是肿瘤细胞所分泌的物质，这类物质又是单克隆抗体，故又称为糖类抗原（CA），或称癌抗原。这类标志物出现为临床肿瘤的诊断带来方便，糖类抗原标志物的产生又可分为两大类：高分子黏蛋白类抗原和血型类抗原。这类抗原标志物的命名是没有规律的，有些是肿瘤细胞株的编号，有些是抗体的物质编号，常用检测方法是单克隆抗体法，有的还同时用两种不同位点的单抗做成双位点固相酶免疫法，这些比一般化学法测定的特异性有很大的提高。而对一些糖类抗原的异质体，则通常用不同的植物凝集素来进行分离检测。

（1）CA125。最初认为是卵巢癌特异的标志物，但深入研究后发现，它也是一种广谱的标志物。正常值以 35U/mL 为界，卵巢癌 80%、胰腺癌 58%、肺癌 32%，其他如乳腺癌、肝癌等，也可有不同程度的升高。子宫内膜炎、急性胰腺炎、腹膜炎、肝炎、肝硬化腹水、结核等良性疾病也可升高。1983 年由 Bast 等从上皮性卵巢癌抗原检测出可被单克隆抗体 AC125 结合的一种糖蛋白，分子量为 200ku，加热至 100°C 时 CA125 的活性破坏，正常人血清 CA125 中的（RIA 法）阳性临界值为 35ku/L。CA125 是上皮性卵巢癌和子宫内膜癌的标志物，浆液性子宫内膜样癌、透明细胞癌、输卵管癌及未分化卵巢癌患者的 CA125 含量可明显升高。当卵巢癌复发时，在临床确诊前几个月便可呈现 CA125 增高，尤其卵巢癌转移患者的血清 CA125 更明显高于正常参考值。CA125 测定和盆腔检查的结合可提高试验的特异性。动态观察血清 CA125 浓度有助于卵巢癌的预后评价和治疗控制，经治疗后，CA125 含量可明显下降，若不能恢复至正常范围，应考虑有残存肿瘤的可能。95% 的残存肿瘤患者的血清 CA125>35ku/L。然而，CA125 血清浓度轻微上升还见于 1% 的健康妇女，3%~6% 的良性卵巢疾病或非肿瘤患者，包括孕期起始 3 个月、行经期、子宫内膜异位、子宫纤维变性、急性输卵管炎、肝病、胸腹膜和心包感染等。

（2）CA15-3。是乳腺细胞上皮表面糖蛋白的变异体，为乳腺癌标志物，正常<30U/mL，乳腺癌晚期明显升高。该标志物也是广谱的，其他肿瘤如肝癌肺癌、卵巢癌、胃癌肠癌、胰腺癌等也可见升高。CA15-3 是 1984 年 Hilkens 等从人乳脂肪球膜上糖蛋白 MAM-6 制成的小鼠单克隆抗体（115-DB）；1984 年 Kufu 等自肝转移乳腺癌细胞膜制成单克隆抗体（DF-3），故被命名为 CA15-3。CA15-3 分子量为 400ku，分子结构尚未清楚。正常健康者血清 CA15-3（RIA 法）<28ku/L。30%~50% 乳腺癌患者的 CA15-3 明显升高，它也是监测乳腺癌患者术后复发的最佳指标，当 CA15-3>100ku/L 时，可认为有转移性病变，其含量的变化与治疗结果密切相关。肺癌、胃肠癌、卵巢癌及宫颈癌患者的血清 CA15-3 也可升高，应予以鉴别，特别要排除部分妊娠引起的含量升高。

（3）CA19-9。是一种类黏蛋白的糖蛋白成分，与 Lewis 血型成分有关。血清内正常值<37U/mL（>95%），是较可靠的胰腺癌标志物，79%的胰腺癌有 CA19-9 升高。但异常升高也可见于其他肿瘤，如胆管癌（67%）、胆囊癌、胃癌（62%），部分结肠癌、肝癌、肺癌、乳腺癌等也有升高，少部分良性病变及正常人也可升高。CA19-9 是 1979 年 Koprowski 等用结肠癌细胞免疫小鼠，并与骨髓瘤杂交所得 116NS19-9 单克隆抗体，它是一种分子量为 5000ku 的低聚糖类肿瘤相关糖类抗原，其结构为 Lea 血型抗原物质与唾液酸 Lexa 的结合物。正常人群的 CA19-9 血清含量（RIA 法）为 2×16ku/L。CA19-9 是胰腺癌和结肠癌、直肠癌的标志物。血清 CA19-9 阳性的临界值为 37ku/L。当 CA19-9<1000ku/L 时，有一定的手术意义，肿瘤切除后 CA19-9 浓度会下降，如再上升，则可表示复发。结肠癌、直肠癌、胆囊癌、胆管癌、肝癌和胃癌的阳性率也会很高，若同时检测 CEA 和 AFP 可进一步提高阳性检测率。良性疾病如胰腺炎和黄疸时，CA19-9 浓度也可增高，但往往呈"共过性"，而且 CA19-9<120ku/L，必须加以鉴别。

（4）CA50。是 1983 年 Lindholm 等从抗人结肠癌、直肠癌 Colo-205 细胞株的一系列单克隆抗体中筛选出的一株对结肠癌、直肠癌有强烈反应，但不与骨髓瘤细胞及血淋巴细胞反应的单克隆抗体，所能识别的抗原称 CA50。CA50 存在于细胞膜内，其抗原决定簇为唾液酸 Lea 血型物质与唾液酸-N-四氧神经酰胺。在正常人群，血清 CA50（RIA 法）<20ku/L。一般认为，CA50 是胰腺癌、结肠癌、直肠癌的标志物，因 CA50 广泛存在于胰腺、胆囊、肝、胃、结肠、直肠、膀胱、子宫，当细胞恶变时，由于糖基转化酶的失活或胚胎期才能活跃的某些转化酶被激活，造成细胞表面糖类结构性质改变而形成 CA50，因此它又是一种普遍的肿瘤标志相关抗原，而不是特指某个器官的肿瘤标志物。所以，在多种恶性肿瘤中可检出不同的阳性率。1983 年，建立了放射免疫分析法（RIA），1987 年应用 CA50 单抗，在国内建立了免疫放射分析法（IRMA）用于肿瘤的早期诊断，胰腺癌、胆囊癌的阳性检测率达 90%，对肝癌、胃癌、结肠癌、直肠癌及卵巢肿瘤诊断亦有较高价值。在胰腺炎、结肠炎和肺炎发病时，CA50 也会升高，但随炎症消除而下降。

（5）CA72-4。是一种高分子量糖蛋白，正常人血清中含量<6U/mL，异常升高见于各种消化道肿瘤、卵巢癌。对于胃癌的检测特异性较高，>6U/mL 为临界值。良性胃病升高仅<1%，而胃癌升高者比例可达 42.6%，如与 CA19-9 同时检测，阳性率可达 56%。

（6）CA242。是一种黏蛋白型糖抗原，可作为胰腺癌和结肠癌较好的肿瘤标志物，其灵敏度与 CA19-9 相仿，但特异性、诊断率则优于 CA19-9。

三、鳞状细胞癌抗原（SCC）

是由宫颈癌细胞中提纯的、目前诊断宫颈癌最为有用的肿瘤标志物。最初是 1977 年从宫颈鳞癌组织中分离获得，就生物活性而言属于丝氨酸蛋白酶抑制剂家族，其血清浓度水平的检测已经广泛用于多种鳞癌的诊断和治疗。一般正常人血清 SCC<2μg/L。异常升高可见于宫颈鳞癌，21%宫颈腺癌也有升高。肺鳞癌也有较高的阳性率。食管鳞状上皮

癌、口腔鳞状上皮癌皆有较高的阳性率，因此 SCC 是鳞状上皮癌的重要标志物。

四、组织多肽抗原（TPA）

是一种非特异性肿瘤标志物，早在 1957 年就在恶性肿瘤组织中被发现。目前认为，TPA 属于细胞骨架蛋白类，与细胞内的中间丝状体、细胞分裂素具有同源性。TPA 被细胞角蛋白 8、18 和 19 的抗体所识别。

（1）细胞角蛋白 19（CYFRA21-1）：细胞角蛋白是细胞体的中间丝，根据其分子量和等电点不同可分为 20 种不同类型，其中 CYFRA21-1 在肺癌诊断中有很大价值，在肺癌的血清浓度阈值为 2.2μg/L，其敏感性、特异性及准确性分别为 57.7%、91.9% 和 64.9%。从组织学角度看，鳞癌的敏感性（76.5%）较腺癌（47.8%）为高，也高于 SCC 对两者的诊断率。

（2）前列腺特异性抗原（PSA）：PSA 是目前诊断前列腺癌最敏感的指标，可用于前列腺癌的诊断、监测疗效及预测复发。PSA 是由前列腺上皮细胞产生的一种大分子糖蛋白，它具有极高的组织器官特异性。正常人体血清内 PSA<4μg/L，但有随年龄增长而增高的趋势。<50 岁者一般低于 4.0μg/L，50~55 岁为 4.4μg/L，60~69 岁为 6.8μg/L，>70 岁可达 7.7μg/L，异常升高预示有患前列腺癌的可能。以 >4μg/L 为临界值，早期前列腺癌 63%~70% 阳性，总阳性率可达 69%~92.5%。1971 年，Hara 等首先发现 PSA 是由前列腺上皮细胞合成分泌至精液中，是精浆的主要成分之一。1979 年，由 Wang 等从前列腺肥大症患者的前列腺组织中分离出来的丝氨酸蛋白酶，分子量为 34ku，编码基因定位于 19q13，PSA 仅存在于前列腺上皮细胞的胞质、导管上皮和黏液内，具有糜蛋白酶样和胰蛋白酶的活性，在正常男性（RIA 法、EIA 法）PSA<2.5μg/L。

PSA 是前列腺癌的特异性标志物，也是目前少数器官特异性肿瘤标志物之一。前列腺癌是男性泌尿系统的主要囊性肿瘤，血清 PSA 定量的阳性临界值 >10μg/L，前列腺癌的诊断特异性达 90%~97%。血清 PSA 除了作为检测和早期发现前列腺癌，还可用于治疗后的监控，90% 术后患者的血清 PSA 值可降至不能检出的痕量水平，若术后血清 PSA 值升高，提示有残存肿瘤。放疗后疗效显著者，50% 以上患者在 2 个月内血清 PSA 降至正常。

五、酶类标志物

酶及同工酶是最早出现和使用的肿瘤标志物之一，在肿瘤状态时，机体的酶活力就会发生较大变化，这是因为：一是肿瘤细胞或组织本身诱导其他细胞和组织产生异常含量的酶；二是肿瘤细胞的代谢旺盛，细胞通透性增加，使得肿瘤细胞内的酶进入血液，或因肿瘤使得某些器官功能不良，导致各种酶的灭活和排泄障碍；三是肿瘤组织压迫某些空腔而使某些通过这些空腔排出的酶反流回血液。在肿瘤标志酶中根据来源可将其分为两类：组织特异性酶，因组织损伤或变化而使储存在细胞中的酶释放，如前列腺特异性抗原等；非组织特异性酶，主要是肿瘤细胞代谢加强，特别是无氧酵解增强，大量酶释放到血液中，如己糖激酶等。

在酶标志物分析中，同工酶的分辨和检出是提高标志物临床应用的重要环节，从目前所知的肿瘤标志同工酶可分为三大类型：一是异位型同工酶，指某种瘤组织改变了自己的分泌特性，而去分泌表达了其他成年组织的同工酶的类型；二是胚胎型同工酶，某些组织在肿瘤状态时，使酶的同工酶谱退化到胚胎时未分化状态，而分泌出大量的胚胎期的同工酶，这种变化往往与肿瘤的恶性程度成正比；三是胎盘型同工酶，有些肿瘤组织会分泌出某些原属胎盘阶段的同工酶谱；从目前的资料分析，这类胎盘型同工酶已达20余种，酶的活性变化常常与组织器官的损伤有密切关系。在机体中，能造成酶活性变化的因素太复杂，从而使在诊断肿瘤时特异性受到很大影响。

（1）α-L-岩藻糖苷酶（AFU）。1980年，由Deugnier等首先在3例原发性肝癌患者血清中发现AFU活性升高。AFU是存在于血清中的一种溶酶体酸性水解酶，分子量为230ku，单个亚基分子量50ku。AFU正常参考值（化学法）为（324±90）μmol/L。AFU是原发性肝癌的一种新的诊断标志物，广泛分布于人体组织细胞、血液和体液中，参与体内糖蛋白、糖脂和寡糖的代谢。原发性肝癌患者血清AFU活力显著高于其他各类疾病（包括良性、恶性肿瘤）。虽然AFU升高的机制不甚明了，但可能有以下几种：肝细胞和肿瘤细胞的坏死使溶酶体大量释放入血；正常肝细胞的变性坏死可使摄取和清除糖苷酶的功能下降；肿瘤细胞合成糖苷酶的功能亢进；肿瘤细胞可能分泌某种抑制因子，抑制肝细胞对糖苷酶的清除能力或释放某些刺激因子，促进肝细胞或肿瘤细胞本身合成糖苷酶。总之，血清AFU活性升高可能是由多种因素综合作用的结果，是对原发性肝细胞性癌检测的又一敏感的、特异的新标志物。

血清AFU活性动态曲线对判断肝癌治疗效果、估计预后和预报复发有着极其重要的意义，甚至优于AFP。但是，值得提出的是，血清AFU活力测定在某些转移性肝癌、肺癌、乳腺癌、卵巢或子宫癌之间有一些重叠，甚至在某些非肿瘤性疾病如肝硬化、慢性肝炎和消化道出血等也有轻度升高，在使用AFU时应与AFP同时测定，可提高原发性肝癌的诊断率，有较好的互补作用。目前，发现AFU在用琼脂糖凝胶等电聚焦电泳分析时存在8种不同等电点的同工酶，其范围为3.5~6.5。正常人的AFU同工酶有两种类型：低峰值型和Ⅳ主峰型。乙型肝炎患者出现3种AFU同工酶谱：Ⅷ主峰型，Ⅳ、Ⅷ双峰型和Ⅳ主峰Ⅴ次峰型。原发性肝癌患者血清AFU同工酶变化复杂，有5种类型：低峰值型，Ⅳ、Ⅴ双峰型，Ⅲ、Ⅳ双峰型，Ⅴ型和Ⅵ型。根据各自的峰型特点，AFU同工酶对正常人、肝炎和原发性肝癌患者的鉴别诊断具有一定的临床应用价值。

（2）神经元特异性烯醇化酶（NSE）。烯醇化酶是催化糖原酵解途径中甘油分解的最后的酶。由3个独立的基因片段编码3种免疫学性质不同的亚基a、β、γ，组成5种形式的同工酶αα、ββ、γγ、αγ、βγ。二聚体是该酶分子的活性形式，γ亚基同工酶存在于神经元和神经内分泌组织，称为NSE。α亚基同工酶定位于胶质细胞，称为非神经元特异性烯醇化酶（NNE）。NSE 和 NNE 的分子量分别为 78ku 和 87ku，正常参考范围为 0.6~5.4μg/L。

NSE 是神经母细胞瘤和小细胞肺癌（SCLC）的标记物。神经母细胞瘤是常见的儿童肿瘤，占 1~14 岁儿童肿瘤的 8%~10%。NSE 作为神经母细胞瘤的标志物，对该病的早期诊断具有较高的临床应用价值。神经母细胞瘤患儿的尿中 NSE 水平也有一定升高，治疗后血清 NSE 水平降至正常。血清 NSE 水平的测定对于监测疗效和预报复发均具有重要参考价值，比测定尿液中儿茶酚胺的代谢物更有意义。SCLC 是一种恶性程度高的神经内分泌系统肿瘤，占肺癌的 25%~30%，它可表现神经内分泌细胞的特性，有过量的 NSE 表达，比其他肺癌和正常对照高 5~10 倍以上。SCLC 患者血清 NSE 检出的阳性率可高达 65%~100%，目前已公认 NSE 可作为 SCLC 高特异性高灵敏性的肿瘤标志物。据报道，NSE 水平与 SCLC 转移程度相关，但与转移的部位无关，NSE 水平与其对治疗的反应性之间也有一个良好的相关性。

六、激素类标志物

激素是一类由特异的内分泌腺体或散在体内的分泌细胞所产生的生物活性物质，当这类具有分泌激素功能的细胞癌变时，就会使所分泌的激素量发生异常，通常称这类激素为正位激素异常。而异位激素则是指在正常情况下不能生成激素的那些细胞，转化为肿瘤细胞后所产生的激素，或者是那些能产出激素的细胞癌变后，分泌出的是其他激素细胞所产生的激素。衡量异位激素的条件是：有非内分泌腺细胞合成的激素；某种内分泌细胞却分泌其他分泌腺细胞的激素；肿瘤患者同时伴有分泌异常综合征；这类肿瘤细胞在体外培养时也能产生激素；肿瘤切除或经治疗肿瘤消退时，此种激素含量下降，内分泌综合征的症状改善。

一般来讲，异位激素的化学本质与正位激素相似，不同类型的恶性肿瘤可分泌不同种类的异生性激素或分泌出同一种的激素，而同一种肿瘤细胞可分泌一种或多种不同的异生性激素。这给检查带来了难度，常见的可分泌异生性激素的恶性肿瘤是肺未分化小细胞癌、神经外胚层肿瘤及类癌等。根据肿瘤状态、机体内的激素含量的变化，观察这些激素动态变化，无疑会给临床诊断带来标志性的依据。

（1）降钙素（CT）。是由甲状腺滤泡细胞 C 细胞合成、分泌的一种单链多肽激素，故又称甲状腺降钙素，是由 32 个氨基酸组成，分子量为 3.5ku。CT 的前体物是一个由 136 个氨基酸残基组成大分子无活性激素原，分子量为 15ku，可迅速水解成有活性的 CT，人类 CT 的半衰期只有 4~12min，正常情况下它的靶器官是骨、肾和小肠，主要作用是抑制破骨细胞的生长，促进骨盐沉积，增加尿磷，降低血钙和血磷。放射免疫测定（RIA）为常用方法，正常参考值<100ng/L。

目前，甲状腺髓样癌患者的 CT 一定会升高，因为 CT 的半衰期较短，所以 CT 可作为观察临床疗效的标志物。肺癌、乳腺癌、胃肠道癌及嗜铬细胞瘤患者可因高血钙或异位分泌而使血清 CT 增加。另外，肝癌和肝硬化患者也偶可出现血清 CT 增高。

（2）人绒毛膜促性腺激素（HCG）。是一种存在于胎盘中的糖蛋白激素，分子量为45000，当怀孕时血与尿中水平上升，正常血中只含微量。以特殊的免疫试验可测定 HCG 的 β 亚单位。由于 60% 以上的非精原细胞瘤患者体内 HCG 上升，所以 β-HCG 的测定可监视非精原细胞瘤的治疗反应及复发状况，甚至有些肿瘤复发可在临床体征出现前几周或几个月通过测定 HCG 查出。对于妇科恶性肿瘤，除了测定完整的 HCG、游离的 β 亚单位外，还可测定尿与血中的促性腺激素的片段，称为 β 核心。联合测定尿中 β 核心与血中 CA125，可对临床卵巢癌的诊断提供有意义的信息。HCG 是由胎盘滋养层细胞所分泌的一类糖蛋白类激素，在正常妊娠妇女血中可以测出 HCG。HCG 有 α 和 β 两个亚基，α-亚基的分子量约为 13ku，α-亚基的生物特性与卵泡刺激素（FSH）和黄体生成激素（LH）的α-亚基相同。β-亚基的分子量约为 15ku，β-亚基为特异性链，可被单克隆抗体检测，也是一个较好的标志物。在每个亚基上有两条 N-糖链，其中 3/4 是复杂型双天线，1/4 是以单天线的形式出现。由此决定了各类 HCG 激素的生物特性。通常情况下，尿中的 HCG 的总量（ELISA 法）<30μg/L，血清 HCG<10μg/L，β-HCG<3.0μg/L。当胎盘绒毛膜细胞恶变为恶性葡萄胎后，HCG 会明显增高，这时 HCG 糖链结构有部分转为三天线和四天线的结构。当发生绒毛膜上皮癌后，除有三、四天线外，还出现更为异常的偏二天线的糖链结构，而且这些异常糖链结构具有与曼陀罗凝集素（DSA）特异的亲和力。正常情况下，结合率为 42.3%~72.4%，绒毛膜上皮癌的结合率为 53.5%~87.1%。HCG 还会在乳腺癌、睾丸癌、卵巢癌增高。当子宫内膜异位症、卵巢囊肿等非肿瘤状态时，HCG 也会增高。

七、儿茶酚胺类及其衍生物

儿茶酚胺类激素是以其结构中均含儿茶酚又属于胺类而得名。正常情况下，它是由肾上腺髓质中的一些交感神经节纤维末梢终止髓质细胞（又称嗜铬细胞）产生和分泌的，包括肾上腺素（E）、去甲肾上腺素（NE）和多巴胺（DA）等，它们既是激素，又是神经递质。

（1）变肾上腺素（MN）。是儿茶酚胺的甲氧化代谢产物，由于甲基化是在肝脏内微粒体中进行，而儿茶酚胺的形成都是在肾上腺髓质的嗜铬细胞及交感神经末梢处形成，所以从检测尿中的 MN 浓度可间接地了解儿茶酚胺的分泌。目前，使用高效液相色谱（HPLC）的紫外检测仍是最为有效的方法之一，正常值为 0.30~1.50μmol/24h 尿。MN 浓度增高是分泌型嗜铬细胞瘤的主要标志物，它比儿茶酚胺和垂草扁桃酸更稳定。

（2）垂草扁桃酸（VMA）。VMA 是肾上腺素和去甲肾上腺素在单胺氧化酶（MAO）和儿茶酚胺-O-甲基转移酶（COMT）的作用下，甲基化和脱氨基而产生的降解产物。VMA 主要是从尿中排出。HPLC 电化学检测是常用的方法，正常参考值随年龄增长而增加，成人为 5.0~35.0μmol/24h 尿。能合成儿茶酚胺类的肾上腺髓质的嗜铬细胞及交感神经细胞末梢，均源于胚胎期神经嵴，这两种组织含有相同的酶。一旦这类组织增殖，则尿中 VMA 就会增高，所以它常被认为是神经母细胞瘤、神经节瘤和嗜铬细胞瘤的标志物。约有 70% 神经母细胞瘤的患者均有 VMA 增高，在Ⅳ期神经瘤患者 VMA/HVA 的比值可作为预后评价指标，在神经母细胞瘤中，VMA 也是一项重要指标。VMA 又可作为嗜铬细胞瘤的诊断首选标志物，但有时增高程度不稳定，宜同时测定尿中儿茶酚胺和变肾上腺素。

（3）高香草酸（HVA）。是多巴胺的主要代谢产物，儿茶酚在肝脏内经羧化和氨基氧化而成。常采用 HPLC 电化学检测方法，正常参考值与 VMA 相似，也随年龄增长而增加，成人为 15~40μmol/24h 尿。尿中 HVA 增加与多巴合成量有关。在神经母细胞瘤、儿童交感神经肿瘤时，常选用 HVA 作为诊断和随访的一种主要的标志物。

八、其他蛋白质类标志物

蛋白质肿瘤标志物是最早发现的标志物，在现有的标志物中，如 β2-微球蛋白、免疫球蛋白。一般来说，这类标志物特异性稍差，但检测方法相对比较容易，常作为常规检测项目。

（1）β2-微球蛋白（β2-MG）。表达在大多数有核细胞表面，是人类白细胞抗原 HLA-A、HLA-B 和 HLA-C 抗原的一部分，分子量仅为 1.2ku。临床上多用于证实淋巴增殖性疾病，如白血病、淋巴瘤及多发性骨髓瘤。其水平与肿瘤细胞数量、生长速率预后及疾病活动性有关。BMG 由 Berggard 等于 1996 年从肾脏患者尿中分离出的一种蛋白质，由于它的分子量仅为 1.2ku，电泳时显于 β2-MG 区带，故被命名为 β2-微球蛋白。BMG 是人体有核细胞产生的一种由 100 个氨基酸残基组成的单链多肽低分子蛋白。BMG 血中含量（RIA、EIA 法）正常参考范围为（3.1±0.96）mg/L，尿 β2-MG 为（0.31±0.34）mg/L；脑脊液 RMG 为（1.27±0.11）mg/L。

β2-MG 是恶性肿瘤的辅助标志物，也是一些肿瘤细胞上的肿瘤相关抗原。β2-MG 是 HLA 的轻链部分，链内含有一对二硫键，β2-MG 与 HLA-A、HLA-B、HLA-C 抗原的重链非共价地相结合而存在于细胞膜上。一般认为，除了成熟红细胞和胎盘滋养层细胞外，其他细胞均含有 β2-MG。因此，起源于人体间质细胞上皮和造血系统的正常细胞和恶性细胞均能合成 β2-MG。它可从有核细胞中脱落进入血液循环，使血液中的 β2-MG 升高。血清 β2-MG 不但可以在肾衰竭、多种血液系统疾病及炎症时升高，而且在多种疾病中均可增高，故应排除由于某些炎症性疾病或肾小球滤过功能减低所致的血清 β2-MG 增高。肿瘤患者血清 β2-MG 含量异常增高，在淋巴系统肿瘤如慢性淋巴细胞白血病、淋巴细胞肉瘤、多发性骨髓瘤等中尤为明显，在肺癌、乳腺癌、胃肠道癌及宫颈癌等中也可见增高。由于在肿瘤早期，血清 β2-MG 可明显高于正常值，故有助于鉴别良、恶性口腔肿瘤。脑脊液中 β2-MG 的检测对脑膜白血病的诊断有特别的意义。

（2）铁蛋白（SF）。是一种铁结合蛋白，存在于各种组织，在病理状态下，释放到血液中，在多种癌症患者血中均有不同程度的阳性率，肝癌患者的阳性率在 70% 以上，所以可以辅助诊断肝癌。但是，它不是肿瘤特异的标志，在发热、肝炎、肝硬化、阻塞性黄疽、再生障碍性贫血及一些溶血性疾病时都可能升高。铁蛋白是 1884 年 Schmiedeber 所发现的水溶性铁储存蛋白，1937 年被 Laufberger 命名为铁蛋白，1965 年 Richter 等从恶性肿瘤细胞株中分离出铁蛋白，并发现铁蛋白存在于各种组织和体液中。铁蛋白是一种脱铁蛋白组成的具有大分子（450ku）结构的糖蛋白，由 24 个亚单位聚集而成，每个铁蛋白分子可储存 4500 个铁原子。正常血清中含量（RIA、EIA 法）男性为 $20\sim250\mu g/L$，女性为 $10\sim120\mu g/L$。

铁蛋白具有两个亚基，为肝脏型（L 型）和心脏型（H 型），不同比例的亚基聚合而成纯聚体和杂合体，可得到不同的同工铁蛋白图谱。在肿瘤状态时，酸性同分异构体铁蛋白增高，一般情况下与白血病、肺癌、乳腺癌有关，当患肝癌时，AFP 测定值较低的情况下，可用铁蛋白测定值补充，以提高诊断率。在色素沉着、炎症、肝炎时铁蛋白也会升高。

（3）本周蛋白（BJP）。早在 1845 年，由一位内科医生兼化学病理学家亨利本周（Henry Bence Jones）首次描述了这种蛋白，它可被氨基水杨酸、三氯醋酸、硝酸和盐酸沉淀，加热到 45℃ 到 60℃ 时，沉淀又再现，故又名为凝溶蛋白。1963 年，Schwary 等对骨髓瘤球蛋白轻链的胰蛋白酶水解产物和同一患者的 BJP 进行比较，结果表明 BJP 由完整的轻链组成，在大多数病例中，BJP 的沉淀系数为 3.6s，分子量为 45ku，属于游离轻链的双体，当沉淀系数为 1.8s 时，分子量为 22.5ku，多属于单体。BJP 是多发性骨髓瘤的典型标志物，或称其为"免疫球蛋白轻链"标志物。免疫球蛋白（Ig）的轻链可分为 κ-Ig 和 λ-Ig 两类。然而，一个克隆的浆细胞中能产生两种轻链混存于单一抗体分子中。慢性淋巴瘤、骨肉瘤等均会引起 BJP 阳性，肾病时也会呈阳性。目前，用于检测 BJP 的方法很多。例如，热沉淀，此种反应易受 pH 值及多种理化因素影响，因此宜用 pH 为 4.9 醋酸缓冲液调到恒定环境；醋酸纤维薄膜电泳：可用清晨第一次尿，浓缩尿液 50 倍左右后，进行醋酸纤维薄膜（CAM）电泳，经丽春红染色，BJP 区带在 α_2 与 γ 区间可被显现；聚丙烯酰胺溶胶电泳：是以聚丙烯酰胺凝胶作为支持物的电泳技术，它是一种不连续的凝胶电泳，故能使蛋白各组分被清楚地分开，BJP 呈现的位置与 CAM 电泳相同；非浓缩尿与银染技术：由 Shate 建立的一种不需浓缩尿的银染技术，提高了尿中 BJP 检测敏感性；固定免疫电泳：它作为一种更为灵敏的筛选 BJP 方法，比一般免疫电泳灵敏度提高近 10 倍。

九、组织肿瘤标志物

检测细胞与组织内的肿瘤标志物对于认识肿瘤的类型及形成治疗的生物靶位均有帮助。组织肿瘤标志物可粗略分为以下 4 类：①分化标志。激素受体如雌二醇受体（ER）、孕酮受体（PR）等。②增殖标志。细胞周期相关抗原（Ki67）、增殖细胞核抗原（PCNA）、生长因子及其受体、周期素、周期素依赖的蛋白激酶（CDK）和 CDK 的抑制蛋白（CKI）等。③转移潜在性标志。蛋白酶-尿激酶-血纤维蛋白溶酶原激活剂与组织蛋白酶 D、nm23 基因产物（一种核苷酸二磷酸激酶）及细胞黏附因子等。④癌基因及抗癌基因。

癌基因如 myc、H-ras、erbB-2 等，抗癌基因如 p53、bcl-2、视网膜母细胞瘤克隆出的基因（Rb）及结肠癌抑癌基因（DCC）等。虽然，这些组织肿瘤标志将来有希望在肿瘤临床中成为诊断、预后判断及调整治疗的工具，但绝大多数在目前还仅处于研究观察阶段。目前，正式用于临床的只有乳腺激素受体的测定。对决定乳腺癌的治疗方案具有重要意义。20 世纪 80 年代初就有报道：ERT/PR-采用内分泌治疗有效率为 9%，ER+/PR-为 32%，ER-/PR+为 53%，ER+/PR+为 71%，因此测定乳腺组织中的 ER 与 PR 对于预示内分泌治疗的效果、决定治疗方案是极其重要的。

第五章　肿瘤病理学诊断

肿瘤的诊断是临床肿瘤学最重要的环节，也是肿瘤规范治疗的前提。在肿瘤个体化治疗迅猛发展的今天，对肿瘤诊断的要求更加细致、严格和规范。

第一节　概述

一、肿瘤病理学诊断的发展历程

目前诊断肿瘤和肿瘤的良恶性、恶性程度及来源等，仍然主要依靠病理学诊断。肿瘤病理学发源于 19 世纪后期的欧洲，随着当时外科手术学的发展，外科医生开始做肿瘤术前活检并把它作为一项必需的诊断。19 世纪 90 年代，冷冻切片技术的发明使术中活检成为可能，更进一步推动了肿瘤病理学的发展。传统的肿瘤病理学是一门形态学，这就决定了它的局限性，因为许多截然不同的肿瘤可以有相同或相似的组织形态。20 世纪 30 年代电镜的诞生和 20 世纪 50 年代免疫组织化学技术的应用使病理医生对肿瘤的诊断更加准确。20 世纪末期，细胞遗传学和分子生物学的相关技术被广泛应用于肿瘤病理学，分子病理学应运而生，它的诞生是病理学发展史上的又一座里程碑。现在的肿瘤病理学诊断已不再是单一的组织形态学诊断，而是结合形态学（morphology）、免疫学（immunology）、细胞遗传学（cytogenetics）和分子生物学（molecular biology）等作出的综合诊断，是精准医学的重要内容，只有作出精准的病理学诊断，才会有精准的肿瘤治疗。

二、病理学诊断在肿瘤诊断中的作用

准确诊断肿瘤是治疗肿瘤的前提，病理学诊断具有权威性，常被作为"金标准"。肿瘤病理学诊断的主要作用有：①明确疾病的性质；②判断肿瘤的来源；③对肿瘤进行组织学分类、分型；④评价肿瘤的恶性程度或分化程度；⑤确定术后肿瘤病理分期；⑥确定有无肿瘤复发、转移；⑦为某些药物的选择提供依据等。

三、病理学诊断的局限性

虽然病理学诊断至今仍被誉为肿瘤诊断的"金标准"，但病理学诊断也有一定的局限性。大多数情况下病理医生能对肿瘤作出明确诊断，但有时也会出现诊断困难，甚至暂时无法作出诊断，有时还可能发生漏诊或过度诊断。这可能会有多方面的原因：①临床医生获取的标本或病理医生的取材是否适当，组织标本固定是否正确、及时；病理技术人员制片质量是否达到诊断要求，病理医生的经验和诊断水平是否足够高等；②从临床获取的病变组织可能处于疾病发展过程中的某个阶段，当肿瘤尚未显示其特征性形态学改变时，病理医生就不可能作出明确诊断；③病理医生接收病理标本后，需取材并制作成切片后才能在显微镜下诊断，所以这种检查属于抽样检查，最终在显微镜下见到的病变仅是其极小一部分，有时不能代表整个病变，尤其是小块组织活检标本。可以举一个通俗的例子，如同一个包子，咬到馅可以肯定是包子，只咬到包子皮就可能误认为是馒头，咬到浸油的包子皮就只能怀疑是包子。相信随着分子病理学的发展，这种局限性会被很好地克服。

临床上正确的处理、固定标本和提供详细的病史及相关临床资料对病理诊断十分重要。我们需依据临床表现、手术所见、肉眼变化及组织形态等特征综合判断才能作出病理诊断，有时还需结合免疫组织化学、细胞和分子遗传学特征等才能诊断。

第二节　肿瘤的病理学诊断分类

肿瘤病理学诊断可以分为组织病理学诊断、细胞病理学诊断和分子病理学诊断。

一、肿瘤组织病理学诊断

组织病理学诊断是指将经活检或切除的组织，制成病理切片进行组织形态学等检测而作出的诊断。目前组织病理学诊断为最可靠的诊断。

（一）肿瘤标本的获取

标本的种类根据取材方式的不同，常分为以下四种：①针芯穿刺活检（core needlebiopsy）：即用带针芯的粗针穿刺病变部位，抽取病变组织，制成的病理组织切片，有较完整的组织结构，可供组织病理学诊断。②钳取活检（forceps biopsy）：用活检钳通过内镜或其他器械钳取病变组织以进行组织病理学诊断，如消化道内镜活检、支气管纤支镜活检等。制成的病理组织切片往往也有较完整的组织结构。③切开活检（incision lbiopsy）：手术切取小块病变组织并尽可能包括周围正常组织的活检方式。④切除活检（excision lbiop-sy）：将整个病变全部切除后获得的病变组织。切除的组织可以仅为肿块本身，也可包括肿块边缘组织和区域淋巴结。此方法同时有肿瘤外科治疗的目的。

（二）肿瘤大体形态观察

肿瘤的大体形态多样，并可在一定程度上反映肿瘤的类型及良恶性。临床送检病理检查时送检单应准确描述肿瘤的部位、数目、大小、形状、颜色、质地和包膜等重要信息。

（1）部位：虽然肿瘤可发生于任何部位，但不同的肿瘤常有其好发部位。例如恶性黑色素瘤好发于足底、横纹肌肉瘤好发于头颈部、胃癌好发于胃窦部。

（2）数目：肿瘤多为单发，也可多发，常具有一定诊断价值，如肠道的多发性息肉应高度警惕家族性多发性息肉病的可能。对肿瘤进行检查应注意肿块的数目以及各肿块之间的关系。

（3）大小：肿瘤的大小差异可以很大，小者仅在显微镜下才能发现，大者可达数十厘米。肿瘤的体积常与生长时间和发生部位有一定关系。生长缓慢、体积较大的肿瘤多为良性；恶性肿瘤生长迅速，体积不一定很大；生长缓慢、体积较小的肿瘤（如神经纤维瘤病）若在短期内体积迅速长大应高度怀疑恶变的可能。

（4）形状及生长方式：肿瘤的形状多种多样（图5-2-1）。肿瘤的形状与其发生部位、组织来源、生长方式以及肿瘤的良恶性密切相关。例如良性肿瘤多呈结节状、有包膜且膨胀性生长，而溃疡型、呈浸润性生长的包块多为恶性。

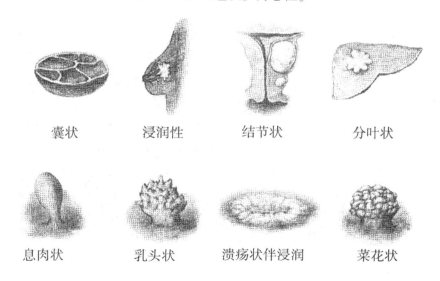

囊状　　　　浸润性　　　　结节状　　　　分叶状

息肉状　　　　乳头状　　　　溃疡状伴浸润　　　　菜花状

图5-2-1　肿瘤的外形和生长方式模式图

（5）颜色和质地：肿瘤的颜色和质地也可提示肿瘤的类型。例如，血管瘤呈暗红色，黑色素瘤呈黑色，成骨性肿瘤质地坚硬。间叶组织肿瘤若质地呈鱼肉状常高度提示为肉瘤。

（三）肿瘤标本的处理和保存

正确地处理和固定标本，是保证病理诊断准确无误的必要条件，也是标本能否很好用于后续诊断或研究的前提。通常标本离体后必须在 1h 内放入 10 倍体积的 10% 的中性缓冲甲醛固定液中，固定时间应以 6~48h 为宜，较大的标本还应正确地切（剖）开后再固定。

（四）肿瘤标本制作组织病理切片

标本经过肉眼大体检查和取材选取病变组织后，一般有以下四种制片方法：①常规石蜡切片：是肿瘤病理学诊断中最常用的制片方法，适用于各种标本的组织学检查；②冷冻切片：采用恒冷切片机制作切片，常用于术中病理诊断；③快速石蜡切片：是将常规石蜡制片通过加温或微波等方法加快组织处理时间，约 30min 即可完成制片，现多已被冷冻切片取代；④印片：即将巨检所见可疑组织与玻片接触，制成印片染色后观察，作出快速诊断，此法虽属细胞学诊断，但常与冷冻切片同时应用，以提高术中诊断的确诊率，也可作为无法进行冷冻切片时的应急措施。

（五）病理诊断报告书的基本内容和解读

（1）基本内容：一份完整的病理报告书需要包括病人基本信息和病理诊断信息。一般包括以下内容：①病人基本信息：包括病号、姓名、性别、年龄、送检医院或科室、住院号、门诊号、送检和收验日期等；②大体和显微镜检查：包括标本类型、大体所见、肿瘤的组织学类型、病理分级（分化程度）、浸润深度、脉管和神经浸润情况、淋巴结转移情况、切除标本的切缘有无肿瘤浸润以及有无继发性病变或伴发性病变等；③病理学诊断的相关特殊检查：包括免疫组织化学、电镜细胞和分子遗传学等特殊检查的结果及解释。

（2）肿瘤组织病理学病理诊断报告书的阅读和理解。如前所述，病理诊断也存在局限性，因而病理诊断在表述上常用下列几种形式，其含义也各不相同。①明确的或基本明确的病理学诊断：该类诊断中取材部位、疾病名称、病变性质明确或基本明确。此类报告可作为临床诊疗的依据。②不能完全肯定或有所保留的诊断：指由于各种因素影响，不易判定病变性质或疾病名称，常常以这种诊断形式表述，即多在拟诊疾病/病变名称之前或后加上具有不太确切含义的修饰词，如"考虑为""倾向于""病变符合""疑似""可能性大"或"不能排除"等字样。如临床工作中遇到这种表述的病理诊断，临床医生不能将此类病理报告作为治疗的充分依据，应结合临床实际情况进行诊疗。③描述性诊断：指送检组织不能满足对各种疾病或病变的诊断要求。此时只能根据形态描述。④术中冷冻和快速石蜡切片的诊断报告的准确性不能等同于组织病理诊断报告，要以术后的石蜡切片报告为准。

（六）病理会诊

肿瘤病理学诊断十分重要又常会遭遇困难，常需要其他病理医生进行会诊，以提高病理学诊断的准确性。病理报告签发前的病理会诊原因一般较为单纯，多为疑难或罕见病例，而病理报告签发后的会诊原因往往较为复杂多样。病理会诊报告是接受会诊的一个或多个病理医生阅片后的咨询意见，由于接受会诊的病理医生可能并不能完全掌握病人的全部情况，病理会诊报告通常会载明："会诊咨询意见仅供初诊病理诊断医生参考。"由初诊病理医生决定是否采纳病理会诊的咨询意见和采纳的程度，而临床医生对于病理会诊意见也应该注意和初诊病现医生沟通。

二、肿瘤的细胞病理学诊断

细胞病理学诊断作为诊断病理学的重要分支，在疾病诊治上具有与组织病理学相似的重要地位和作用，但其可靠性不能等同于组织病理学诊断。

（一）常用方法

（1）脱落细胞学检查。针对体表、体腔或与体表相通的管腔内肿瘤，利用肿瘤细胞易于脱落的特点，取其自然脱落或分泌排出物，或用特殊器具吸取、刮取、刷取表面细胞进行涂片检查，或冲洗后取冲洗液或抽取浆膜控积液，离心沉淀后进行涂片检查，目前也可以将离心沉淀获得的细胞制作成组织块切片检查。

（2）细针穿刺细胞学检查。用直径<1mm 的细针刺入实体瘤内吸取细胞进行涂片检查。

（二）涂片制作

取材后应立即涂片，操作应轻巧，避免损伤细胞，涂片须厚薄均匀。液基薄层细胞制片术使脱落细胞学检查的准确性有明显提高，也使计算机自动细胞图像分析筛选成为可能。涂片后应在干燥前立即置于 95%乙醇或乙醇-乙醚（各 50%）混合液固定 15min，以保持良好的细胞形态，避免细胞自溶。

常用的染色方法有巴氏（Pasteur）法、瑞氏（Wright）法、吉姆萨（Gicmsa）法以及苏木精伊红（HE）法等。

（三）应用范围

脱落细胞学检查一般包括以下几种：①宫颈脱落细胞学：刮取子宫颈的鳞柱上皮交界处（即移行带）细胞制备涂片，通常用巴氏染色。最常用于子宫颈鳞状细胞癌的诊断和普查，诊断正确率可达 90%以上。②痰涂片和支气管刷片细胞学：用于肺癌的诊断，并可根据细胞形态进行组织学分型，如鳞状细胞癌、小细胞癌和腺癌等。③浆膜腔积液脱落细胞学：抽取胸、腹水或心包积液，经离心后吸取沉淀物制备涂片，可用于转移癌和恶性间皮瘤等肿瘤的诊断和鉴别诊断。④尿液脱落细胞学：收集尿液，经离心后吸取沉淀物制备涂片，常用于泌尿道肿瘤的诊断。⑤乳头溢液细胞学：可用于诊断乳腺炎症性疾病、导管上皮细胞增生，非典型增生和乳腺癌等。⑥其他：食管拉网涂片检查常用于食管鳞状细胞癌的诊断，脑脊液抽取后离心制片，可用于神经系统炎症和肿瘤的诊断。

当某些器官或组织肿瘤既无自然脱落细胞，内镜检查又不能达到时，可用细针穿刺细胞学检查来诊断。如淋巴结、乳腺、涎腺、甲状腺和体表软组织肿块。深部组织的肿块，如肝、肺、肾脏、腹膜后软组织肿块等需要在 B 型超声引导、X 线或 CT 定位下进行穿刺。

（四）病理诊断报告书

（1）基本内容。病人基本情况等与组织病理学诊断报告书相同。通常还需要注明涂片制作方法等。

（2）诊断意见的基本分类。肿瘤细胞学诊断常有以下三种：①直接表述性诊断，即根据形态学观察的实际情况，对于某种疾病或病变作出肯定性诊断；②The Bethesda System（简称 TBS）报告系统：用于宫颈细胞学诊断或甲状腺细针穿刺细胞学诊断；③间接分级性诊断，常用的有三级法和巴氏五级法。

（五）细胞学病理诊断的优点和局限性

细胞病理学检查取材方便，给病人造成的痛苦小，所需设备较简单，操作方便，制片和检查过程快速，易于推广和重复检查。同时，它也存在一定的局限性，受样本取材等因素的影响，细胞学诊断一般有 10% 左右的假阴性率，因此，肿瘤细胞病理学检查阴性结果不能解释为没有肿瘤。

三、分子病理学诊断

分子病理学诊断，即在蛋白质和核酸等生物大分子水平上，应用细胞遗传学、分子生物学、生物信息学等进行病理学诊断。除了传统的病理标本（细胞和组织），其还可以对体液标本（血液、尿液、痰液等）进行病理学诊断。

肿瘤的诊断目前仍然高度依赖以形态学为基础的组织病理学和细胞病理学，在基于组织形态的基础上，分子病理学诊断大大提高了诊断的精准性，可预估治疗效果和判断预后。如基于 PCR 基因重排及基于 FISH 杂交的技术分别提高了淋巴瘤和软组织肿瘤等疑难肿瘤的诊断水平；ECFR 突变以及 ROS、ALK 等基因融合可指导非小细胞肺癌的靶向治疗。

由于目前分子病理学诊断的标本主要来源为传统病理样本（如细胞穿刺样本及术后中性甲醛固定的石蜡包埋的组织标本），分子病理学诊断还主要依托于传统病理技术。随着生命科学和技术的不断进步，分子病理学诊断还将有更大的发展空间，成为实现病理精准诊断不可或缺的一部分。

第三节 肿瘤病理学诊断常用技术及应用

一、组织化学和免疫组织化学技术及应用

（一）组织化学技术及应用

组织化学（histochemistry）染色技术又称为特殊染色，是应用某些能与组织细胞化学成分特异结合的显色试剂，原位显示病变组织细胞的特殊化学成分（蛋白、核酸、糖类和脂类等）。目前实验室常用的染色技术主要有以下几种：PAS 染色（高碘酸-雪夫法）、网状纤维染色、淀粉样物染色、亲银和嗜银细胞染色、中性脂肪染色、色素染色、黏液染色等。组织化学技术在病理学上有较广泛用途，如在抗酸杆菌、真菌等方面有较重要的意义，在肿瘤病理诊断中对各种黏液成分和色素的识别等也有重要作用。

（二）免疫组织化学技术及应用

免疫组织化学（immuno histo chemisty，IHC）技术是利用抗原抗体的特异性结合反应原理，用已知抗体或抗原检测和定位组织中的待测物质的一种特殊技术。IHC 方法具有特异性强、敏感性高、定位准确等特点，将形态功能和物质代谢密切结合一起。已成为现代诊断病理学上重要的常规技术。

免疫组织化学被用于各种蛋白质表达水平的检测，被广泛应用于肿瘤的诊断和指导靶向治疗及判定预后。临床医生应充分认识到免疫组织化学检查的价值及应用范围。其包括：

1. 辅助肿瘤分类

通过特定抗体标记出细胞内相应抗原成分，以分析细胞类型。如角蛋白（CK）是上皮性肿瘤的标记，白细胞共同抗原（LCA）是淋巴造血组织肿瘤标记，降钙素（calcitonin）是甲状腺髓样癌的特有标记。

2. 内分泌肿瘤的功能检测

内分泌细胞产生的各种激素，大多数可用免疫组织化学技术标记出来，据此不但可确定诊断还可对内分泌肿瘤行为功能分类，也可检测分泌异位激素的肿瘤。例如，可用免疫组织化学方法检测垂体激素（ACTH、CHLTH、TSH、FSHLH）从而对垂体腺瘤进行功能分类。

3. 辅助病变性质的判定

例如 Bcl-2 在区别滤泡型淋巴瘤和反应性滤泡增生上具有重要价值。滤泡型淋巴瘤的肿瘤性滤泡细胞有 Bcl-2 的高表达；而在滤泡反应性增生时，滤泡反应中心的细胞不表达 Bcl-2 蛋白。

4. 发现微小转移灶

淋巴结内的微小转移性癌灶有时与淋巴结内窦性组织细胞增生不易区别。用常规病理组织学方法要辨认出单个或几个转移性肿瘤细胞有时极为困难，而采用免疫组化方法（如用上皮性标记物）对于检测微小转移灶具有极高的价值。对转移性肿瘤也可借助免疫组化标记寻找原发瘤，如骨组织内的转移性腺癌若表达前列腺特异性抗原，提示为前列腺癌转移所致。

5. 辅助肿瘤分期

判断肿瘤是原位还是浸润以及有无血管、淋巴管侵犯与肿瘤分期密切相关。用常规病理方法判断有时十分困难，但用免疫组化法可获得重要信息。例如用第亚因子相关蛋白、CD31、D2-40 等血管和淋巴管内皮细胞的标记可清楚显示肿瘤对血管或淋巴管的浸润。

6. 指导治疗和预后

免疫组化标记中与预后有关的标记大致可分为三类：①类固醇激素受体：如雌激素受体、孕激素受体等，它们与乳腺癌的关系已获公认，激素受体阳性者内分泌治疗效果较好，预后也较好；②肿瘤基因标记：如癌基因 HER-2，在肿瘤中高度表达者（图5-3-1），提示病人预后较差且对靶向药物曲妥珠单抗（trastuzumab）的治疗可能获益；③细胞增殖性标记：如 Ki-67 等，表达指数越高，表明其细胞增殖越活跃，肿瘤的恶性程度越高，预后就越差。

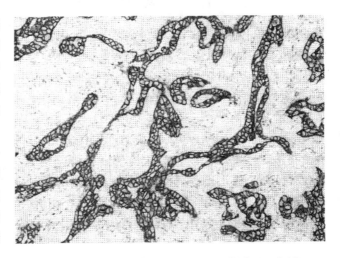

图 5-3-1 乳腺浸润性癌呈 HER-2 强阳性表达（评分：3+）

二、细胞遗传学和分子生物学技术

肿瘤分子病理学技术已被广泛地运用于日常的肿瘤病理诊断，它主要包括细胞水平上的细胞遗传学和分子水平上的分子病理学两类。细胞遗传学是从细胞水平上观察病变。严格来说不属于分子病理学的范畴，但出于它的技术和手段与分子病理学是相辅相成的，一般也把它纳入分子病理学的领域。细胞遗传学和分子病理学诊断对肿瘤的准确诊断、指导肿瘤治疗和预后的评估具有重要的意义。

（一）核型分析

核型分析（karyotype analysis）是一种常规细胞遗传学分析方法，是用形态学方法研究染色体数目及结构的异常。许多恶性淋巴瘤、软组织以及一些上皮性肿瘤有频发性、非随机性染色体异常，核型分析已越来越多地被用于这些肿瘤诊断及预后判定。例如90%以上的非典型性脂肪瘤性肿瘤和高分化脂肪肉瘤存在12q13~15的异常，具有额外环状染色体或巨大标记染色体，核型分析可用于辅助该肿瘤与良性脂肪肿瘤的鉴别。几乎所有的慢性髓性白血病都存在Ph染色体，即t（9；22）（q34；q11），其可作为诊断该病的重要依据。核型分析的不足之处在于需要新鲜组织，影响了其在基层医院的应用。

（二）原位杂交

目前常用的原位杂交技术有荧光原位杂交（fluorescence in situ hybridization，FISH）和显色原位杂交。

FISH是应用荧光素标记已知的DNA的特定探针和组织切片上的肿瘤组织杂交，在荧光显微镜下能显示与其相应的染色体某个区段或整条染色体。FISH能有效地检测染色体结构和数目的异常，尤其适用于染色体易位、缺失和扩增。FISH的重要优点在于该方法不仅能用新鲜组织检测，还能在石蜡切片上进行分析。不足之处在于组织切片上荧光染色易淬灭，不能长期保存；应用的探针较大，不能识别大多数点突变。目前FISH在肿瘤研究、诊断及治疗中已得到较广泛的应用。乳腺癌中17q11~q12上的HER-2基因扩增可用FISH检测（特别是对于免疫组化结果不确定的病例），是选择靶向药物曲妥珠单抗治疗乳腺癌的标准检测方法（图5-3-2）。

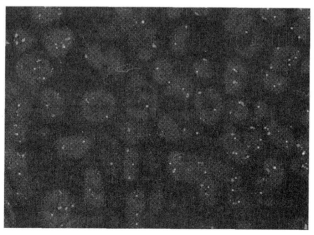

图5-3-2 乳腺浸润性癌FISH检测显示HER-2基因扩增

显色原位杂交（chromogenic in situ hybridization，CISH）是常用的亮视野原位杂交方法，指用酶代替荧光检测，能在保持肿瘤的结构和细胞学特点下分析染色体的改变。其敏感性虽不如 FISH 法，但不需要荧光显微镜、照相设备和分析软件，且价格更低廉，组织切片能长期保存。CISH 最常用于检测基因扩增，如乳腺癌中的 HER-2 基因的扩增。

（三）比较基因组杂交

比较基因组杂交（comparative genomic hybridization，CGH）是指将消减杂交、荧光原位杂交相结合，用于检测 DNA 序列的拷贝数变异并将其定位在染色体上的方法，主要用于检测染色体的增加和丢失。例如，对软组织平滑肌肉瘤的 CGH 研究检测到 1q、5p、8q、16p、17p；区域染色体 DNA 拷贝数的扩增及 3p、6p、10q、22q 区域染色体 DNA 拷贝数的缺失。CGH 的优点在于不需要肿瘤细胞中期染色体标本制作，仅需微量肿瘤 DNA，经一次实验就可对整个基因组中所有的遗传物质增加或丢失异常进行分析；肿瘤细胞 DNA 可从新鲜标本或石蜡包埋标本甚至甲醛固定标本中提取，既可作前瞻性研究，也可作回顾性筛选。但 CGH 法对基因缺失的检出需由其他方法加以证实，对染色体结构重排如倒位或平衡易位不能检出，且灵敏度和分辨率有待提高。

（四）聚合酶链反应

聚合酶链反应（polymerase chain reaction，PCR）是指在 DNA 聚合酶催化下，以母链 DNA 为模板，体外复制出与母链模板 DNA 互补的子链 DNA 的过程。如果提取肿瘤细胞中的 mRNA，经反转录酶作用，合成 cDNA，再以此为模板进行聚合酶链反应，称为反转录 PCR（reverse transcription-PCR，RT-PCR）。其作为常规分子生物学检测的方法，已广泛应用于肿瘤的诊断、治疗方案的选择及预后的判断。例如应用 PCR 检测 IgH 基因重排以辅助 B 细胞淋巴瘤的诊断。PCR 和 RT-PCR 还能用于检测核苷酸序列的微卫星重复或短串联重复的改变。由于 PCR 技术的敏感性非常高，因此常用来检测微小病变，如可通过检测 EWSRI-FLI1 与 EWSR1-ERG 融合基因以检测尤文肉瘤病人的骨髓微小残留病变。

（五）生物芯片技术

生物芯片（biochip）技术是近年来才发展起来的高技术系列，依据生物芯片上样品所储存的不同类型信息，可分为基因芯片、蛋白芯片、细胞芯片和组织芯片等。

（六）DNA 单链构象多态性技术

DNA 单链构象多态性（single strand conformation polymorphism，SSCP）技术是一种基于单链 DNA 构象差别来检测点突变的方法。该方法广泛用于肿瘤诊断和研究。例如可用 SSCP 检测原发性肝癌 P53 基因的突变。

（七）DNA 测序技术

DNA 测序（DNA sequencing）能可靠地检测出各个 DNA 核苷酸是否发生点突变。该技术广泛用于肿瘤的诊断及指导治疗。例如 PCR 扩增结合直接测序可用于检测胃肠道间质瘤 KIT/PDGFRA 基因突变情况以协助肿瘤医师决定是否采用靶向药物伊马替尼（imatinib）治疗病人；还可用该技术检测非小细胞肺癌 EGFR 基因突变情况以协助肿瘤医师对分子靶向药物的选择并评估疗效。随着科学技术的发展，传统的 Sanger 法测序已经不能完全满足临床需要，二代测序技术（next-generation sequencing，NGS）应运而生。与 Sanger 测序技术相比，二代测序平台对于大量的基因检测具有通量更高、速度更快、成本更低的特点。

目前的应用主要有两类：①针对普通人的疾病筛查，通过测定已知的与某种疾病相关的基因序列位点来推断其罹患该种疾病的概率；②针对肿瘤进行分子检测，通过检测已知肿瘤相关标记物的特定基因序列位点，从而对肿瘤的发病、诊断、治疗和预后提供指导性意见。但由于二代测序技术控制过程复杂、测序结果数据信息量大，其可靠性、准确性等均应在临床应用中不断完善。

三、流式细胞术

流式细胞术（flow cytometry）是一种应用流式细胞仪进行快速细胞定量分析和细胞分类研究的新技术。其优点是测量速度快，每秒能分类数万个细胞，精确性和灵敏性高，且可同时测定 6~8 个参数；缺点为必须使用单细胞悬液。其应用主要表现在以下几方面：①分析肿瘤细胞增殖周期；②分析细胞增殖与凋亡；③分析细胞分化、辅助良恶性鉴别；④肿瘤相关基因（如 P53）的定量分析，为预后判断提供依据；⑤多为耐药基因产物的定量，为化疗药物的选择提供依据；⑥肿瘤疗效监测，残存肿瘤细胞的检测以及肿瘤有无复发的判断。

四、电子显微镜技术

电子显微镜技术（electron microscopy）是病理形态诊断和研究中的基本技术之一。电镜分辨率远高于光镜，可达 0.2nm，能清楚显示细胞的微细结构（亚细胞结构），可作为肿瘤病理诊断和鉴别诊断的辅助检查手段之一，也可用于肿瘤的病因和发病机制的研究。电镜的类型主要包括透射电镜及扫描电镜，其中最常用的为透射电镜。虽然免疫组织化学及分子检测技术在肿瘤的诊断及预后中的应用更为广泛，电镜检查在肿瘤病理诊断中仍起着一定的作用。例如电镜可用于判定一些疑难肿瘤的组织来源和细胞属性。Langerhans 组织细胞增生症中能见到呈杆状的 Birbeck 颗粒有助于确诊诊断；检测神经内分泌肿瘤（如垂体腺瘤）细胞质内的神经分泌颗粒，依据颗粒的大小、形状、电子致密度和空晕的有无及宽度等特征并结合免疫组织化学结果进一步对肿瘤的亚型进行划分。

五、图像分析技术

图像分析技术（image analysis）利用图像分析仪或图像分析系统在显微镜下客观地测量组织特征。近年来应用光学、电子学和计算机研制成的自动图像分析仪（automatic image analyzer，AIA），已用于病理学的诊断和研究。应用数学方法将观察到的组织和细胞通过二维平面图像推导出三维立体定量资料，从而更精确计量和分析各种图像的参数。肿瘤病理学方面，图像分析技术主要用于核形态参数的测定（包括细胞核直径、周长、面积、体积）、DNA倍体的测定和显色反应（如FISH）的定量分析，有时还可辅助肿瘤的病理学分级和预后判断。

六、液体活检

液体活检（liquid biopsy）是肿瘤无创诊断和实时监测的新手段。其主要是通过血液、尿液甚至唾液等标本，检测包括循环肿瘤细胞（circulating tumor cells，CTC）、循环肿瘤DNA（circulating tumor DNA，ctDNA）、小分子RNA（micro RNA，miRNA）及长链非编码RNA（long noncoding RNA，lncRNA）等，以协助肿瘤诊断。与传统的组织活检相比，液体活检具有创伤小、可重复、均化异质性、精准个体化治疗、寻找治疗靶点、实时判断疗效等优点。

目前液体活检主要应用于肿瘤病人CTC和ctDNA的检测，作为标准组织学检查的辅助和补充，临床应用价值显著。

（1）早期筛查。早期肿瘤病人，在影像学还未发现病灶时就已经可以在外周血中检测到CTC和ctDNA。2007年ASCO已将CTC纳入肿瘤标志物。而对于健康人来说，血液里面可以检测到来自不同器官的DNA，根据各个器官DNA所占比例及分子特征可以判定健康与否，从而及早发现病情。

（2）辅助肿瘤诊断。通过检测血液中CTC的数目，辅助评估肿瘤分期及分级，发现肿瘤异质性。

（3）治疗方案选择，指导个性化治疗。肿瘤病人术后CTC数目大于阈值，建议强化术后化疗，并根据CTC的分子生物学特征以及ctDNA的变异情况选择是否采用靶向治疗、内分泌治疗或其他治疗方式。

（4）疗效评估。通过检测CTC数量在不同治疗阶段的变化，可动态评估手术、放化疗及其他治疗手段的疗效。

（5）监测肿瘤转移复发风险。CTC数目上升，提示肿瘤进展，转移复发风险增大；反之则提肿瘤缓解，转移复发风险降低。

总的来说，CTC在反映肿瘤细胞血液循环转移中具有显著优势，可以有效评估肿瘤的发生发展状态，因此在早期筛查辅助诊断、复发监测及疗效评价上具有独特地位，而 ctD-NA 更侧重于反映肿瘤基因的变异情况，因此其在治疗决策及靶向选择、耐药检测中发挥重要作用。但由于 CTC 在血液中较少，且片段化的 ctDNA 所含信息相比完整的肿瘤细胞要少，所以 CTC 和 ctDNA 在捕获、计数、检测方面存在难点。另外，目前 CTC 和 ctDNA 的检测方法多样，尚未有统一标准，各分子标记也缺乏判读标准，因此液体活检的开展仍需要大规模临床实践和大数据的支持。

七、数字病理

数字病理的关键技术包括全组织切片成像（wholetissue section imaging，WSI）、图像分析信息学、信息管理系统（储存、交流和整合平台）和数字化体外诊断（IVD）设备。其中 WSI 和信息管理系统是关键技术，其实现了显微镜下组织形态的数字化和数据化，使远程病理诊断和会诊成为可能，可以更好地利用病理专家群体的经验和智慧，提高病理诊断的准确性和工作的效率，更为组织病理形态的计算机智能识别提供了可能，将会完全改变病理学形态学诊断许多传统的方法和理念，使肿瘤组织病理学诊断和细胞病理学诊断更加适应肿留精准诊治的需要。

八、生物信息学

生物信息学（bioinformatics）是由人类基因组计划发展而产生的一门新兴交叉学科，涉及生物学、数学和计算机科学，主要研究内容是生物信息的获取、加工、分析分配和解释等，该学科综合运用数学、计算机科学和生物学的各种工具来阐明和理解大量数据所包含的生物学意义。

生物信息学目前在肿瘤的诊断及研究中已发挥巨大的作用。传统研究肿瘤的方法是选择癌症基因、基因组区域和蛋白质，与健康组织和细胞比较。生物信息学使肿瘤的研究模式发生了巨大变化，扩大了与特定类型癌症发展相关的遗传变异的可检测数量，并能够整合分子特点从而预测癌症和治疗反应。

（一）癌症基因组学

Sjoblom 和 Wood 利用生物信息学工具，在可以利用的参考序列数据库中选取了 18191 个人类基因，接着测定所有肿瘤样本中这些编码基因外显子的序列，结果发现了大约 80 万个潜在突变。

（二）癌症转录组学

Rhodes 等人分析 40 个已公布的癌症组织微阵列数据集，涉及超过 3700 个癌症样本的大约 3800 万个基因表达谱。结果发现多于 10 个的癌症病人中有 60 个基因的表达水平超过了正常组织的相同基因的表达水平。

(三) 蛋白质组学

蛋白质组学正在迅速发展，并且对癌症的临床诊断和疾病治疗作出了重要贡献。几项研究鉴定出了一些蛋白质在乳腺癌、卵巢癌、前列腺癌和食道癌中表达变化。例如，通过蛋白质组学技术，人们可以在病人血液中明确鉴定出肿瘤标志物。

第六章 肿瘤影像学检查与诊断

在本章内容中，我们将重点阐述肿瘤影像学检查与诊断，依次介绍了 X 线检查、CT 检查、MRI 检查、超声检查、PET-CT 检查、核医学检查、肿瘤影像学检查优选流程七个方面的内容。

第一节 X 线检查

一、X 线诊断基础

X 线成像诊断技术主要是基于 X 线具有的穿透性、荧光效应和摄影效应等特性和人体不同组织厚度与密度的差别，这是 X 线成像的基础。当 X 线穿透人体时，由于人体组织吸收 X 线的系数不同，因此会在荧光屏或胶片上形成黑白不同的影像。在 X 线成像中，黑白对比与人体的组织密度和厚度密切相关。

人体组织密度可分为三类，即高密度、中等密度和低密度。①高密度：如骨组织，吸收 X 线多，在 X 线片上呈白色；②低密度：如肺组织，吸收 X 线少，在 X 线片上呈黑色；③中等密度：如肌肉组织，密度介于二者之间，影像呈灰色。X 线片高低密度还受组织厚度的影响，厚度越大吸收 X 线就越多，X 线呈白色。由此可见，组织密度和厚度这两种因素综合影响 X 线成像。当固有组织发生病变时，密度和厚度随之变化，在 X 线片上产生相应的改变，这就是 X 线片征象，是诊断疾病的依据。

二、X 线检查技术

（一）传统 X 线检查技术

传统的 X 线检查技术方法有普通检查、特殊检查、造影检查三类。普通检查包括透视和摄片等检查，这些均是传统的 X 线基本检查技术。这一技术特点是 X 线摄取部位为全部组织结构之和，是一组重叠影像。图像以二维平面形式将人体三维解剖结构记录在胶片上，以不同黑白密度来反映不同组织结构的正常解剖及病理状态。这种方法的空间分辨率高，简单易行，尽管目前有众多先进的影像诊断技术，而 X 线检查技术至今在临床上仍然具有很高的应用价值。透视检查主要用于胃肠道钡透、介入和骨科。

（二）数字 X 线检查技术

随着放射检查技术的发展更新，传统 X 线进入了数字化阶段。数字 X 线摄影有计算机 X 线摄影（computed radiography，CR）和数字 X 线摄影（digital radiography，DR）。这两种检查技术不同的是 CR 以 IP 板为载体取代胶片，而 DR 采用非晶硒平板探测器 FPD 直接成像。DR 成像特点是将 X 线透过人体的信息进行像素和数字化，然后经过计算机进行数模处理形成数字模拟图像。最大程度降低了 X 线辐射剂量，也改变了 X 线影像存储功能和方式。

（三）特殊的 X 线检查技术

如软 X 线摄影，通常由钼靶产生，常用于乳腺、阴茎、咽喉侧位等检查。

（四）X 线造影检查

X 线造影检查是人为地向人体内注射或应用造影剂，产生人体内组织结构间密度差别，使相同密度的组织结构产生对比，从而扩大了 X 线检查范围。

X 线造影检查时，需要采用对比剂进行对比、比较成像分析。对比剂有气体形式的，其易透过 X 线，形成负影，称为阴性对比剂；另一种不易透过 X 线的对比剂，呈白影，称为阳性对比剂，如钡剂、碘剂。常用的碘对比剂有离子型和非离子型之分，一般在血管和非血管造影中使用。现在临床上多采用非离子型对比剂，是为了最大限度地减少造影剂对机体，尤其是肾脏功能的影响，即造影剂肾病的影响。对比剂的引入途径有直接引入和间接引入（生理积聚）两种方式。

X 线检查防护是一项重要任务，在 X 线检查中要注意工作人员和患者防护，同时要注意环境防护。防护三原则：屏蔽防护、距离防护、时间防护。另外还要注意剂量防护。

第二节　CT 检查

CT 是 computed tomography 的英文缩写，即计算机体层摄影。它是由英国工程师亨斯菲尔德（Hounsfield）于 1971 年 10 月设计研发的具有诊断价值的影像诊断机器。与传统 X 线成像相比，CT 图像是真正的断面图像，其图像清晰、密度分辨率高、无断面以外组织结构的干扰，因而显著扩大了人体检查范围，提高了病变的检出率和诊断准确率，大大促进了影像的发展。随着计算机技术的发展，原始的单排 CT 均向多排 CT 发展，实现了 CT 图像的各向同性，使 CT 机的功能和诊断价值产生了新的飞跃，为临床肿瘤的诊断、随诊观察提供了全新的技术和手段。

CT 是用 X 线束对人体检查部位一定厚度的层面进行扫描，由探测器接受该层面上各个不同方向的人体组织对 X 线的衰减值，经模/数转换输入计算机，通过计算机处理后得到扫描断面的组织衰减系数的数字矩阵，再将矩阵内的数值通过数/模转换，通过黑白不同的灰度等级在荧光屏上显示出来，即构成 CT 图像。

一、CT 的成像过程

CT 的成像包括准直 X 线锥形束、数据采集、信息和数据处理、图像重建及图像显示的过程。

螺旋 CT 扫描技术方式与普通 CT 不同，普通 CT 是扇形 X 线束，为间断式逐层扫描，准直器决定层厚。多层螺旋 CT 采用锥形 X 线束，采集数据是分布于连续螺旋形空间内，扫描层厚不是准直器宽度，通过计算机控制准直器和探测器组合完成每一次数据采集，X 线束厚度是多层的总厚度，实现多种层厚选择。多层螺旋 CT 扫描是 X 线管和多排探测器绕患者被检部位快速连续同步旋转，检床同步均速前移。这样一次扫描可获多层面 CT 图像，实现了容积扫描。在多层螺旋 CT 成像过程中，与一些技术参数相关，如扫描层厚、X 线束宽度、床速、螺距、重建层距、层厚、各向同性体素，这些技术因素将直接影响图像质量和病灶显示率。经过图像重建处理后，将其传送至显示器上，从而清晰显示所需图像。

在多层螺旋 CT 成像过程中，为了多方位了解病变的位置、大小形态与相邻组织结构的关系，会选用不同的重建技术，从而最大限度地满足临床诊断需要。多层螺旋 CT 是容积扫描，采集数据较多，因而图像重建时不增加患者辐射剂量即可进行任意重建。但是应当注意，不是每一位患者都需要选用多种图像重建技术。以上所说的技术是在扫描后进行的，亦称成像后的处理技术。

二、常用图像重建技术

目前常用的图像重建技术包括：①薄层面重组，有利于小病灶显示；②多平面重建（multi-planar reconstruction，MPR），能获取冠状面、矢状面斜面等二维图像，这种重建技术有利于显示解剖方位，准确显示病变部位及与周边毗邻关系；③曲面重建（curved planar reconstruction，CPR），是 MPR 的另一种算法，有利于显示弯曲结构组织器官，如面骨、冠脉；④表面遮盖显示（shaded surface display，SSD），通过计算机将扫描物体表面大于某个确定阈值的所有相关像素连接起来的一种表面数学成像模式，适用于空间结构复杂的器官及外形的显示；⑤最大密度投影（maximum intensity projection，MIP），是利用投影原理将三维信息中密度最高的结构变为二维图像显示，有利于增强血管成像；⑥容积再现（volume rendering，VR），图像能显示人体结构空间信息和密度信息，适于心脏血管、骨骼的显示；⑦仿真内镜成像技术（virtual endoscopy imaging，VEI），是三维成像技术之一，适于空腔脏器内表面成像，图像类似内窥镜。

三、MSCT 图像特点

随着 CT 技术的发展，多层螺旋 CT、MSCT 现已成为临床诊断的主流机型，应用普遍。MSCT 图像特点包括：①密度分辨率高；②成像方式是重建图像，其图像由像素组成，空间分辨率不如 X 线图像；③图像以黑白灰度表现组织结构和病变密度；④CT 图像上各组织结构无重叠，解剖关系显示清楚；⑤CT 图像上一个断面可显示多个脏器的组织结构，从而了解多部位解剖、病变情况；⑥利用窗技术可获得更多信息、不同灰度的对比图像；⑦利用后处理技术，可以任意重建图像，从而为临床提供更多有价值的信息；⑧增强扫描进行三维重建，形成立体图像，增大且改变组织密度，客观反映组织生理病理状态，以资鉴别诊断。

四、CT 检查方法

（一）常规扫描

常规扫描亦称平扫，采用横断扫描方式沿人身纵轴逐层扫描，适用于全身各部位的检查，能发现多数病变的存在，了解病变存在部位、大小、形态、数目，为明确诊断或进一步检查提供有价值的信息。

（二）增强扫描

采用人工引入对比剂的方式，改变组织间对 X 线的吸收差别，以此提高病灶显示率。该方法经静脉注入水溶性有机碘对比剂后再行 CT 扫描，亦称对比增强 CT，可以提高病变组织同正常组织的密度差，以发现平扫不易发现的小病灶，还可以清楚显示血管与病灶的关系。这种技术方法对解剖结构显示清楚，有利于显示血管和区别血管性病变与非血管性病变；有利于观察富血供或少血供病变的显示；有利于肿瘤病理特征的显示；扫描增强后，根据不同的强化类型、时间、强化特点及病灶大小、形态、数目、范围和周边关系，以便对病变进行定量和定性诊断。

（三）CT 灌注成像

CT 灌注成像是高速注射和快速扫描技术相结合的一种成像方法，主要用于了解组织血流灌注情况。通过分析获检组织器官动态增强一系列灌注参数，如组织血流量、组织血容量、平均通过时间及峰值时间等，了解组织毛细血管水平血流灌注情况。这种技术两大要点：一是对比剂注射速度快，4～12mL／s；二是 MSCT 时间分辨率高，它是一种功能成像。

随着 CT 机的发展，还有许多新技术，如 CT 能谱检查技术、CT 骨密度测量等。另外，还有 PET-CT 技术，它是一项融合技术，主要用于分子影像学研究和肿瘤生物学研究；锥形束 CT 用于乳腺三维成像，为乳腺肿瘤提供立体影像。这些技术的应用，进一步拓宽了 CT 发展领域和服务范围，最大限度地发挥着 CT 的效能。

第三节　MRI 检查

磁共振成像（magnetic resonance imaging，MRI）检查技术是在物理学领域发现磁共振现象的基础上，于 20 世纪 70 年代继 CT 之后，借助电子计算机技术和图像重建医学的进展与成果而发展起来的一种新型医学影像检查技术。MRI 是继 CT 之后医学影像领域又一座里程碑，在临床上发挥着巨大作用，起着引领医学发展方向的作用，极大推动了医学事业的发展。

一、磁共振成像基本原理

MRI 是通过对静磁场中的人体施加某种特定频率的射频（radiofrequency，RF）脉冲，使人体组织中的氢质子受到激发而产生磁共振现象，当停止射频脉冲后，质子在弛豫过程中感应出 MR 信号；经过对 MR 信号的接收、空间编码和图像重建等处理过程，即产生 MR 图像。人体内氢核丰富，而且用它进行磁共振成像效果最好，因此目前 MRI 常规用氢核来成像。

二、MR 成像的基本因素

（一）氢质子密度

氢质子密度即单位体积内氢质子的数量或浓度。氢质子的密度越高，参与共振的质子就越多，MR 信号越弱，反之则信号越弱。人体内两种物质中的氢质子含量少，一是空气，二是骨皮质和钙化。

（二）弛豫时间

T_1 值是组织本身具有的一种特性，不同组织的 T_1 值是不同的，组织分子运动快且与共振频率接近时，能量传递快，纵向磁化矢量恢复快，T_1 值越短，MR 信号越强；反之 T_1 值越长，MR 信号越弱。由此可见磁共振信号的强弱与 T_1 值呈反比，即 T_1 值越长，信号越弱，T_1 值越短，信号越强。

T_2 值受静磁场均匀度和人体固有的小磁场影响。中等大小的分子组织 T_2 值短，如脂肪；大分子、小分子的组织 T_2 值长，如游离水 T_2 值长。T_2 值弛豫时间长的组织，横向磁化矢量衰减慢，信号就强，反之则弱。MR 信号强弱与 T_2 值呈正比，T_2 值越长，信号越强。

（三）流动效应

流动效应是流动物质对 MR 信号产生影响，导致血流信号强弱变化的现象。决定流动组织信号的因素有流动的组织成分、流动速度和扫描技术方法。一般而言，快速流动组织和涡流呈低信号；缓慢流动的组织呈高信号。还有一种现象，流动慢的血流产生的信号比静止状态血液产生的信号高，此种情况称反常增强或流动相关增强。另外，扫描技术亦可引起高信号，例如：多回波成像时慢血流偶数回波信号强，偶数回波相位重聚；舒张期假门控现象等。这种现象不要误认为血管内异常。

三、MR 基本成像技术

MR 成像就是利用人体组织结构 T_1、T_2 值固有属性和特性的差异反映组织结构变化和病理变化。为了突出某种组织及病变特性，通过调节脉冲序列参数 TR 和 TE 的时间而形成的图像称为加权像。加权就是以某种成分为主的意思。突出反映组织间 T_1 值差异的图像称为 T_1 加权像 T_1WI；主要反映组织间 T_2 值差异的图像称 T_2 加权像 T_2WI。在 MR 成像中，人体内组织 T_1、T_2 值是相对恒定的。TR 即重复时间，是指从每一个 RF 激励脉冲出现到下一个相同 RF 出现所需的时间，也就是两个 RF 发射的间隔时间；TE（回波时间）是指第一个 RF 脉冲到回波信号峰值产生所需要的时间。TI（反转时间）是指 180° 反转脉冲与 90° 激励脉冲之间的时间间隔。选择短 TI 扫描可对脂肪信号产生抑制，长 TI 有利于脑灰白质显示。

在 MR 成像中，通过改变 TR、TE、TI 脉冲序列参数而突出某种图像对比。这种加权图像常见的有：①T_1WI。在序列中采用短 TR（<500ms）和短 TE（<25ms）。有利于观察组织结构及病变。②T_2WI。长 TR（1500~2500ms）和长 TE（90~120ms）有利于液体和病变显示；选用长 TR（1500~2500ms）和短 TE（15~25ms）脉冲扫描可获取质子加权像 PDWI，信号强弱受质子密度影响。③MRA。它是利用血流效应进行成像的一种方法，它

不仅能反映血管腔解剖结构，而且能反映血流方式及速度特征。

在 MR 图像上显示的白色亮影称为高信号，显示的黑影称为低信号，二者之间的灰色影统称为中等信号，需要说明的是，同一种组织在不同的权重图像上的信号是可以变化的。MR 就是利用这一信号差别变化来反映组织结构和病变特征的。在人体中，具有代表性的不同信号强度组织是脂肪、水和肌肉。T_1WI 图像上的高信号代表 T_1 值弛豫时间短的组织，如脂肪组织，常称为短 T_1 高信号或短 T_1 信号。低信号代表 T_1 值弛豫时间长的组织，常称为长 T_1 低信号或长 T_1 信号，如脑脊液。在 T_2WI 图像上的高信号代表弛豫时间长，称长 T_2 信号，如水。低信号代表 T_2 弛豫时间短，常称为 T_2 低信号或短 T_2 信号，如骨质。

四、磁共振设备

磁共振成像系统由磁体、梯度磁场系统、射频系统、计算机系统及相关附属系统组成。整个系统通过信号产生、探测、编码、图像数据采集、重建和图像显示等功能有机组合构成完整的 MRI 成像系统。

（一）磁体

磁体是磁共振系统的核心设备。根据磁体结构，产生磁场的方式分为四种类型，即常导型、永磁型、混合型和超导型；按照磁场强度可分为高场强、中场强和低场强。目前临床上常用的机型是高场强 1.5T、3.0T 超导型 MR 机和低场强 0.2~0.35T 永磁型 MR 机。高场强超导型 MR 机为临床主流机型。磁场强度 0.2~0.35T 常称为低场强；0.5~1.0T 为中场强；1.5~3.0T 为高场强；7.0T 为超高场强。

在 MR 成像中，决定磁体性能的主要指标有磁场强度、磁场均匀度、磁场稳定性和有效的扫描孔径。

1. 磁场强度

在一定范围内，磁场强度越强，扫描层面氢质子所产生的磁矩越大，信号越强，图像信比（SNR）越高。

2. 磁场均匀度

磁场均匀度是指在特定容积内（球形空间）磁场的统一性程度。磁场均匀度用 ppm（1ppm=10^{-6}）表示，ppm 值越小，磁场均匀度越好。

3. 磁体（场）稳定性

磁体（场）稳定性是磁体受外界环境（时间、温度）等因素影响，场值发生变化（称为磁场漂移）。磁场稳定性是衡量磁场漂移的指标。磁场稳定性可分为时间稳定性和热稳定性两种，在各种类型 MR 设备中，超导磁体稳定性最好，不存在时间稳定性和热稳定性问题。

4. 扫描孔径

有效扫描孔径是指梯度线圈、匀场线圈、射频线圈及内护板安装后的柱形空间。内径一般为 65cm。

5. 磁体系统组成

在超导磁体系统中，还有低温溶剂、制冷剂液氮液面计、超导开关、励磁和退磁电路、失超控制及安全电路等部分。另外，磁体的重量、长度、液氮消耗量也是衡量磁体性能的重要指标。

（二）梯度系统

梯度系统是由梯度控制器、数模转换、梯度放大器、梯度线圈组成。梯度磁场由梯度线圈产生。梯度系统是磁共振系统重要组成部分，它有三个方向的梯度，即 X、Y、Z 相互垂直，在磁共振成像中的作用是产生线形梯度场，用于组织的空间定位、层面选择、相位编码及频率编码。另外，梯度磁场屏蔽可消除涡流。决定梯度系统的两项重要指标是梯度磁场的场强和切换率。目前梯磁场场强可达 45mT/m，切换率高达 200mT/（m·s）。

（三）射频系统

射频系统由射频发射器、接收器及射频线圈等组成，用于发射射频脉冲和接收 MR 信号。在射频系统中，射频线圈是重要部件，此部件可作为发射线圈，也可作为接收器，接收 MR 信号。线圈种类繁多，根据结构和用途主要有正交线圈（包括头线圈、体线圈、膝关节线圈）；表面线圈（包括贴近于受检部位，如颈、胸腰椎）；特殊线圈（频谱线圈、全脊柱线圈、心脏线圈、乳腺线圈、子宫内线圈）。

（四）计算机系统

计算机系统对 MR 运行进行全面控制，从患者录入、选择扫描序列、设定参数到数据采集储存、图像重建及回处理、网络连接管理。

（五）附属系统

MR 附属设备中的附属系统主要由两部分组成。①冷却系统：主要由冷头、氦压缩机、水冷机组和磁体内冷屏组成。它是超导 MR 设备的必备系统。目前冷却系统应用 4K 冷头，4K 和 20K 冷屏，使液氮零挥发，一般不用补氦。②射频屏蔽：采用铜板光面立体无缝焊接封闭，保证室内信号不外滞，外界无线电信号不能进入。门窗采用铜网屏蔽。其中，磁屏蔽由钢板组成，以防止外界干扰。

注意：禁止铁磁场进入检查室内！一定要安检、磁检。

五、磁共振成像特点

（一）多参数多序列成像

MRI 能反映不同组织结构和生理病理特征，各种参数设置基于不同组织的弛豫时间、氢质子密度、流动组织因素、化学位移及磁化率。在 MRI 中除常规 SE 序列外，根据需要还可选择其他序列，如反转恢复序列 IR、梯度回波序列 GRE、磁敏感加权像 SWI。这些参数设置和序列的选择有助于病变的检出、诊断和鉴别诊断。

（二）组织分辨率高

组织分辨率高是 MRI 突出特点，通过不同技术手段能充分显示不同组织结构和病理改变，为诊断提供准确信息。

（三）多方位成像

利用梯度系统 J、Y、Z 三个梯度场组合，实现空间定位，进行层面选择，从而获得横断面、冠状面、矢状面及任意方位断面图像，有利于三维成像及定位。另外，MRI 可利用大视野充分显示各层面图像，有利于显示和观察组织器官解剖情况及器官相互关系。

（四）组织特异性成像

可利用特异性脉冲序列显示水、脂肪、软骨及静态液或流体组织，如水成像用于显示静态液；脂肪激发用于显示脂肪，水激发及脂肪抑制有利于关节软骨显示。TOF 和 PC 结用于流体显示，利于特殊脉冲序列观察病理演变过程，如血肿。

（五）功能成像

功能成像是利用分子生物学的变化，反映组织生理和生化信息的空间分布情况的成像技术，如磁共振波谱、MRS。它能洞察器官组织能量代谢情况，对人体组织代谢、生化、生理变化进行定量分析，使其达到分子水平。

（六）无辐射、无创伤、无伪影

MR 成像无辐射，检查过程中人体没有创伤，不受人体气体和骨骼影响而产生伪影。MR 图像为断面图像，一幅图可显示多个器官，且组织结构无重叠。图像上的组织结构的信号强度不同，这与成像序列和技术参数相关。利用液体流动效应可不用对比剂直接血管成像；利用静水因素可进行水成像。

（七）MR 检查局限性

MR 检查成像速度慢；禁忌较多，如体内金属异物禁忌；图像伪影多来自设备本身和运动伪影；对钙化不敏感等。

（八）MR 检查安全性

MR 为强磁场，患者及家属进入检查室前必须对其进行安检、磁检。

六、MRI 检查方法

MRI 检查方法较 CT 多，在临床上，可根据实际需要选择不同的方法，为临床提供有价值的信息。

（一）普通平扫检查

常规检查为横断面 T_1WI 和 T_2WI，必要时增加冠状面、矢状面等。

（二）特殊平扫检查

特殊平扫检查的方法有脂肪抑制成像、水抑制成像。磁敏感加权像 SWI 有利于显示小血管。梯度回波同、反相位 T_1WI 有利于检出肾上腺病变。

（三）对比增加检查

对比增加检查是经静脉注入顺磁性对比剂后进行 T_1WI 和 T_2WI 扫描检查的方法。常用的对比剂是钆喷酸葡胺（又称二乙烯三胺五乙酸钆双葡甲胺，Gd-DTPA），商品名为马根维显，为顺磁性物质，它能缩短氢质子的弛豫时间，主要作用是缩短 T_1 值，从而使 T_1WI 像上的组织及病变的信号强度增高，即增强。增强检查可以改变组织与病变的信号对比，有利于病变的检出。在对比剂应用中，还有一种对比剂是超顺磁对比剂，即超顺磁氧化铁 SPIO，它是网状内皮系统 Kupffer 细胞特异性对比剂，主要是缩短 T_2 值，致 T_2WI 信号降低，故又称 MR 阴性对比剂。另外，钆塞酸二钠（Gd-EOB-DTPA）是肝细胞特异性对比剂，主要是缩短 T_1 值，对小肝癌诊断有较高价值。

（四）MR 血管成像

MR 血管成像包括两种方法：其一，不用对比剂，利用 TOF 法和 PC 法成像，这种方法对小血管的显示欠佳；其二，静脉注射 Gd-DTPA 显示血管，这种方法效果优于前者。

（五）MR 水成像

MR 水成像用于尿路造影（MRU）或胰胆管造影（MRCP）。

fMRI 检查又包括弥散加权像（DWI）、扩散张量成像（DTI）、灌注加权成像（PWI）和脑功能定位成像。另外，还有¹HMR 波谱（¹H-MRS）。

七、磁共振功能成像

随着设备和计算机技术的发展，MRI 现已不仅是根据宏观的形态学诊断，而是应用功能和代谢成像对疾病进行微观动态诊断，从而提高诊断能力，扩大了诊断范围，也为无创微创诊疗开辟了新途径，现已成为分子影像诊断研究的重要组成部分。

磁共振功能成像具有较广泛的含义，它包含多种成像方式：弥散加权成像、灌注加权成像、弥散张量成像、血氧水平依赖性成像（BOLD）、磁共振波谱成像（MRS）。

（一）弥散加权成像

DWI 是利用活体在不同情况下水分子扩散程度不同，采用对扩散运动敏感的脉冲序列检测活体组织内的水分扩散状态，经过数据采集后处理，计算出局部组织弥散系数并以图像形式显示的 MR 检查方式。实际上，DWI 是目前唯一能反映组织中水运动状态，并对水分子弥散进行定量分析的 MR 成像方法。DWI 主要用于急性和超急性脑梗死的诊断。早期脑梗死局部脑组织发生细胞内水肿，自由水弥散受限，DWI 上表现为高信号，而 ADC 值下降。而慢性囊变期导致局部 DWI 呈低信号，ADC 值升高。由此可鉴别急性脑梗死和慢性脑梗死。

ADC 值能比较客观地反映组织内水分子弥散变化状态，使 MR 对水分子弥散变化动态更加直观、精确。自由水 ADC 值约为 3；血管瘤内 ADC 值约为 2；恶性肿瘤结构紧密，ADC 值约为 1。利用 DWI 和 ADC 值对肿瘤性病变进行诊断和鉴别诊断，具有重要应用价值。

（二）灌注加权成像

PWI 是在血液通过毛细血管网的过程中，通过磁共振成像方式显示毛细血管水平灌注情况，测量和评估局部组织活力、生理功能和能量代谢情况的方法。反映毛细血管床内血流量分布特征的指标主要有 3 个：①容量指标：局部脑血容量 rCBV；②速度指标：对比剂（血液）一次通过某一区域组织的平均时间（MTT）；③流量指标：局部脑血流量 rCBF。PWI 可用于脑肿瘤等疾病的诊断和鉴别。

（三）弥散张量成像

DTI 是在 DWI 基础上发展起来的 MR 脑功能成像技术。它是利用人体内水分子在不同方向上扩散运动所引起的信号变化进行成像的。经过多次 DWI 对三维各向异性扩散进行测量，其结果进行多参数线性回归分析，得到各方向 ADC 平均值，然后再进行二次重建，即得到 DTI。DT 能清晰显示神经纤维走行方向，显示灰、白质结构，显示常规 MR 却不能显示的解剖细节，如内囊前肢形状、外囊结构、视放射纤维等各向异性特征。

（四）血氧水平依赖成像

BOLD 是基于局部脑组织内的氧合血红蛋白与去氧血红蛋白的含量变化所致局部磁化率发生相应改变，再经 MR 磁敏感加权图像得到 MR 脑功能成像的技术。

这种技术主要用于皮质中枢定位，听觉、视觉运动语言等研究，还用于记忆功能和认知功能研究。

（五）磁共振波谱成像

MRS 是利用核磁共振现象和化学位移作用，进行系列特定原子核及其他化合物定量分析的一种 MR 技术。

MRS 在临床上主要用于脑卒中评估、肿瘤诊断和分期、乳腺和前列腺肿瘤的诊断。

脑肿瘤显示特征是 Pcr 降低，PME 和 PDE 升高。大多数肿瘤 Pcr/pi 降低。脑卒中显示 Pcr 降低 pi 升高，Pcr/pi 值减少。在 MRS 中主要有 3 条谱线：NAA = 2.01 只存于神经元中，是大脑的标志，神经元受损性疾病时的 NAA 降低。Per/cr = 3.03 反映的是脑细胞能量代谢。胆碱共振峰升高是恶性肿瘤指征。阿尔茨海默症中 NAA 下降，MI 升高。在脑肿瘤中，NAA 下降提示肿瘤浸润破坏神经元。CHO 升高提示肿瘤生长，Lip 升高提示肿瘤坏死。

八、MRI 图像的阅读

MRI 图像上的黑白影像表示信号强度，白色为高强度信号，黑色为低强度信号，灰色为中等强度信号，这些信号强度不仅反映组织弛豫时间，而且与成像序列和技术相关，如脑脊液在 T_1WI 上为低强度信号，T_2WI 则呈高强度信号。另外，增强改变了 T_1WI、T_2WI 上的信号强度，所以在阅读 MRI 图像时不同于阅读 CT，要注意认真检查技术方法序列是否增强，是否抑水、抑脂等。

MRI 图像的主要阅读点包括：①骨皮质 T_1WI、T_2WI 图像均为低强度信号，而脂肪组织呈高强度信号；②富含水的液体组织 T_1WI 呈低强度信号，T_2WI 呈高强度信号；③脂肪抑制序列中，脂肪成分在 T_1WI、T_2WI 均呈低信号。水抑制 T_2WI 上脑室、脑池、脑沟呈低强度信号；④增强图像，实质脏器强化呈高强度信号，如肾；⑤血管成像 MRA，血管呈高强度信号，而水成像时游离水器官呈高强度信号，如胆、胰管、输尿管等；⑥是线条图，横坐标是共振峰位置，纵坐标表示峰高；⑦弥散加权图像为横断面图像，图上标有凸值（弥散梯度敏感系数值），弥散加权程度由弥散梯度持续时间、弥散梯度间隔时间、施加梯度场强大小各因素共同决定，综合在一起用参数 b 值表示；⑧DTI 是横断伪彩图像，可显示单一蛋白质纤维束走行方向；⑨PWI 为横断伪彩图像，标注灌注参数，不同颜色代表灌注参数值高低不同；⑩功能定位图像，图像类似 T_1WI，激活后以伪彩表示。

第四节　超声检查

超声（ultrasound）是指物体（声源）振动频率在 20000Hz 以上，所产生的超过人耳听觉范围的声波。超声成像是利用超声波的物理特性和人体组织学参数进行的成像技术，并以此进行疾病诊断。当前，超声成像技术发展迅速，应用广泛，是目前临床不可或缺的影像诊断方法和治疗手段。

一、超声检查技术

超声诊断技术涉及的类型较多，主要包括以下四类。

（一）二维超声检查

二维超声，即 B 型超声检查，属于辉度调制型，采用多声束对选定切面进行检查，并以每条声束的所有回声依其各自的回声时间和强弱，构成检查切面的二维图像，图像的纵坐标代表回声时间，即回声深度，用不同辉度的光点表示回声的强弱。

在二维声像图上，根据人体组织内部声阻抗及声阻抗差的大小，将人体组织器官分为四种声学类型。①无回声：液性，如胆汁、尿液、血液、囊液等液体物质的超声图像；②低回声：实性组织及器官，如肝脏、脾、胰、心脏等实质性器官；③高回声：血管壁、心脏瓣膜、脏器包膜、组织纤维化等的声像图；④强回声：后方伴声影，骨骼、钙化斑、结石、含气体的肺、含气肠管等致密或含气组织。

二维超声能够实时动态清晰地显示脏器形态、解剖层次及毗邻关系和管状结构的分布，是目前使用最广泛的超声检查方法，主要用于腹部、盆腔脏器、眼、甲状腺、乳腺等小器官和浅表组织，以及心脏、大血管和四肢血管。

（二）M 型超声检查

M 型超声检查也属辉度调制型。采用单声束获取活动器官的某一部位回声，并在横坐标方向上加入慢扫描波，使回声光点沿水平方向移动而获得的一组"距离—时间"的曲线。M 型超声主要用于检查心脏和大血管。

（三）D 型超声检查

D 型超声检查亦称多普勒超声，包括频谱多普勒超声和彩色多普勒血流成像（color-doppler flow imaging，CDFI）两类。

1. 频谱多普勒超声检查

频谱多普勒超声检查能够获取组织和器官结构，以及病变的血流信息，包括血流方向、速度、性质、压力阶差等，可对心脏、血管和脏器病变的血流进行定性和定量分析。

2. CDFI

CDFI 能直观显示心脏、血管和脏器的血流状况，通过色彩的改变可敏感地发现异常血流，虽然可判断血流性质，但不能进行精确的定量分析。

（四）超声成像的新技术

近年来，超声成像技术发展很快，并与声学、影像学、影像分析技术很好地结合，使得超声医学的发展已经突破了原有的影像技术的效应和功能，简要介绍如下。

1. 彩色多普勒能量图

彩色多普勒能量图主要与红细胞的相对数量有关，为评估病变内血管和血流灌注提供重要信息。

2. 声学造影

声学造影（Contrast enhanced ultrasound）是通过人为的方式向血流内注入与血液声阻抗不同的微气泡，使血液的散射增强，从而为疾病的超声诊断提供新的更精确的信息。

3. 三维超声

三维超声分为静态三维超声和动态三维超声，是利用二维图像数据经软件处理重建三维图像，立体显示脏器的空间位置、心内缺损大小等。

4. 超声弹性成像

超声弹性成像是利用弹性力学、生物学原理，结合超声成像技术，通过数据处理以反映体内组织的弹性模量，目前已用于腹部和浅表器官疾病的诊断和鉴别诊断。

5. 其他心脏功能检查

其他心脏功能检查主要包括组织多普勒成像（Tissue Doppler imaging）、声学定量（Acoustic quantification，AQ）、斑点追踪超声心动图等，主要用于心脏功能及心肌运动的检查。

二、超声成像性能

（一）超声成像的优势

超声成像的优势主要包括以下几个方面：①超声波属于机械波，无放射损伤，检查的安全性高；②能动态显示器官运动功能、血流动力学状况及其异常改变，可实时进行身体各部位任意方向的断面成像，能够同时获取功能和形态学方面的信息，有利于病变的检出和诊断；③检查操作便捷，可及时获取检查结果，费用相对低廉，可在短期内对病变部位进行多次检查；④设备轻便，可用于术中检查，更可在超声引导下进行各种有创操作或病变的穿刺治疗。

（二）超声成像的局限性

超声在具有很好的成像优势的基础上，也具有较多无法避免或克服的成像局限性，限制了其应用的范围，主要包括以下几个方面：①对于骨骼、肺、胃、肠道等器官，由于入射超声波的全反射，所以这些部位不适用超声检查，对于肥胖患者也难以获取清晰的图像；②显示范围有限，一幅声像图上难以整体显示较大的脏器和病变；③结果的准确性除了与设备性能有关外，很大程度上依赖于操作医师个人的技术水平和经验。

三、超声的主要临床应用

随着超声技术的发展，超声的临床应用已经由原始的检查、诊断技术不断地向更多的方向延展，结合临床诊疗技术的开展，已经成为临床上的重要诊疗手段。其临床应用范围包括：①检测器官的大小、形状、物理特性及某些功能状态；②检测心血管的结构、功能与血流动力学状态；③鉴定占位病灶的物理特性及部分病理特性；④检测有无积液存在，并初步估计积液量；⑤随访药物或手术治疗后各种病变的动态变化；⑥应用介入性超声进行辅助诊断或介入性治疗。

第五节　PET-CT 检查

PET-CT 的全称是正电子发射计算机断层显像。PET-CT 将 PET 与 CT 完美融为一体，由 PET 提供病灶详尽的功能与代谢等分子信息，而 CT 提供病灶的精确解剖定位，一次显像可获得全身各方位的断层图像，具有灵敏、准确、特异及定位精确等特点，可一目了然地了解全身整体状况，达到早期发现病灶和诊断疾病的目的。PET-CT 的出现是医学影像学的又一次革命，受到了医学界的公认和广泛关注，堪称"现代医学高科技之冠"。

PET-CT 是最高档 PET 扫描仪和先进螺旋 CT 设备功能的一体化完美融合，临床主要应用于肿瘤、脑和心脏等领域重大疾病的早期发现和诊断。

一、显像原理

（一）PET 显像的基本原理

PET 是英文 Positron Emission Tomography 的缩写。其临床显像过程为：将发射正电子的放射性核素（如 F-18 等）标记到能够参与人体组织血流或代谢过程的化合物上，将标有带正电子化合物的放射性核素注射到受检者体内。让受检者在 PET 的有效视野范围内进行 PET 显像。放射核素发射出的正电子在体内移动大约 1mm 后与组织中的负电子结合发生湮灭辐射。产生两个能量相等、方向相反的 γ 光子。由于两个光子在体内的路径不同，到达两个探测器的时间也有一定差别，如果在规定的时间窗内（一般为 0~15μs），探头系统探测到两个互成 180° 的光子时，即为一个符合事件，探测器便分别送出一个时间脉冲，脉冲处理器将脉冲变为方波，符合电路对其进行数据分类后，送入工作站进行图像重建。便得到人体各部位横断面、冠状断面和矢状断面的影像。

PET 系统的主要部件包括机架、环形探测器、符合电路、检查床及工作站等。探测系统是整个正电子发射显像系统中的主要部分，它采用的块状探测结构有利于消除散射、提高计数率。许多块结构组成一个环，再由数十个环构成整个探测器。每个块结构由大约 36 个锗酸铋（BGO）小晶体组成，晶体之后又带有 2 对（4 个）光电倍增管（PMT）。BGO 晶体将高能光子转换为可见光。PMT 将光信号转换成电信号，电信号再被转换成时间脉冲信号，探头层间符合线路对每个探头信号的时间耦合性进行检验判定，排除其他来源射线的干扰，经运算给出正电子的位置，计算机采用散射、偶然符合信号校正及光子飞行时间计算等技术，完成图像重建。重建后的图像将 PET 的整体分辨率提高到 2mm 左右。

PET 采用符合探测技术进行电子准直校正，大大减少了随机符合事件和本底，电子准直器具有非常高的灵敏度（没有铅屏蔽的影响）和分辨率。另外，BGO 晶体的大小与灵敏度成正相关性。块状结构的 PET 探头。能进行 2D 或 3D 采集。2D 采集是在环与环之间隔置铅板或钨板，以减少散射对图像质量的影响。2D 图像重建时只对临近几个环（一般 2~3 个环）内的计数进行符合计算，其分辨率高，计数率低。3D 数据采集则不同，取消了环与环之间的间隔，在所有环内进行符合计算，明显地提高了计数率，但散射严重，图像分辨率也较低，且数据重组时要进行大量的数据运算。两种采集方法的另一个重要区别是灵敏度不同，3D 采集的灵敏度在视野中心为最高。

（二）多层螺旋 CT 的工作原理

CT 的基本原理是图像重建，根据人体各种组织（包括正常组织和异常组织）对 X 射线吸收不等这一特性，将人体某一选定层面分成许多立方体小块（也称体素），X 射线穿过体素后，测得的密度或灰度值称为象素。X 射线束穿过选定层面，探测器接收到沿 X 射线束方向排列的各体素吸收 X 射线后衰减值的总和为已知值，形成该总量的各体素 X 射线衰减值为未知值，当 X 射线发生源和探测器围绕人体做圆弧或圆周相对运动时，用迭代方法求出每一体素的 X 射线衰减值并进行图像重建，得到该层面不同密度组织的黑白图像。

螺旋 CT 突破了传统 CT 的设计，采用滑环技术，将电源电缆和一些信号线与固定机架内不同金属环相连运动的 X 射线管和探测器滑动电刷与金属环导联。球管和探测器不受电缆长度限制，沿人体长轴连续匀速旋转，扫描床同步匀速递进（传统 CT 扫描床在扫描时静止不动），扫描轨迹呈螺旋状前进，可快速、不间断地完成容积扫描。

多层螺旋 CT 的特点是探测器多层排列，是高速度、高空间分辨率的最佳结合。多层螺旋 CT 的宽探测器采用高效固体稀土陶瓷材料制成。每个单元只有 0.5mm、1mm 或 1.25mm 厚，最多也只有 5mm 厚，薄层扫描探测器的光电转换效率高达 99%，能连续接收 X 射线信号，余辉极短，且稳定性好。多层螺旋 CT 能高速完成较大范围的容积扫描，图像质量好，成像速度快，具有很高的纵向分辨率和很好的时间分辨率，大大拓宽了 CT 的应用范围。与单层螺旋 CT 相比，采集同样体积的数据，扫描时间大为缩短，在不增加 X 射线剂量的情况下，每 15s 左右就能扫描一个部位；5s 内可完成层厚为 3mm 的整个胸部扫描；采用较大的螺距 P 值，一次屏气 20s，可以完成体部扫描；同样层厚，同样时间内，扫描范围增大 4 倍。扫描的单位时间覆盖率明显提高，病人接受的射线剂量明显减少，X 线球管的使用寿命明显延长；同时，节省了对比剂的用量，提高了低对比分辨率和空间分辨率，明显减少了噪声、伪影及硬化效应。另外，还可根据不同层厚需要自动调节 X 射线锥形线束的宽度，经过准直的 X 射线束聚焦在相应数目的探测器上，探测器通过电子开关与四个数据采集系统（DAS）相连。每个 DAS 能独立采集完成一套图像，按照 DAS 与探测器匹配方式不同，通过电子切换可以选择性地获得 1 层、2 层或 4 层图像，每层厚度可自由选择 0.5mm、1.0mm、1.25mm 或 5mm、10mm。采集的数据既可做常规图像显示，也可在工作站进行后处理，完成三维立体重建、多层面重建、器官表面重建等，并能实时或近于实时显示。另外，不同角度的旋转、不同颜色的标记，使图像更具立体感，更直观、逼真。仿真内窥镜、三维 CT 血管造影技术也更加成熟、快捷。

（三）PET-CT 的图像融合

PET 与 CT 两种不同成像原理的设备同机组合，不是其功能的简单相加。而是在此基础上进行图像融合，融合后的图像既有精细的解剖结构又有丰富的生理、生化功能信息，能为确定和查找肿瘤及其他病灶的精确位置定量、定性诊断提供依据。并可用 X 线对核医学图像进行衰减校正。

PET-CT 的核心是融合，图像融合是指将相同或不同成像方式的图像经过一定的变换处理使它们的空间位置和空间坐标达到匹配，图像融合处理系统利用各自成像方式的特点对两种图像进行空间配准和结合，将影像数据注册后合成为一个单一的影像。PET-CT 同机融合（又叫硬件融合、非影像对位）具有相同的定位坐标系统，病人扫描时不必改变位置，即可进行 PET-CT 同机采集，避免了由于病人移位所造成的误差。采集后的两种图像不必进行对位、转换及配准，计算机图像融合软件便可方便地进行 2D、3D 的精确融合，融合后的图像同时显示出人体解剖结构和器官的代谢活动，大大简化了整个图像融合过程中的技术难度、避免了复杂的标记方法和采集后的大量运算，并在一定程度上解决了时间、空间的配准问题，图像可靠性大大提高。

PET 在成像过程中由于受康普顿效应、散射、偶然符合事件、死时间等衰减因素的影响，采集的数据与实际情况并不一致，图像质量失真，必须采取有效措施进行校正，才能得到更真实的医学影像。同位素校正得到的穿透图像系统分辨率一般为 12mm，而 X 线方法的穿透图像系统分辨率为 1mm 左右，图像信息量远大于同位素方法。用 CT 图像对 PET 进行衰减校正使 PET 图像的清晰度大为提高，图像质量明显优于同位素穿透源校正的效果，分辨率提高了 25% 以上，校正效率提高了 30%，且易于操作。校正后的 PET 图像与 CT 图像进行融合，经信息互补后得到更多的解剖结构和生理功能关系的信息，对于肿瘤病人手术和放射治疗定位具有极其重要的临床意义。

二、应用情况

（一）临床应用

PET-CT 提供的预测和治疗处理信息比单独 PET 和 CT 要多得多，它超越了单独 PET 和单独 CT 的现有领域，既能完成超高档 CT 的所有功能，又能完成 PET 的功能——20min 能完成全身 CT 扫描，比单纯 PET 的效率提高了 60% 以上，还能提供比 CT 更为准确、快速的心肌和脑血流灌注功能图像。PET-CT 融合图像能很好地描述疾病对生物化学过程的作用，鉴别生理和病理性摄取，能在疾病得到解剖证据前检测出早期发病征兆，甚至能探测到小于 2mm 的亚临床型的肿瘤，为临床正确确定放疗的计划靶区（临床靶区与生物靶区相结合）、检测治疗过程中药物和放疗效果提供最佳的治疗方案以及筛选最有效治疗药物。

（二）具体应用

（1）癫痫定位：对脑癫痫病灶准确定位，为外科手术或伽玛刀切除癫痫病灶提供依据。

（2）脑肿瘤定性和复发判断：脑肿瘤的良恶性定性、恶性胶质瘤边界的确定、肿瘤治疗后放射性坏死与复发的鉴别、肿瘤活检部位的选择等。

（3）痴呆早期诊断：早老性痴呆的早期诊断、分期并与其他类型痴呆如血管性痴呆进行鉴别。

（4）脑受体研究：帕金森病的脑受体分析，进行疾病的诊断和指导治疗。

（5）脑血管疾病：PET-CT 可以敏感地捕捉到脑缺血发作引起的脑代谢变化，因此可以对一过性脑缺血发作（TIA）和脑梗死进行早期诊断和定位，并进行疗效评估和预后判断。

（6）药物研究：进行神经精神药物的药理学评价和指导用药，观察强迫症等患者脑葡萄糖代谢的变化情况，为立体定向手术治疗提供术前的依据和术后疗效随访等。

（7）高级健康体检：早期肿瘤是可以得到治愈的，但大部分肿瘤发现时已经是中晚期了，故肿瘤的常规筛查不可忽视，PET-CT 简便、安全、全面、准确，是人群健康体检的最佳手段。

（8）肺癌检查：70%肺癌确诊时已到中晚期，中晚期肺癌过了最佳治疗期，能够在早期发现肺癌病灶的最先进的影像学仪器显然是 PET-CT。PET-CT 的超高灵敏度，使得探测人体神经系统微量功能代谢变成可能，不仅提高了病灶的清晰度和特异性，更大大提高了微小病灶的检出能力和确诊率，使定位更加准确。

三、特色与优势

（一）特色

（1）正电子发射断层–X 线计算机断层组合系统（PET-CT）能早期诊断肿瘤等疾病。由于肿瘤细胞代谢活跃、增殖旺盛，摄取显像剂能力是正常细胞的数倍，形成图像上明显的浓集点，因此在肿瘤早期尚未产生解剖结构变化前，即可发现其他影像学不易发现的微小病灶。

（2）PET-CT 一次检查即可快速获得全身影像。其他影像学检查都是对选定的某一部位进行扫描，容易漏诊身体其他部位的病灶，而 PET-CT 一次扫描仅需近 20min，能分别获得 PET、CT 及两者融合的全身各个断面及三维图像，可直观地看到病变在全身的受累部位、分布情况。

（3）PET-CT 可以实现医学影像诊断的"四定"。即"定位"指发现病变和明确病变部位；"定性"指明确病变的病理和病理生理性质（良恶性鉴别）；"定量"指 PET-CT 不仅能提供病灶的大小、范围、密度等数值，更重要的是能提供功能和代谢的指标（葡萄糖代谢率、局部血流量、氧耗量等），更能深入本质的反映病变性质、程度；"定期"是指确定疾病的发展阶段。

（4）PET-CT 检查安全无创。PET 或 PET-CT 在美国等发达国家已应用近 30 年，放射性核素和 X 线所产生的辐射都在安全范围内，所采用的显像剂是构成人体生命的基本元素，检查十分安全，无毒性、过敏等副作用。

（二）优势

1. 早期

PET-CT 能早期诊断肿瘤等疾病。由于肿瘤细胞代谢活跃，摄取显像剂能力为正常细胞的 2~10 倍，形成图像上明显的"光点"，因此在肿瘤早期尚未产生解剖结构变化前，即能发现隐匿的微小病灶（大于 5mm）。

2. 安全

检查安全无创。检查所采用的核素大多数是构成人体生命的基本元素或极为相似的核素，且半衰期很短，所接受的剂量较一次胸部 CT 扫描的剂量稍高，安全高效，短时间可以重复检查。

3. 准确

检查结果更准确。通过定性和定量分析，能提供有价值的功能和代谢方面的信息，同时提供精确的解剖信息，能帮助确定和查找肿瘤的精确位置，其检查结果比单独的 PET 或 CT 有更高的准确性，特别是显著提高了对小病灶的诊断能力。

4. 快速

进行全身快速检查。其他影像学检查是对选定的身体某些部位进行扫描，而 PET-CT 一次全身扫描（颈、胸、腹、盆腔）仅需 20min 左右，能分别获得 PET、CT 及两者融合的全身横断面、矢状面和冠状面图像，可直观地看到疾病在全身的受累部位及情况。

5. 性价比高

可早期发现肿瘤，确定性质，其治疗费用较晚发现减少 1~5 倍，生存时间提高 1~5 倍，甚至 10 倍；一次检查就可准确判断大多数肿瘤的良恶性、是否有转移，避免了多种检查延误疾病诊断或者制定错误的治疗方案；可准确对于肿瘤进行分期，评价治疗效果，减少不必要的治疗方法和剂量；能准确判定肿瘤治疗后的肿瘤复发，虽单一检查费用略高，但实际上避免了不必要的手术、放化疗和住院，总体性价比突出。

四、检查时的注意事项

PET-CT 检查所用的正电子药物需当天生产，且半衰期短、成本贵，需按照约定时间准时接受检查。

PET-CT 检查前 1~2 天可以多饮水，禁做剧烈运动。糖尿病患者可以正常服用降糖药。如果近期做过钡餐检查或钡灌肠，要求肠道钡剂排清才可接受检查。停服影响检查结果的相关食物或药物。检查当天禁食 4~6h，预约在上午检查者不要吃早餐，预约在下午检查的不吃午餐。禁食前要求吃高蛋白、低碳水化合物的食物。可饮白开水，禁饮含酒精、含糖类、咖啡类饮料，避免高强度锻炼，以限制局部肌肉过度摄取药物。若疑腹部病变，则应禁食 12h。脑部检查至少禁食 6h，并停服一切不必要药物（请咨询临床医师）。心脏检查可进清淡饮食，但须在检查前两天内禁饮咖啡、茶及酒精类饮料，停服氨茶碱类及其他扩血管类药物（特殊情况请遵医嘱）。

此外，还会有接诊医师会对患者进行问诊，请详细介绍诊疗经过，并尽量提供全面的病历、化验单、其他影像学检查结果及图像资料，如 B 超、X 线、CT、MR。如有以下情况请向医生主动说明：糖尿病、排尿困难、二便失禁、体内金属异物、妊娠及哺乳、不能平卧、行动不便、意识障碍、近期是否做过钡餐检查等。如病情严重不能停药者，请临床医生在申请单上注明。注射药物后需安静休息 50min 或以上，候诊期间为避免精神紧张、情绪激动，勿与他人交谈、走动，勿咀嚼，不得使用手机。显像前需排空小便，切勿将尿液滴到衣物或皮肤上，以免影响诊断结果，如不慎发生上述情况，请及时向医生说明。

另外，还应去除身上一切金属和密度较大的物品，请不要佩戴任何首饰，所穿衣物不要有金属饰品或金属拉链，有活动假牙应取下。女性受检者还应去除带有金属垫圈的内衣。机器扫描期间一般需仰卧，举双臂过头 30min，并固定肢体，避免身体移动。检查耗时较长，要求检查者要有一定的耐受力，对有幽闭恐惧症、焦虑症者或小儿患者，必要时使用松弛药物、精神镇静药物，需要家属和医护人员陪同。部分患者视情况可能需接受延时显像，检查结束后请在指定休息区继续等候，得到工作人员明确通知后方可离开，请勿自行离开。

第六节　核医学检查

一、核医学检查概述

临床核医学主要包括两方面内容：放射性核素显像和核素治疗，其中放射性核素显像主要依赖核素发射 γ 射线的示踪现象进行成像，也属于影像诊断学范畴，又被称为影像核医学。其显像的基本原理是将放射性核素标记的药物注射入人体内参与代谢，放射性核素被组织吸收、浓聚和排泄，同时发生衰变、发射 γ 射线，射线被显像仪器定量检测并转换为图像。由于不同组织间、病变组织与正常组织间存在代谢差异，通过观察放射性浓聚差别，进行疾病的诊断。

1979 年，计算机断层成像技术开始应用于影像核医学领域，该类型的仪器被统称为发射性计算机断层成像（ECT）。ECT 与 CT 的根本区别在于前者仅接收来自病人的 γ 射线进行计算机断层成像，后者则由 CT 扫描仪发射 X 射线进行人体扫描并同时接收衰减后的 X 射线进行计算机断层成像。ECT 包括单光子发射计算机断层成像（sPECT）和正电子发射计算机断层成像（PET）。sPECT 采用能直接发射 γ 射线的核素作为显像剂，常用的包括锝（^{99m}Tc）、碘（^{131}I）等。PET 采用能发射正电子的核素作为显像剂，临床应用最广泛的是 ^{18}F-氟代脱氧葡萄糖（^{18}F-FDG），它是葡萄糖的类似物，利用了肿瘤细胞的葡萄糖代谢旺盛的特性进行显像，直观反映了肿瘤代谢信息的特点；由于正电子在组织中只能瞬间存在，PET 通过测量其在湮没辐射的过程中产生的 γ 光子，间接探测正电子的存在。

ECT 成像范围大，可以同期完成全身成像，但图像空间分辨率差，对细微结构及较小病灶的显示能力弱。在肿瘤影像诊断中，sPECT 常用于全身骨扫描，一次扫描可以显示全身骨骼大体情况，简便、直观，是诊断骨转移瘤的首选检查方法之一。目前，临床开始采用 PET-CT 来弥补常规放射性核素显像的不足，PET-CT 把 PET 图像与螺旋 CT 同机整合、同期扫描，同时得到组织代谢功能的 PET 图像和精细解剖的 CT 图像，以及两者的融合图像。PET-CT 被认为既是分子影像学设备，又是功能学成像方法。

在临床肿瘤学方面，PET-CT 的主要应用范围包括：①肿瘤良恶性的鉴别诊断及恶性肿瘤恶性程度的判断；②对某些原发灶不明的恶性肿瘤寻找原发病灶；③明确肿瘤 TNM 分期；④确定肿瘤生物靶区，指导精确放疗；⑤早期观察肿瘤对化疗的反应，协助临床调整治疗方案；⑥肿瘤治疗后随诊，明确肿瘤残存、复发情况；⑦某些高危人群的肿瘤筛查等。

二、核医学检查的显像原理

（一）显像基础

放射性核素示踪技术（radionuclide tracer tech nique）是以放射性核素或其标志物作为示踪剂（tracer），应用射线探测仪器设备来检测其行踪，以研究示踪物在生物体系中的分布及其变化规律的一门技术。核医学显像的物理学原理是建立在放射性核素示踪原理基础上，即利用某些放射性核素或其标志物在体内代谢分布和转归的特殊规律，利用核素显像仪器在体外探测放射性核素发射出具有一定穿透力的 γ 射线，从而能够准确获得核素及其标志物在脏器、组织的分布和量变规律及其在生物样品中的含量，达到诊断疾病的目的。

（二）显像剂在脏器聚集机制

核医学显像的生物学原理是脏器内、外或脏器内各组织之间、脏器与病变之间的放射性药物分布存在浓度差别，因而要求具有能够选择性聚集在特定脏器、组织和病变的放射性药物，使该脏器、组织或病变与邻近组织之间的放射性浓度差达到一定程度。放射性药物显像剂在特定的脏器、组织或病变中聚集的机制概括起来主要有以下几种类型：

1. 合成代谢

脏器和组织的正常合成功能需要某种元素或一定的化合物，若用该元素的放射性核素或利用放射性核素标记特定的化合物引入体内，可被特定的脏器和组织摄取，从而进行体外显像。例如，甲状腺对碘元素具有选择性吸收功能用以合成甲状腺激素，利用放射性碘作为示踪剂。根据甲状腺内放射性碘分布的影像可判断甲状腺的位置、形态、大小，以及甲状腺及其结节的功能状态。

2. 细胞吞噬

单核吞噬细胞具有吞噬异物的功能。将放射性胶体颗粒或小聚合人血清白蛋白等由静脉或皮下注入体内，放射性胶体作为机体的异物被单核吞噬细胞系统的吞噬细胞所吞噬，对含单核吞噬细胞丰富的组织如肝、脾、骨髓和淋巴的显像原理均基于此。

3. 循环通路

利用放射性核素进入循环通路的过程，可显示该通路及有关器官的影像。

（1）流经通道：经腰椎穿刺将放射性药物，如^{99m}Tc-二乙三胺五醋酸（^{99m}Tc-DTPA）注入蛛网膜下隙，不仅可以测得脑脊液流动的速度和通畅情况，还可使蛛网膜下隙（包括各脑池）相继显影，用于了解脑脊液循环是否异常。

（2）血管灌注：自静脉"弹丸"式快速注入放射性药物后，它依序通过腔静脉、右心房、右心室、肺血管床、左心房、左心室、升主动脉、主动脉弓而达到降主动脉，用以判断心脏及大血管的畸形等先天性心血管疾病和某些获得性心脏疾患，称为放射性核素心血管动态显像。当显像剂随血流从动脉向相应脏器血管床灌注时，还可获得该脏器的动脉灌注影像。用以观察某些脏器或组织的血流灌注情况，借以判断某些血管性疾病和对占位性病变的定性。

（3）微血管暂时性栓塞：颗粒直径大于红细胞（$10\mu m$）的放射性药物如^{99m}Tc-大颗粒聚合人血清白蛋白（^{99m}Tc-MAA）注入静脉后随血流经肺毛细血管时，由于这些颗粒直径大于肺毛细血管的直径而被阻断不能通过，暂时性的阻塞于部分肺微血管内从而使肺显像，可以观察肺内血流灌注的情况并诊断肺栓塞。

（4）血池分布：将放射性药物引入体内某一空间可以显示该空间的大小和形态。如^{99m}Tc-RBC 或人血清白蛋白（^{99m}Tc-HAS）静脉注入体内达到平衡后均匀地分布于血池内，可做心、肝等血池显像，常用于判断心室功能状态。

4. 选择性浓聚

病变组织对某些放射性药物有选择性摄取作用，静脉注入该药物后在一定时间内能浓集于病变组织使其显像。

5. 选择性排泄

某些脏器对一些引入体内的放射性药物具有选择性摄取并排泄的功能，这样不仅可显示脏器的形态，还可观察其分泌、排泄功能及排泄通道情况。

6. 通透弥散

进入体内的某些放射性药物借助简单的通透弥散作用可使脏器和组织显像。

7. 特异性结合

放射性标记的受体配体只与该受体结合，放射性标记的抗体只与相应的抗原结合，从而可使受体和含有特殊抗原的组织显影，这种影像具有高度的特异性，称为放射免疫显像。

三、核医学显像特点

（一）功能与结构变化

核医学显像可同时提供脏器或组织的功能和结构变化，有助于疾病的早期诊断。核素显像是以脏器、组织和病变内、外显像剂分布差别为基础的显像方法，而脏器、组织和病变内显像剂分布的高低直接取决于显像剂的聚集量，而聚集量的多少又与血流量、细胞功能、细胞数量、代谢活性和排泄引流速度等因素有关，因此，其影像不仅显示脏器和病变的位置、形态、大小等信息，更重要的是同时提供有关脏器、组织和病变的血流、功能、代谢和引流等方面的信息。众所周知，血流、功能和代谢异常，常是疾病的早期变化，出现在形态结构发生改变之前。因此核素显像有助于疾病的早期诊断，并广泛应用于脏器代谢和功能状态的研究。

（二）定量分析与较高特异性

1. 核素显像可用于定量分析

核素显像具有多种动态显像方式，使脏器、组织和病变的血流和功能等情况得以动态显示，并可计算提供多种功能参数进行定量分析，不仅可与静态显像相配合提供疾病更为早期的表现，而且有利于疾病的随访和疗效观察。

2. 具有较高的特异性

核素显像可根据显像的目的要求，选择某些脏器、组织或病变特异性聚集的显像剂，所获得影像常具有较高的特异性，可显示诸如受体、肿瘤、炎症、异位组织及转移性病变等组织影像，而这些组织单靠形态学检查常难以确定。甚至是根本不可能显示。

总之，核医学显像是一种特异性较高、以显示脏器或组织血流、代谢和功能变化为优势的显像技术，安全、无创，甚至可以提供疾病变化的分子水平信息，但对组织结构的分辨率不及其他基于密度对比的影像学方法。

第七节　肿瘤影像学检查优选流程

一、肺癌

　　肺癌是全球范围内发病率和死亡率最高的恶性肿瘤。X 线平片是胸部肿瘤病人检查中最基本的方法，目前仅作为胸部病变的初筛工具。CT 扫描是诊断肺癌的首选影像学检查方法。低剂量 CT 扫描（Low dose CT，LDCT）对于肺癌筛查的价值已获肯定，国内外也积累了相当丰富的筛查经验；通过调整 CT 窗宽、窗位，可以得到纵隔窗、肺窗、骨窗等图像，来观察软组织、肺组织、骨骼和钙化组织等的详细解剖结构以及肿瘤组织与周围结构的关系、肿瘤侵犯范围、淋巴结转移、骨转移等信息。通过多平面重建（MPR）的矢状面及冠状面图像，有助于评价肿瘤与纵隔、大血管、胸膜和胸壁的关系（图 6-7-1）。PET-CT 能够明显提高肺癌 TNM 分期的准确性，在国内尚未常规应用。MRI 可以作为 CT 的重要补充，在脑转移、骨转移的评估中发挥着重要作用。

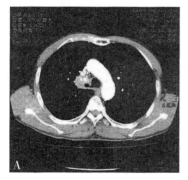
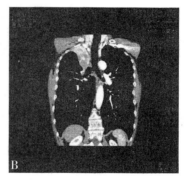
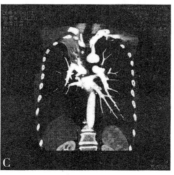

图 6-7-1　右肺上叶中央型肺癌伴右肺上叶不张

CT 增强扫描（纵隔窗）横断面显示右肺上叶根部不均匀强化肿物（图 6-7-1A 白箭头处），MPR 冠状面（图 6-7-1B）显示肿瘤侵犯至右肺上叶支气管开口处，并累及右主支气管，右肺上叶不张；MIP 冠状面（图 6-7-1C）显示右上肺动脉受侵，未累及右肺动脉干，MPR 和 MIP 显示肿瘤与气管及支气管、肺动脉的关系比横断面有优势。

中央型肺癌发生在肺段和肺段以上支气管，具体表现为：①支气管改变，病变处支气管壁增厚、支气管腔狭窄；②肺门形态不规则的软组织肿块；③远端肺组织阻塞性改变，包括阻塞性肺炎、肺不张，表现为远端肺组织实变，或肺叶、肺段均匀性密度增高；伴肺纹理聚拢、体积缩小或右肺上叶不张时，下缘形成反 "S" 征。周围型肺癌发生在肺段以下支气管（图 6-7-2），表现为：①肺内结节或肿块；②病灶形态不规则，呈分叶状（分叶征）；③边缘多发细短毛刺（毛刺征）；④偏心性空洞，或伴有壁结节；⑤相邻胸膜凹陷伴线形、喇叭口样牵拉改变（胸膜凹陷征）；⑥增强扫描呈轻、中度不均匀强化。发生在特定部位的肺癌——肺上沟瘤，又叫肺尖癌，发生在胸廓上入口内，表现为局部肿物，伴胸膜增厚，胸壁侵犯，如图 6-7-2 所示。

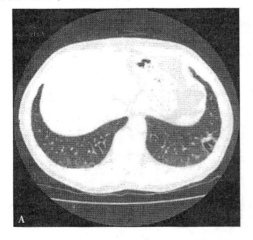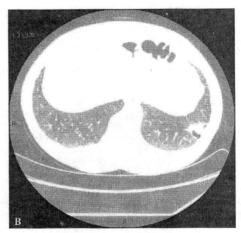

图 6-7-2　左肺下叶中分化腺癌

胸部低剂量 CT 筛查（肺窗）显示左肺下叶肺大泡壁增厚（图 6-7-2A）；2 年随诊（图 6-7-2B）显示病变明显增大。

二、结直肠癌

气钡双重对比结肠造影可以对结直肠进行全面评估，图像直观、操作简单，被认为是一种安全、准确的全大肠检查方法。1997 年双重对比钡剂灌肠法同时被多家胃肠协会和美国癌症中心推荐作为结肠癌筛查的一线检查方法。目前 CT 被认为是一种安全性高、依从性好、一次性检查受益率高的检查方法，其一次扫描，可以得到常规横断面图像；随着医学技术的发展，CT 结肠内镜（CT colonoscopy，CTC）可以通过三维重建形成结直肠立体影像图像，把 CT 结肠内镜中腔内病变标注在三维重建后的立体影像中，是目前对结直肠肿瘤的定位诊断中最精确的诊断方法。MR 诊断直肠肿瘤的定性、定位，以及直肠癌分期准确率均高于 CT 检查，而且具有无辐射性的优点，但该项检查扫描视野有限，容易受到肠道蠕动的影响，目前多局限于直肠肿瘤的检查。

结直肠早期癌表现为肠壁息肉样病变，气钡双重对比造影呈分叶状小的在壁性结节，边缘光整。CT 表现为肠壁局限性增厚，当出现基底部肠壁凹陷时，需高度警惕早期癌。

进展期结直肠癌大体分为隆起型、浸润型（狭窄型）和溃疡型。①隆起型表现为偏心性肠壁肿物，局部肠管狭窄，与正常肠壁分界清楚，表面可能有溃疡形成（钡斑存留或腔内龛影）；②浸润型表现为肠管狭窄呈"苹果核征"，黏膜破坏，管壁僵硬，与正常肠管分界清楚；③溃疡型表现为扁平病灶内较大龛影，位于管腔内，周围有不规则环堤，此类型临床较少见。CT 表现为肠壁肿物，肠腔狭窄，肿物侵达肠壁外时可见脂肪间隙内索条影；转移淋巴结常位于肠系膜上、下血管旁的肠系膜内及主动脉旁。肝脏是结直肠癌转移的最好发部位，表现为环形强化的略低密度影，呈"牛眼征"，如图 6-7-3 所示。

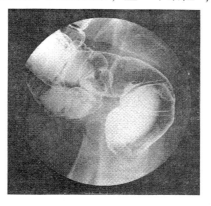

A

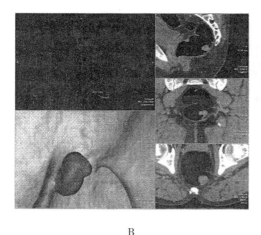

B

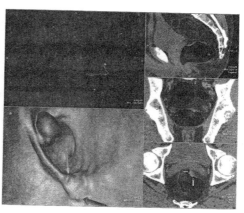

C

图 6-7-3 直肠后壁绒毛状管状腺瘤，直肠前壁溃疡型高分化腺癌

气钡双重造影（图6-7-3A）是直肠下段后壁隆起型肿物，但直肠前壁没有发现病变；CT多种重建图像（左上为大肠容积重建图像，左下为大肠仿真内镜图像，右上、右中为多平面重建图像，右下为常规横断面图像）不仅发现了直肠后壁亚蒂息肉样肿物（图6-7-3B），而且发现了直肠前壁另一处溃疡型病变（图6-7-3C）。

三、肝细胞癌

肝细胞癌（hepatocellular carcinoma，HCC）是我国最常见的恶性肿瘤之一，常伴有乙肝、丙肝、肝硬化等；根据肝细胞癌临床诊断标准，典型CT或MR表现结合临床及生化检查，无需病理证实，即可作为最终诊断结果。

常规超声检查可用于肝脏病变的初筛，由于该项检查容易受到腹壁脂肪、肋骨、肠气等干扰，肝顶部（肝膈下部分），Ⅶ段、Ⅷ段和Ⅲ段的肿瘤常常显示欠佳，严重肝硬化病人病变检出的敏感性明显下降，不能单独完成肝癌的临床诊断，常需要CT或MR进一步检查。由于肝脏门静脉供血量远远高于肝动脉，而肝细胞癌主要由肝动脉供血，CT及MR诊断肝细胞癌，均需要平扫及至少三期增强扫描（动脉期、静脉期、延迟期）。早期肝癌及小肝癌的MRI诊断准确性高于CT扫描，肝细胞癌大于3cm时，CT和MR诊断的敏感性、特异性无差别；影像学检查定性诊断困难时，往往需要两种甚至多种影像学检查结果相互补充、配合才可能得到较准确的诊断结果。目前，MR检查开发了多种诊断特定肿瘤的特异性对比剂，通过增强扫描，可进一步提高肝癌的诊断准确性。肝动脉造影诊断肝细胞癌操作复杂、有创伤、并发症高，目前临床应用极少；超声引导下穿刺活检可用于肝癌的定性诊断。

较小的HCC病灶超声表现为均匀低回声，通常随着肿瘤的增大，肿瘤组织内发生脂肪变性、纤维增生，肿瘤细胞间质比例增多，内部回声将由低回声—等回声—高回声—混合回声方向发展。HCC在CT平扫多表现为低密度；随着病灶体积增大，肿瘤组织可发生坏死、出血、钙化或脂肪变性，CT表现密度不均；CT增强典型特征为"快进快出"，动脉期明显强化，静脉期表现为相对低密度（图6-7-4）。MR表现为了T_1WI低信号、T_2WI高信号，肿瘤发生坏死、变性时，信号混杂。HCC常伴有门静脉、肝静脉或下腔静脉瘤栓、动静脉漏等，在增强扫描的静脉期瘤栓显示最明显。

CT平扫+三期增强（图A~D），显示病灶平扫低密度（图6-7-4A，白箭头），动脉期强化（图6-7-4B），静脉期（图6-7-4C）和延迟期（图6-7-4D）密度逐渐减低的典型肝癌强化特征。在MR扫描图像，T_1WI（图6-7-4E）低信号，T_2WI（图6-7-4F）中高信号；增强扫描动脉期（图6-7-4C）强化，静脉期呈相对低信号（图6-7-4H），"包膜"强化，比CT图像显示更明显。

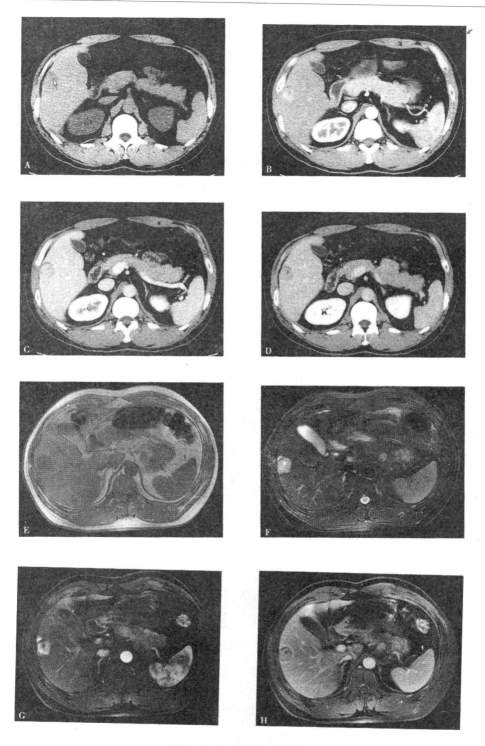

图 6-7-4 肝右叶小肝癌

四、乳腺癌

无论在发达国家还是发展中国家，乳腺癌均已成为女性最常见的恶性肿瘤。乳腺常见的影像学检查方法包括乳腺 X 线片、超声和 MRI。

乳腺 X 线片是目前唯一被证明可降低乳腺癌死亡率的筛查方法，其优势在于对微小钙化检出敏感，能够发现无临床症状、触诊阴性的乳腺癌；但对致密型乳腺敏感度低，靠近胸壁的乳腺癌容易漏诊。乳腺超声的主要优势在于评估临床扪及异常而 X 线片显示为致密型的乳腺，但微小钙化显示不佳。乳腺超声与乳腺 X 线片有非常强的互补性，两者需要联合应用。

MRI 具有极好的软组织分辨率和无辐射特点，对乳腺癌检出的敏感性达 90% 以上，诊断准确率也高于超声及乳腺 X 线检查。乳腺 MRI 适应证包括：①乳腺 X 线和超声对病变检出或确诊困难者；②腋窝淋巴结肿大，需评价是否存在隐性乳腺癌者；③乳腺癌术前分期或预行保乳手术检出多中心、多灶者；④植入乳腺假体，X 线和超声显示病灶不满意者；⑤乳腺癌新辅助化疗后的疗效评价；⑥乳腺癌保乳手术及放疗后随诊；⑦乳腺癌遗传基因缺陷的高危人群筛查。

乳腺导管原位癌 X 线表现为点状、线状、分枝状、蠕虫状钙化，成簇或沿导管走行分布；MRI 表现为段样、导管样分布的非肿块异常强化；超声诊断敏感性低，无明显特征性。浸润性乳腺癌 X 线片表现为乳腺不规则肿块，边缘毛刺或模糊，肿物内或边缘可见微小成簇钙化，相邻腺体结构扭曲；皮肤增厚、收缩，乳头凹陷。超声表现肿物与腺体分界不清，边缘分叶状或毛刺影，呈"蟹足样"浸润，后方可有或无回声衰减，肿物垂直皮肤方向的经线大于平行于体表方向的经线（图 6-7-5）；多普勒图像表现内部点状、穿入性血流信号，血流阻力指数常大于 0.7；同侧腋窝或锁骨上常可探及肿大淋巴结。MRI 扫描了 T_1WI 低信号，T_2WI 不均匀中高信号，增强扫描快速强化，延迟后强化程度常减低，时间信号强度曲线多呈"流出型"或"平台型"。

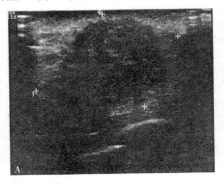

图 6-7-5　浸润型导管癌（Ⅲ级）（A）

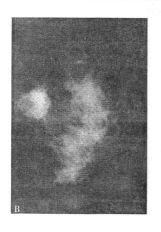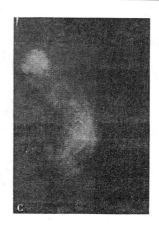

图 6-7-5　浸润型导管癌（Ⅲ级）（B、C）

　　未累及乳头、皮肤、胸肌筋膜。乳腺外象限肿物，超声表现不均匀低回声，边缘毛刺影，与正常乳腺分界欠清楚，呈"蟹足样"浸润（图 A）；X 线片侧斜位（图 B）和轴位（图 C）显示乳腺外象限结节，浅分叶，边缘可见毛刺，肿物内及边缘可见微小成簇钙化。

五、胰腺癌

　　胰腺癌早期诊断困难，80% 的病人就诊时已属晚期，预后极差，总的 5 年生存率小于 5%。胰腺癌的影像学检查方法包括超声、CT、MRI、PET-CT 等。

　　CT 扫描是诊断胰腺癌的首选方法，可对胰腺肿瘤进行诊断、分期及治疗效果的评估，以及术后随诊。MR 扫描技术在显示胰腺肿瘤、判断血管受侵等方面均显示出更高的价值；磁共振胰胆管水成像（MRCP）采用 MR 水成像技术，可无创性获得胆道、胰管全貌，操作简单方便、安全性高，但 MRCP 在胰腺癌早期诊断方面尚不能取代经内镜逆行性胆胰管造影（ERCP）。由于胰腺位置深在，容易受到肠气腹壁脂肪等的影响，超声诊断价值有限；经内窥镜超声（EUS）采用高频探头经内窥镜近距离观察胰腺，不受胃肠道内气体、体型、肺等对超声波传导的影响，能较好地显示胰周血管和淋巴结。但 EUS 属有创性检查，价格较贵，操作技术相对较为复杂，也难以显示胰周血管的全貌及肝脏和其他腹腔内的转移情况。术中超声对胰腺内较小的肿瘤定位准确、可靠，为外科手术提供路标，同时可行穿刺活检获得组织学诊断。

　　胰腺癌的超声检查表现为胰腺内低回声肿物，回声不均，内部可见无回声液化坏死区；远端胰管扩张。CT 扫描可见胰腺内略低密度肿物及小于 2cm 的病灶，局部胰腺外形增大、膨隆；病变较大时侵出胰腺边界，侵犯周围血管、肠管结构，脂肪间隙模糊；病变远端胰腺萎缩，增强后强化不明显，内部坏死区无强化。MRI 扫描 T_1WI 低信号，T_2WI 中高信号或混杂信号，增强扫描强化形态与 CT 相似，但病变轮廓更明显（图 6-7-6A）。胰头癌多伴发低位胆道梗阻，胰管、胆管同时扩张，但扩张的胆总管位于胰管的前外侧，表现为分离的"双管征"（图 6-7-6B）。

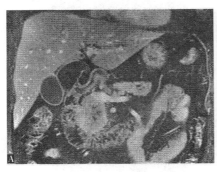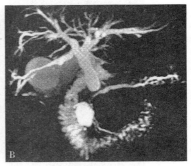

图 6-7-6　胰腺低分化腺癌侵犯胆总管下段、十二指肠、门静脉、肠系膜上静脉

脾静脉 MRI 增强扫描延迟期冠状面（图 A）示肿物轻度不均匀强化，肿物紧贴十二指肠内侧壁，侵犯肠系膜上静脉与脾静脉汇合处，MRCP（图 B）示低位胆道梗阻征象，"双管征"，胆囊增大；胰管及胆总管于胰头处截断，并见高信号潴留囊肿。

六、鼻咽癌

CT 能提供直观地解剖图像，能较 MRI 更清楚地反映颅底骨质破坏情况；MRI 软组织对比度高，能清楚反映鼻咽黏膜、肌肉、咽旁间隙的解剖信息，MRI 是目前公认的鼻咽癌首选影像学检查方法。

MRI 表现为鼻咽黏膜增厚或鼻咽壁肿物，T_1WI 低信号、T_2WI 中高信号，病变侧咽隐窝消失，增强扫描中等强化（图 6-7-7）；肿物常侵犯咽旁肌群、咽旁间隙、颅底骨质、岩骨尖，甚至沿颅底孔隙侵入颅内。

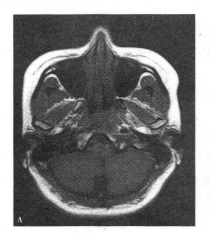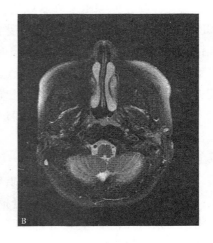

图 6-7-7　鼻咽非角化鳞状细胞癌（A、B）

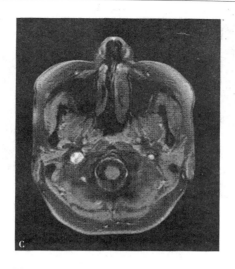

图 6-7-7　鼻咽非角化鳞状细胞癌（C）

鼻咽顶后壁黏膜增厚，左侧为著，T_1WI 呈等或略低信号（图 A），T_2WI 中高信号（图 B），增强扫描病变中等强化（图 C）。左侧咽隐窝消失，病变与头长肌分界清楚。

七、胃癌

胃癌常用的影像学检查方法包括上消化道造影和 CT 扫描。气钡双重对比造影是诊断胃癌首选和最常用的影像检查方法，CT 在肿瘤的分期和手术切除评估及术后随访等方面发挥着重要作用。EUS 可用于肿瘤 T 分期和 N 分期的评估，但对于评估远处淋巴结转移的准确度价值有限。

早期胃癌影像学检查检出率低，进展期胃癌大体分为隆起型（Borrmann Ⅰ 型）、局限溃疡型（Borrmann Ⅱ 型）、浸润溃疡型（Borrmann Ⅲ 型）、浸润型（Borrmann Ⅳ 型）。消化道造影表现为腔内肿物，黏膜破坏、中断，腔内龛影伴周围不规则环堤、指压征、裂隙征，病变胃壁僵硬（图 6-7-8）；浸润型胃癌表现为"皮革样"胃。

X 线气钡双重对比造影显示胃窦充盈缺损，可见腔外龛影（图 6-7-8A），黏膜破坏（图 6-7-8B）；CT 增强扫描显示胃窦部肿物，胃浆膜面尚光滑（图 6-7-8C）。

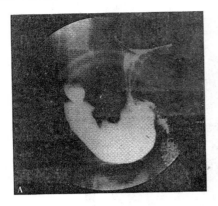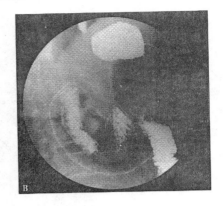

图 6-7-8　胃窦腺癌（A、B）

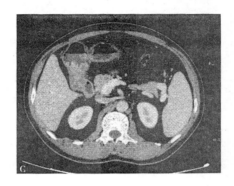

图 6-7-8　胃窦腺癌（C）

八、宫颈癌

常用的影像学检查方法包括超声（包括经腹超声和腔内超声）、CT 及 MRI。超声受分辨率限制，对宫颈癌诊断价值有限；CT 软组织分辨率低，对早期宫颈癌的检出及病变范围显示不佳，其作用在于检出淋巴结转移、盆腔及远处转移；MRI 具有高度的软组织分辨力，多序列、多体位扫描方式，是宫颈癌术前分期的最佳选择。

超声可发现宫颈肿物，表现为低回声或内部回声不均；CT 表现为宫颈等密度肿物，增强扫描肿物表现为不均匀强化，但略低于宫颈基质，CT 诊断价值有限。MRI 平扫 T_1WI 呈等信号、T_2WI 呈不均匀中高信号，增强扫描早期强化，与宫颈基质对比较 CT 明显（图 6-7-9）。

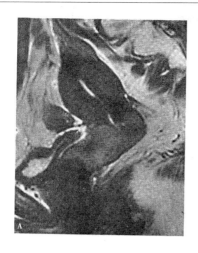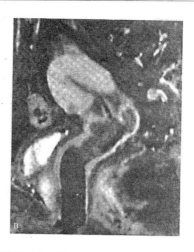

图 6-7-9　子宫颈癌（Ⅱ$_A$ 期）

MRI 矢状位 T$_2$WI（图 6-7-9A）显示子宫颈不规则肿物，呈中高信号，增强扫描延迟期（图 6-7-9B）示邻近宫颈基质，周围基质环完整，肿瘤向下突入阴道上段，局部阴道壁毛糙，提示病变侵犯阴道上段。

　　肿瘤的影像学诊断方法繁杂多样，医学影像设备更新换代速度极快，技术发展日新月异；不同的影像学诊断技术原理不同，所反映的病灶特点也各有侧重，同一个病灶在不同影像学检查方法中表现各具特点。在临床中，合理的影像学检查对正确诊断肿瘤起到关键作用。在掌握常见恶性肿瘤的影像学诊断特点的同时，如何针对不同情况选择最佳的影像学检查方法，是临床医生面临的初步挑战，也是合格的临床医生应该具备的基本技能。

　　目前，肿瘤医学影像学的发展不仅着力于肿瘤诊断与治疗环节，而且在疾病预防、健康体检、重大疾病筛查等方面发挥越来越大的作用。

　　伴随远程影像学的普及和宽频带网络的应用，医学影像学图像的远程传输更为快捷，图像更加清楚，影像学科医生可以远程完成诊断报告、病例会诊、学术交流。医学影像学技术的进展还将导致影像学科内部人员构成发生变化，物理师、数学家、生物医学工程师、计算机专家和循证医学专家占影像科室人员的比例会越来越高。当前，影像医学正在深刻改变现代医学的面貌，其未来发展的方向将成为医学发展的决定性因素之一。

第七章　肿瘤的内科治疗

近半个世纪以来，肿瘤内科治疗方法已成为多数常见肿瘤综合治疗中不可或缺的重要手段。本章主要涵盖肿瘤的免疫治疗、分子靶向治疗、干细胞治疗、放射治疗、化学治疗等几部分的内容。

第一节　肿瘤的免疫治疗

机体对肿瘤组织产生免疫应答是肿瘤免疫治疗的基础，肿瘤组织存在可被免疫系统识别的抗原是产生抗肿瘤免疫应答的前提条件。

一、肿瘤抗原

肿瘤抗原（tumor antigen）泛指在肿瘤发生、发展过程中新出现或过度表达的抗原物质。机体产生肿瘤抗原的可能机制为：①基因突变；②细胞癌变过程中使原本不表达的基因被激活；③抗原合成过程中的某些环节发生异常（如糖基化异常导致蛋白质特殊降解产物的产生）；④胚胎时期抗原或分化抗原的异常、异位表达；⑤某些基因产物，尤其是信号转导分子的过度表达；⑥外源性基因（如病毒基因）的表达。

肿瘤抗原有多种分类方法，其中被普遍接受的有两种分类方法。

（一）根据肿瘤抗原特异性的分类法

（1）肿瘤特异性抗原（tumor specifice antigen，TSA）：是肿瘤细胞特有的或只存在于某种肿瘤细胞而不存在于正常细胞的新抗原。此类抗原是通过肿瘤在同种系动物间的移植而被实证的，故也称为肿瘤特异性移植抗原（tumor specific transplantation antigen，TSTA）或肿瘤排斥抗原（tumor rejection antigen，TRA）。化学或物理因素诱生的肿瘤抗原、自发肿瘤抗原和病毒诱导的肿瘤抗原等多属此类。

（2）肿瘤相关抗原（tumor-associated antigen，TAA）：是指非肿瘤细胞所特有的、正常细胞和其他组织上也存在的抗原，只是其含量在细胞癌变时明显增高。此类抗原只表现出量的变化，而无严格肿瘤特异性。如胚胎性抗原是其中的典型代表。

既往认为 TAA 抗原性较弱，难以诱发机体产生特异性的免疫应答。但近年来发现，这类肿瘤抗原来自于机体，但是其大部分抗原尚未被有效递呈，故机体并无免疫耐受产生，因此可以采用组织特异性免疫反应来治疗肿瘤。

（二）根据肿瘤诱发和发生情况的分类法

（1）化学或物理因素诱发的肿瘤抗原：化学致癌剂（如甲基胆蒽、氨基偶氮苯染料等）或物理辐射（如紫外线、X 线等）可使某些基因发生突变或使潜伏的致癌基因被激活，由此诱发肿瘤并表达新抗原。诱发的肿瘤抗原其抗原性较弱，但具有高度特异性，在不同种系，或同一种系的不同个体，甚至是同一个体的不同部位，其免疫原性各异。突变的肿瘤抗原间很少有交叉成分，故应用免疫学技术诊断和治疗此类肿瘤有一定的困难。

（2）病毒诱发的肿瘤抗原：多种肿瘤的发生与病毒感染有密切关系。如乙型肝炎病毒（HBV）和丙型肝炎病毒（HCV）与原发性肝癌有关。能够诱发肿瘤的病毒主要包括某些 DNA 病毒和 RNA 病毒，尤其是反转录病毒。此类肿瘤抗原与理化因素诱发的肿瘤抗原不同，其无种系、个体和器官特异性，但具有病毒特异性。由同一病毒诱发的肿瘤均表达相同的肿瘤抗原，且具有较强的免疫原性；由不同 DNA 病毒或 RNA 病毒诱导的肿瘤抗原，其分子结构和生物学特性各异。此类抗原是由病毒基因编码，又不同于病毒本身的抗原，因此称为病毒肿瘤相关抗原，如 EB 病毒 EBNA-1 基因产物 SV40T 抗原、人乳头瘤病毒 E6 和 E7 基因产物等。

（3）自发性肿瘤的抗原：自发性肿瘤是指一类无明确诱发因素的肿瘤，人类的大部分肿瘤属于此类。自发性肿瘤表达的抗原大部分可能为突变基因的产物，包括癌基因（如 Ras 等）、抑癌基因（如 p53 等）的突变产物及融合蛋白（如 bcl-abl 等）。某些自发性肿瘤抗原是由所谓的"沉默基因（silent gene）"在细胞恶变时表达，如黑色素瘤抗原（melenoma antigen，MAGE）等。某些类似于化学诱发，具有各自独特的抗原性；另一些则类似于病毒诱发，具有的易位或缺失、癌基因突变、抑癌基因失活等一系列遗传变化，使之从一个正常的自身成分，变成了非己的"异己分子"，即癌细胞。正常细胞癌变的过程在基因组发生变化的同时，还会发生一系列表型的改变，如表达一些正常细胞没有的肿瘤抗原。癌细胞的肿瘤抗原可以被免疫系统识别，启动免疫应答机制将其清除掉。这就是所谓的"免疫监视"作用。

免疫监视理论曾被普遍接受并产生了广泛的影响。但从 20 世纪 70 年代中期起，由于发现免疫缺损的无胸腺裸鼠在化学致癌物诱导下产生癌症的概率与具有正常免疫功能的小鼠并没有明显的差别。至此免疫监视理论开始受到质疑。更重要的挑战来自于免疫监视作用并不能完全地避免恶性肿瘤的发生，而且肿瘤一旦产生就会随病情的发展其恶性程度渐进增加，并最终发生广泛转移。这种所谓的"免疫逃逸"现象是肿瘤免疫监视理论所无法满意解释的。显然，免疫系统与肿瘤的关系不能简单地看成是免疫系统单向排斥肿瘤细胞的关系。

2002 年，美国肿瘤生物学家希雷伯（RD Schreiber）提出了一个称为"肿瘤免疫编辑"（cancer immunoediting）的假说。根据免疫编辑理论，免疫系统不但具有排除肿瘤细胞的能力，而且还具有促进肿瘤生长的作用。癌细胞在机体内的发生、发展是一个免疫系统与癌细胞相互作用的动态过程。在这个过程中，免疫系统在清除一些肿瘤细胞的同时，也对另一些肿瘤细胞的生物学特性（如肿瘤的抗原性）进行重塑（reshape），也即所谓的"免疫编辑"。被免疫编辑过的肿瘤细胞的恶性程度越来越高，对免疫攻击的抵抗力越来越强，直至最终摧毁机体的免疫系统，造成肿瘤细胞的恶性生长并扩散。

肿瘤的免疫编辑理论认为，免疫系统与肿瘤的相互关系可以分为三种不同的状态（phase）。第一种称为"清除"（elimilation）状态。在这个状态下由于新生的肿瘤具有较强的抗原性，较易被免疫系统识别并将其清除。非特异的天然免疫机制（如吞噬细胞、天然杀伤细胞等）和特异的获得性免疫机制（如 CD8T 细胞）都参与肿瘤细胞的清除过程。免疫系统清除肿瘤细胞的过程具有经典的免疫监视理论的特点。如果清除过程彻底，肿瘤细胞被完全排除，免疫编辑过程就此结束。如果一些变异的肿瘤细胞逃过了免疫编辑的"清除"作用而存活下来，它们与免疫系统的关系就进入了第二种状态，即"平衡"（equilibration）状态。在这种状态下，肿瘤细胞的抗原性减弱，因而不会轻易被免疫系统识别和清除，但又时时处在免疫系统的清除压力下，因而不能过度生长，表现为检查不到可见的肿瘤。特异的获得性免疫是维持平衡状态的主要机制，一般认为天然免疫机制不参与这个过程。免疫系统和肿瘤细胞的平衡状态可以维持几年、十几年甚至终身都不发生变化。因此，免疫编辑的平衡状态实际上就是一种带瘤生存状态。但这种平衡状态是动态的，肿瘤细胞在免疫系统的压力下，其基因有可能会发生变化，这种基因突变产生的"积累效应"达到一定程度时，就可能打破平稳，使免疫系统与肿瘤的关系进入"逃逸"（escape）阶段。在这个阶段的肿瘤细胞可以产生一系列的恶性表型，如不能表达 MHC 分子，或不能产生肿瘤肽。由于 MHC+肿瘤肽是 T 细胞识别肿瘤细胞的靶标，肿瘤细胞的这种变化，就使 T 细胞失去了对它的识别能力，使它逃脱了免疫杀伤。此外，肿瘤细胞会使自己的细胞凋亡信号通路发生变化，使免疫细胞诱导的肿瘤细胞凋亡机制失效。同时，肿瘤细胞快速生长形成的肿瘤会产生一个抑制免疫细胞的微环境，在这个微环境中，肿瘤细胞会释放一些具有免疫抑制功能的分子，如转化生长因子 β、IL-10 等，并能诱导产生表达 CTLA-4 的调节 T 细胞，对其他免疫细胞产生抑制作用，导致免疫系统产生对肿瘤的免疫耐受。到这个阶段，免疫系统的抗肿瘤机制已全面崩溃，肿瘤生长完全失控并广泛转移。免疫编辑的终点也就是机体的死亡。

免疫编辑的上述三个阶段在时相顺序上是相对的。每个阶段持续的时间与原发肿瘤的性质（恶性程度），以及机体的免疫状态密切相关。当机体的免疫功能急剧下降时，如生活突发事件引起的应激状态（stress）、长期使用免疫抑制药（如器官移植后）、衰老等状态下，肿瘤有可能越过"清除"阶段，甚至直接进入"逃逸"期。临床发现一些患者，由于突发性的生活应激事件，如丧偶或亲人突然死亡等原因，在短时间内突发肿瘤并迅速扩散。与此相反，免疫编辑也会发生逆向发展的过程。临床实践中时有发现，通过适当的临床干预，一些已发生了肿瘤转移的中、晚期癌症患者，也可以获得临床治愈。甚至一些晚期癌细胞已广泛转移的患者出现肿瘤完全消失的现象也时有报道。在这个免疫编辑理论中，我们特别感兴趣的是"平衡"阶段。大量的实验研究和临床实践都证明，带瘤生存状态确实大量存在。科学家的研究发现，用低剂量化学致癌物刺激的小鼠，不会发生肉眼可见的肿瘤，但是用抗 T 细胞单克隆抗体去除小鼠的 T 细胞后，小鼠的肿瘤会立即迅速生长出来。另一个有趣的临床观察发生在两个接受同一供者的肾移植患者，在肾移植后不久，都患了皮肤癌。

配型检查结果发现，两者的癌细胞都是供体来源的。事后病历检查发现，这个提供移植肾的供者在 16 年前曾患过恶性黑色素瘤，后被"治愈"了。而实际上，这种临床治愈并不表示肿瘤细胞已完全消失，它们仍有可能以不可见的方式隐伏在身体各处，即处于所谓的"平衡"状态。在这个供肾者，这种状态一直持续了 16 年都没有发生变化。但其肾脏一旦植入免疫功能低下的肾移植患者体内时，则平衡被迅速打破，并直接发展到"逃逸"期，形成明显的肿瘤。尸体解剖的研究发现，相当高比例的高龄死亡老人的甲状腺或前列腺中都可以找到癌细胞，而他们生前并没有表现出肿瘤症状。这些结果表明，免疫系统与癌细胞长期处于"平衡"阶段，也许可以成为一种常态。

2011 年 3 月 25 日出版的《科学》杂志发表了一组系列文章，讨论了 40 年来肿瘤研究中存在的问题和取得的成绩。其中，以希雷伯等所写的"肿瘤免疫编辑：免疫在肿瘤抑制和促进中的作用"作为三篇重头评论文章（review）之一，受到了广泛的关注，说明这个理论已被科学共同体接受。免疫编辑理论给我们系统地描述了机体免疫系统与肿瘤相互作用的动态过程，尽管目前我们对这个过程的许多分子细节还不清楚，也还不能有效地控制这个过程。但它已为我们在治疗癌症的目标上提供了一种新的可能选择。免疫编辑理论证明，长期带瘤生存是可能的。随着免疫治疗学的研究进展，有可能找到维持这种状态的方法。这对某些由于各种原因而不能进行"根治性治疗"的癌症患者，真是一个令人鼓舞的希望之光。

二、肿瘤免疫治疗的分类

（一）主动特异性免疫治疗

肿瘤的主动特异性免疫治疗主要是指肿瘤疫苗（tumor vaccine）。肿瘤疫苗是利用肿瘤细胞或肿瘤抗原物质诱导机体的特异性细胞免疫和体液免疫反应，增强机体的抗肿瘤能力，阻止肿瘤的生长、扩散和复发，以达到清除和控制肿瘤的目的。肿瘤疫苗的概念和原理源于传染病免疫，但与预防传染病的疫苗不同的是，肿瘤疫苗是在患者发病后使用的，因而又称为治疗性疫苗。人们试图通过免疫接种激发机体的抗肿瘤免疫反应，达到防治肿瘤的目的已有 100 多年的历史，但真正将肿瘤疫苗作为一种治疗形式还是近十几年来研究进展的结果。

肿瘤疫苗是以特异性细胞毒性 T 淋巴细胞（cytotoxic T lymphocyte，CTL）介导的细胞免疫为主的肿瘤免疫疗法，具有的特点：①针对性强，特异性 CD8$^+$CTL 能直接杀伤相应的肿瘤细胞；②免疫反应产物（细胞因子等）能激活非特异性免疫，起增强、放大、协同作用；③细胞免疫具有记忆作用，能对肿瘤起反应，在机体内不断增殖，并可生存较长时间。

肿瘤疫苗治疗的理论基础是人类肿瘤细胞存在肿瘤抗原。比利时 Ludwig 肿瘤研究所的 Boon 等选择免疫原性较强的恶性黑色素瘤为突破口，采取以特异性 CTL 克隆筛选、鉴定肿瘤靶细胞抗原的技术路线，成功地分离、确定了第一个人类肿瘤抗原 MAGE，并阐明了其基因结构，合成了其抗原肽（9 肽）。随后，人们从多方面证实了人类肿瘤抗原的存在。

肿瘤抗原特别是肿瘤特异性抗原具有免疫原性，并能够诱发体液及细胞免疫反应，特别是能诱发特异性 CTL。其中 CD8$^+$T 细胞可直接溶解肿瘤细胞，它被激活后主要释放穿孔素，使肿瘤细胞膜的钙离子通道失去平衡，导致电解质紊乱、细胞水肿而凋亡，同时释放各种酶以消化肿瘤细胞。而 CD8$^+$T 细胞可释放多种细胞因子并激活巨噬细胞，进一步释放细胞因子，抑制肿瘤生长。T 细胞（包括 CD8$^+$CTL 及 CD4$^+$T 细胞）的激活是细胞免疫的关键。T 细胞的激活除了肿瘤抗原与 MHC 复合物第一信号外，还必须有第二信号即共刺激因子，其中最重要而又关键的是 B7 分子。它表达于激活的 B 细胞、树突状细胞及巨噬细胞，与 T 细胞的 CD28、CTLA4 受体结合，激活 CD4$^+$、CD8$^+$T 细胞，产生细胞免疫。由于肿瘤细胞不表达 B7，使机体对其产生免疫耐受。如果能提高 B7 的表达或将 B7 导入肿瘤细胞，或 CD28、CD3 的抗体与 CD28 结合，激活 T 细胞，都可增强 T 细胞的杀瘤作用。

基于肿瘤特异性主动免疫的理论基础，目前主要从以下方面实施肿瘤疫苗的研究，以提高其特异性、安全性和有效性：①肿瘤抗原（肽）的寻找、分离、筛选、鉴定和人工合成；②增强肿瘤抗原（肽）的免疫原性研究及肿瘤疫苗的制备（细胞水平分子水平、基因水平）；③有效激活 T 细胞的研究（共刺激因子、CD28 单抗）；④打破机体对肿瘤的免疫耐受，解除免疫抑制，防止或克服 T 细胞无能（细胞因子修饰、免疫佐剂、免疫调节剂）；⑤增强细胞免疫的抗肿瘤效应，包括 CD8CTL 的直接杀伤肿瘤作用及 CD4$^+$T 细胞释放细胞因子间接或直接杀伤或抑制肿瘤的生长；⑥综合治疗和抗复发转移治疗，即作为手术、放疗、化疗常规方法的辅助和补充。肿瘤疫苗特异性主动免疫与 CTL 的过继性免疫治疗相结合，可预防复发防止转移、延长生存期。

通过 100 多年的努力，近年来在肿瘤疫苗的研究方面取得了可喜的进展，动物实验已经证实肿瘤疫苗可以诱导机体特异性主动免疫应答、增强机体的抗肿瘤能力，许多疫苗已进入临床试验研究。目前应用的肿瘤疫苗有以下几种：

（1）肿瘤细胞疫苗。肿瘤细胞疫苗以肿瘤细胞为免疫原，早期的肿瘤细胞疫苗是将肿瘤细胞采用物理（射线或紫外线照射、高低温处理）、化学（抗癌药物灭活酶解）等方法灭活处理，使其丧失致瘤性，但仍保留免疫原性，并加佐剂卡介苗（BCC）制备成灭活的瘤细胞疫苗，回输给患者，对机体进行主动免疫。理论上，这类肿瘤疫苗可以提供多种肿瘤抗原，包括 TSA 和 TAA，来诱导机体的抗肿瘤免疫反应。但是由于肿瘤细胞 TSA 表达水平低下，免疫原性较低，并缺乏一些免疫辅助因子的表达，难以诱发有效的抗肿瘤免疫应答。肿瘤细胞疫苗曾应用于多种肿瘤的临床治疗，但其疗效不稳定。近年来，通过可溶性抗原直接负荷，或者转基因的方式在肿瘤细胞导入某些免疫相关因子的编码基因，如 IL-2、IL-4 和 GM-CSF 等，以及协调共刺激分子的编码基因，如 B7.1，以加强细胞疫苗的免疫原性和抗原递呈，促进免疫应答。

（2）胚胎抗原疫苗。针对人类肿瘤表达的胚胎抗原制备的肿瘤疫苗可使相应的个体产生免疫力，例如，原发性肝癌表达 AFP、消化道肿瘤表达 CEA、前列腺癌表达 PSA 等，均可用以制备疫苗。但胚胎抗原的抗原性弱，在体内是否能产生免疫应答尚无定论。用表达 CEA 的重组痘苗病毒疫苗可在人体内激发出特异性 CTL 反应，L-2 能增强重组 CEA 痘苗病毒的特异性 T 细胞反应，在动物实验中取得了明显的效果。目前，CEA 疫苗已进入 I 期临床试验。由 MAGE-1、MAGE-2、MAGE-3 等基因编码的抗原是一组在肿瘤细胞中重新活化的胚胎基因产物，此类抗原具有可供不同 CTL 克隆识别的多种可能的表位，因此可被患者 T 细胞识别，是一种十分有效的免疫系统的攻击目标。由 MAGE-3 诱导产生的 CTL 能特异性杀伤 MAGE-3+黑色素瘤细胞系或转导 MAGE-3 基因的肿瘤细胞。

（3）病毒疫苗。人类的许多肿瘤与病毒感染密切相关，例如，乙型肝炎病毒与原发性肝癌、EB 病毒与鼻咽癌和 Burkitt 淋巴瘤、人乳头瘤病毒与子宫颈癌等。这些病毒除使肿瘤表达一定量的病毒相关抗原外，有的还编码产生可用作肿瘤特异抗原的特异性分子，作为机体免疫攻击的靶抗原。病毒疫苗具有较强的免疫原性和交叉反应性，易于大量制备，在某些疾病中效果显著。但由于许多人类肿瘤是非病毒源性的，其应用受到了限制。目前，以灭活病毒为载体与其他肿瘤抗原或多肽组成的重组病毒疫苗可大大提高肿瘤抗原的免疫原性，并可与所需的 MHC 及 B7 等分子重组，呈递抗原，共刺激 T 细胞增殖，便于大量重复制备。

（4）癌基因产物。由于点突变或易位致癌基因活化而产生的蛋白产物或抑癌基因的产物均可成为肿瘤抗原。这些癌基因产物的氨基酸序列或空间构象发生改变或隐蔽的蛋白质分子暴露而具有高度的免疫原性，成为机体免疫系统的有效靶目标。在人体能产生针对 P21ras 肽序列的 $CD4^+T$ 细胞，突变或易位的癌基因蛋白可被抗原呈递细胞处理，以合适的构象与 MHC 分子结合并呈递抗原至 T 细胞表面，刺激抗原特异性 TCR 而产生免疫应答。HER-2/neu 蛋白在恶性肿瘤细胞中过度表达，其所含的能与 MHC 分子结合的多肽片段数量大大增加，易于打破机体对自身抗原的免疫耐受状态而产生免疫应答。

（5）人工合成的多肽疫苗。外来抗原需被抗原呈递细胞摄取，加工处理成小肽段，与 MHC 结合后呈递至细胞表面并激活 TCR，才能产生免疫应答。在细胞免疫中 T 细胞不能够识别抗原蛋白的三级结构，其所识别的只是能与相应的 MHC 分子相匹配的蛋白一级结构中的小肽片段，般由 8~12 个氨基酸组成。人工合成的多肽肿瘤疫苗能模拟 T 细胞识别的肿瘤抗原决定簇，不经抗原呈递过程，即可直接与 MHC 分子结合，激活特异性 CTL，并能在体内外特异性杀伤所表达的天然肽序列与人工合成肽相同的肿瘤细胞。人工合成的多肽疫苗应用于过继性免疫治疗肿瘤，其疗效优于蛋白疫苗、活载体疫苗或肿瘤细胞疫苗，是目前主动免疫治疗的新策略，具有广泛的应用前景。目前正在研究的有黑色素瘤相关抗原（MAGE），HPV16E7抗原，以及P21-k-ras、P53蛋白中特定的序列多肽等。

（6）抗独特型抗体疫苗。抗独特型抗体疫苗是20世纪70年代后期发展起来的一种新型免疫生物制剂，该疫苗是以抗病原微生物或肿瘤抗原的抗体作为抗原来免疫动物，抗体的独特型决定簇可刺激机体产生抗独特型抗体。抗独特型抗体，不是始动抗原的本身，而是始动抗原的"模拟物"。当用这种疫苗接种时，动物虽然没有直接接触肿瘤抗原，却能产生对相应肿瘤抗原的免疫力，故又将这种抗体疫苗称为内在抗原疫苗。尽管这种内在抗原疫苗的性质是抗体，但仍可以看成是主动免疫，因为这种抗体是模拟抗原在起作用，从而打破了用抗原免疫称为主动免疫、用抗体免疫称为被动免疫的传统观念。抗独特型抗体是抗原的内影像，其制备相对较容易，只需选出抗原的单抗作为免疫原制备抗体。单抗技术和基因工程技术的应用可以提供大量均一抗体，有利于疫苗标准化，同时也避免了肿瘤抗原可能带有肿瘤病毒和癌基因等潜在危险。抗独特型抗体还含有一些机体未曾识别的蛋白组分，可以打破机体对肿瘤抗原的免疫耐受而产生免疫应答。对于某些分子结构尚不明确、无法进行化学合成或DNA重组的肿瘤相关抗原，可以用抗独特型抗体来制备。对单克隆抗独特型抗体结构加以改变，并与细胞因子基因重组形成融合蛋白，则可以进一步增强其作用。以抗独特型抗体MK2-23治疗25例Ⅳ期黑色素瘤患者，14例产生抗体，部分病例转移灶明显缩小，产生抗体的患者生存期明显延长。

（7）树突状细胞疫苗。树突状细胞（dentritic cells，DC）是由加拿大科学家拉尔夫·斯坦曼于1973年发现的，因其成熟时伸出许多树突样或伪足样突起而得名。DC是机体功能最强的专职抗原递呈细胞（antigen presenting cells，APC），未成熟的DC具有较强的抗原摄取、加工和迁移能力，成熟的DC能有效激活初始型T细胞，处于启动、调控，并维持免疫应答的中心环节。人DC起源于造血干细胞（hemopoietic stem cell），DC尽管数量不足外周血单核细胞的1%，但表面具有丰富的抗原递呈分子（MHC-Ⅰ和MHC-Ⅱ）、共刺激因子（CD80/B7-1、CD86/B7-2、CD40、CD40L等）和黏附因子（ICAM-1、ICAM-2、ICAM-3、LFA-1、LFA-3等），是功能强大的APC。DC自身具有免疫刺激能力，是目前发现的唯一能激活未致敏的初始型T细胞的APC。DC来源于骨髓细胞，在正常组织中的含量极微。DC高度表达MIIC分子和共刺激分子，具有极强的抗原捕捉能力，是免疫激发过程中作用最强的抗原递呈细胞。成熟DC与T细胞接触后，能够诱导特异性的CTL生成。近年来的研究表明，应用肿瘤相关抗原或抗原多肽体外致敏DC，回输或免疫接种于载瘤宿主，可诱发特异性CTL的抗肿瘤免学或医学奖。

DC细胞能有效刺激静息的T细胞活化、诱发初次免疫应答。DC疫苗实际上是肿瘤细胞疫苗的一种替代形式，可以纠正肿瘤细胞本身抗原递呈分子缺陷导致的免疫耐受。由于DC细胞本身并不具备肿瘤抗原，所以所有的DC疫苗制备的关键是相关肿瘤抗原的负荷。可以将已知的肿瘤抗原直接通过吸附、交联、捕捉等方法固定于DC细胞表面，也可以以转基因的方式使DC细胞表达出某些肿瘤抗原。基因转染的DC由于能提供更多、更有效可供识别的抗原表位，而且能克服 MHC 限制，已成为备受关注的研究热点。目前，DC 细胞疫苗已在多种疾病中获准试用，并展现出了较佳的应用前景。

尽管肿瘤疫苗的进展令人鼓舞，但有效的治疗尚需克服以下障碍：①由于肿瘤患者中抗原特异的免疫缺陷（在某些晚期患者中还存在 T 细胞信号传递障碍），对肿瘤抗原的免疫效应难以诱导。②肿瘤疫苗尚不足以产生足够量的免疫效应导致肿瘤缩小，可能需要进一步打增疫苗所产生的抗原特异性 T 细胞用于过继性细胞免疫治疗。③肿瘤在抗原表达上的异质性需要针对多种抗原的肿瘤疫苗，以期在大多数患者的免疫治疗中获得成效。

（二）主动非特异性免疫治疗

主动非特异性免疫治疗（免疫刺激剂治疗）是最早开展的肿瘤生物治疗，其基本原理是免疫刺激。研究表明，由于肿瘤发展过程的渐进性、肿瘤抗原的隐匿性和肿瘤免疫逃逸等因素，往往造成机体的抗肿瘤免疫反应低下。免疫激发是免疫反应的初始环节，也是抗肿瘤免疫中最重要的环节。利用免疫刺激剂可以非特异性地激发机体的免疫反应，从而使机体的抗肿瘤免疫反应同时被加强。免疫刺激剂大部分源自病原微生物本身或其某些成分，如 MBV（Coley 混合菌苗）、BCG、OK-432 等。由于免疫刺激剂组分各异，其确切的免疫激发原理和环节非常复杂，但其基本特点有：①免疫刺激剂发挥免疫增强作用而不是免疫抑制作用；②主要是通过激活机体的细胞免疫功能发挥作用，同时也能部分活化机体的体液免疫功能；③免疫刺激剂所激发的免疫反应不具备肿瘤抗原针对性，对不同肿瘤、不同部位肿瘤疗效的差别并非是肿瘤选择的结果。

免疫刺激剂的种类多样，在化疗药物中，有些本身即有明确的免疫刺激效应，如 6-巯基乙醇、VLB、CTX 等。CTX 在大剂量使用时为化疗作用，但在小剂量时却是免疫刺激剂。

接触性过敏原是一大类免疫刺激剂，其引发的迟发性变态反应是一种细胞免疫功能亢进造成的组织损伤。人们很早以前就利用接触性过敏原来治疗某些肿瘤，如皮肤鳞癌和基底细胞癌等，并确实取得了一定的治疗效果。除皮肤、黏膜等表面组织的肿瘤外，还用于妇科的子宫颈癌、阴道癌。有报道局部使用二硝基氯苯（DNCB）、5-Fu 在早期上述患者亦获得了良好的结果。接触过敏原直接应用在晚期肿瘤患者效果不佳，局部用药也会引起用药部位的明显不适。

BCG 是当前非特异免疫治疗的代表药物，BCG 是一株减毒牛型结核分枝杆菌，主要用于预防结核感染。因 BCG 能诱发明显的迟发性变态反应而广泛用于肿瘤的治疗和辅助治疗。动物实验表明，BCG 能延缓、减少化学物品、放射因素和致瘤病毒诱导的肿瘤发生。BCG 还能明显抑制动物移植肿瘤生长。20 世纪 70 年代以来，大量的临床实践证实，膀胱内灌注 BCG 能够预防肿瘤术后复发、治疗原位癌、防治肿瘤进展、延长患者生存时间。BCG 治疗肿瘤的原理大致有以下几个方面：①BCG 相关抗原特异 T 细胞的激活所导致的旁观者杀伤效应；②巨噬细胞介导的慢性细胞毒也加强了旁观者杀伤效应；③淋巴细胞、巨噬细胞激活后释放出的某些细胞因子具有抑瘤、杀瘤作用；④BCG 在活化免疫系统的同时也进一步激活了单核巨噬细胞系统，尤其是 NK 细胞系统的活化在肿瘤的治疗中发挥了重要的作用；⑤被激活的免疫系统中也包括了肿瘤抗原特异的细胞与体液成分，这些组分可能处于反应低下、无反应性或免疫抑制状态。

（三）过继性免疫治疗

1. 过继性细胞免疫治疗

过继性细胞免疫治疗（adoptive cellular immunotherapy，ACI）是通过输注免疫活性细胞、增强肿瘤患者的免疫功能达到抗肿瘤效果的一种免疫治疗方法。以肿瘤细胞为靶细胞，具有直接杀伤肿瘤细胞作用的免疫活性细胞主要包括 NK 细胞、CTL 和巨噬细胞三类细胞。过继性细胞免疫治疗不仅可使患者被动接受自身或同种特异性或非特异性肿瘤杀伤细胞，补充体内细胞免疫功能，而且可直接或间接调动患者本身的特异性和非特异性抗肿瘤机制。过继性细胞免疫治疗是近年肿瘤生物治疗中最活跃的领域之一。自 20 世纪 80 年代初，Rosenberg 等首先报道应用 IL-2/淋巴因子激活的杀伤细胞（lymphokine activated killer cells，LAK）治疗晚期肿瘤获得成效以来，过继性细胞免疫治疗在世界各国引起了极大的重视。目前用于肿瘤过继性免疫治疗的主要是 LAK 肿瘤浸润淋巴细胞（tumor infiltrating lymphocytes，TIL）利细胞因子诱导的杀伤细胞（cytokine induced killercells，CIK）。

（1）LAK 细胞。是一种在体外经 IL-2 诱导激活的淋巴细胞。其前体细胞为 NK 细胞（CD3-CD16+CD56+）和 NKT 细胞及其他具有抗肿瘤活性的不受 MHC 限制的 T 细胞（CD3+CD16-CD56-）所组成的混合群体。前体细胞存在于人淋巴组织、外周血淋巴细胞、胸腺、脾、淋巴结、骨髓和胸导管淋巴细胞。

LAK 细胞杀伤活性不受肿瘤的 MHC 限制，既可杀伤 NK 细胞敏感的肿瘤细胞，也可杀伤 NK 细胞不敏感的自体和同种异体肿瘤细胞，对正常细胞却没有损伤。LAK 细胞对 IL-2 具有依赖性，必须在高浓度 IL-2 下才能诱导，且其杀瘤能力必须由 IL-2 维持。LAK 细胞具有广谱抗瘤性，对各种类型的肿瘤细胞都有杀伤作用。一般认为，LAK 细胞能识别的抗原决定簇广泛存在于肿瘤细胞，而新鲜正常的组织不具备能被 LAK 细胞识别的抗原决定簇。

LAK 细胞与肿瘤细胞接触后，在与肿瘤细胞结合处释放细胞毒性颗粒（cytotoxicgranules，CG），在 Ca2+存在时释放其中的穿孔素（perforin）、丝氨酸酯酶等杀伤介质，直接杀伤肿瘤细胞。LAK 细胞还可通过分泌多种细胞因子如 IL-1、IL-6、TNF-a、IFN-γ 等对肿瘤细胞起间接杀伤作用。

目前临床研究证实；LAK/IL-2 疗法对肾癌、黑色素瘤结直肠癌、非霍奇金淋巴瘤等免疫原性强的肿瘤有较显著的疗效，对膀胱癌、肝癌、头颈部癌也取得了一定的疗效，且毒副作用较轻。另外，LAK 细胞胸腹腔灌注局部治疗痛性胸腔积液、腹水也有较好的疗效。作者曾经应用 LAK/IL-2 胸腔灌注治疗 33 例晚期肺癌癌性胸腔积液患者，取得了较好的疗效，其中完全缓解 18 例（55%），部分缓解 12 例（36%），并且明显改善了患者的生活质量。

目前 LAK/IL-2 疗法尚有许多局限或不足之处。患者自体 LAK 前体细胞数量少，扩增能力较低，杀伤能力有限，同时应用大剂量 I1-2 易引起严重的毒副作用，使患者不能耐受治疗。LAK 细胞治疗今后发展的方向包括：提高 LAK 细胞的纯度，活化的 LAK 细胞有贴壁的特性，纯化的黏附 LAK（adherent-LAK，A-LAK）细胞其抗肿瘤转移的作用比 LAK 细胞强 20~50 倍；通过改变用药途径等达到改变 LAK 细胞在体内的分布；通过与其他细胞因子或抗体的联合达到增强 LAK 细胞杀伤活性的目的，例如，用 CD3 单抗诱导的杀伤细胞（CD3McAb activated killer cells，CD3AK），其增殖速度和对肿瘤细胞的杀伤作用都高于 LAK 细胞。

（2）肿瘤浸润淋巴细胞。早在 1863 年，Virchow 等就发现肿瘤局部有炎性细胞浸润，这群细胞以淋巴细胞为主，被称为肿瘤浸润淋巴细胞（TILs）。TILs 反映了宿主对于肿瘤细胞的免疫反应。研究表明，TILs 的浸润程度和患者预后相关，TILs 浸润越显著，患者预后越好。TILs 的主要成分是存在于肿瘤间质内的 T 细胞（细胞表型 CD3+CD8+或 CD3+CD4+）、小部分为 MHC 非限制性 T 细胞（CD3+CD56+）和 NK 细胞（CD3CD56），其共同特点为表达 T 细胞受体 TCR，主要为 α、β 链，少数为 γ、δ 链组成。

将切除的肿瘤组织中的 TILs 分离出来，在体外经 IL-2 和抗 CD3 单抗激活后可大量扩增，成为对自身肿瘤细胞具有很强的特异杀伤活性的效应细胞。TILs 细胞来自肿瘤组织区域，已被肿瘤抗原激活，可特异识别自体肿瘤，具有 MHC 限制的溶肿瘤活性。TIL 对 IL-2 的依赖性较小，仅需较少量的 IL-2 即可发挥明显的抗肿瘤效果。TILs 回输人体能在肿瘤部位特异性聚集。动物实验表明，来源于小鼠肿瘤的 TILs 用于治疗肺、肝转移性肿瘤，其体内抗肿瘤效应比常规 LAK 细胞强 50~100 倍。

TILs 治疗肿瘤具有以下优点：①取自切除的肿瘤组织，不必抽取外周血，对患者（尤其晚期体弱患者）损伤小；②在体外可长期培养扩增并保持生物活性；③抗肿瘤活性和靶细胞特异性高；④对 IL-2 依赖性小，可减轻 IL-2 的毒副作用，患者易于耐受治疗剂量的 TILs；⑤与其他细胞因子（IFN、TNF JIL-4）或化疗制剂（CTX 等）联合应用可显著提高疗效。

TILs 疗法在某些实体瘤治疗中已取得了一定的疗效。TILs 细胞过继性输注已用于恶性黑色素瘤、肾癌、上皮性卵巢癌、乳腺癌等实体瘤的治疗。目前报道应用较多、疗效较强的是免疫原性强的恶性黑色素瘤和肾癌。Rosenberg 总结了对 86 例黑色素瘤转移患者用自身 TIL 加大剂量 IL-2 进行治疗，其有效率为 34%，大部分患者的不良反应短暂，表明 TIL 对黑色素瘤患者有效。美国加州大学采用 TILs 治疗 48 例晚期肾癌患者，结果 8 例完全缓解，8 例部分缓解，客观有效率为 33%。Ratto 应用 TILs 和 IL-2 治疗非小细胞肺癌患者，其 3 年生存率和局部复发率较常规治疗明显改善。国内亦有报道应用 TILs 治疗消化道肿瘤，近期观察部分缓解率较高，不良反应较轻，但对不能手术、肿瘤过大的晚期患者则疗效较差。

TIL 用于治疗人类肿瘤还有以下不足之处：①TIL 的活性取决于肿瘤的类型、大小和坏死程度等，并非所有的肿瘤都被淋巴细胞浸润；②从产生免疫抑制因子的肿瘤中获得的

TIL 在体外可能不增殖；③从转移瘤中获得的 TIL 在培养中不能扩增；④TIL 在体外激活和生长的最佳条件（包括细胞因子的联合应用）目前尚不清楚；⑤自身肿瘤特异性 TIL 在大多数肿瘤中难以得到；⑥TIL 体外扩增价格昂贵，又易污染；⑦通过全身途径输注仅有小部分 TIL 到达肿瘤部位或转移灶；⑧TTL 体内抗肿瘤机制尚不明确。

近年来，由于相继分离出肿瘤相关抗原和肿瘤抗原特异性 TCR 基因，这使得通过转导 TCR 基因产生有治疗价值的抗原特异性 T 细胞成为可能。这是目前 TILs 疗法发展的方向。

（3）CIK 细胞。是将人外周血单个核细胞（PBMC）在体外用多种细胞因子（抗 CD3McAb、IL-2、IFN-γ、IL-1α 等）共同培养一段时间后获得的一群异质细胞。其中 CD3+CD56+细胞是 CIK 细胞群体中主要的效应细胞，被称为 NK 样 T 淋巴细胞，兼具有 T 淋巴细胞强大的抗瘤活性和 NK 细胞的非 MHC（主要组织相容性复合体）限制性杀瘤优点。

CIK 细胞的培养需要多种细胞因子的诱导，其中 CD3 单克隆抗体和 IFN-γ 是必要的组分。CD3 单克隆抗体起丝裂原活性作用，可与 T 细胞表面的 CD3 交联，诱导细胞活化。IFN-γ 可诱导 IL-1 等细胞因子的合成。其他常用于 CIK 细胞培养的细胞因子有 IL-2、PHA、IL-7、L-12 等。通过培养，外周血中微量的 CD3+CD56+细胞得以大量扩增。

CIK 细胞主要通过以下机制杀伤肿瘤细胞：①CIK 细胞可以直接杀伤肿瘤细胞，CIK 细胞可以通过不同的机制识别肿瘤细胞，释放颗粒酶、穿孔素等毒性颗粒，导致肿瘤细胞的裂解。②CIK 细胞释放的大量炎性细胞因子具有抑瘤杀瘤作用，体外培养的 CIK 细胞可以分泌多种细胞因子，如 IFN-γ、TNF-α、JL-2 等，不仅对肿瘤细胞有直接抑制作用，还可通过调节机体的免疫反应间接杀伤肿瘤细胞。③CIK 细胞能够诱导肿瘤细胞凋亡，CIK 细胞在培养过程中表达 FasL，通过与肿瘤细胞膜表达的 Fas 结合，诱导肿瘤细胞凋亡。

相比 LAK 和 TL 细胞 CIK 细胞具有以下特点：①增殖活性高，在培养的第 15 天数量就可以达到 70 多倍，其效应细胞 CD3$^+$CD56' 的比例和数量更是明显增加，可以达到 1000 多倍；②杀瘤活性高，而且，杀瘤活性的维持不需要外源大量的 IL-2 的输入来维持；③杀瘤谱广，CIK 对肾癌、恶性黑色素瘤、白血病、乳腺癌、直肠癌、胃癌肺癌、食管癌、子宫颈癌、卵巢癌、多发性骨髓瘤、恶性淋巴瘤（非 T 细胞淋巴瘤）等恶性肿瘤细胞都有显著的杀伤活性；④对多重耐药肿瘤细胞同样敏感；⑤杀瘤活性不受 CsA（环孢霉素 A）和 FK506（普乐可复）等免疫抑制剂的影响；⑥对正常骨髓造血前体细胞毒性很小；⑦能抵抗肿瘤细胞引发的效应细胞 Fas-FasL 凋亡，CIK 细胞内有抗凋亡基因表达，并检出了多种保护基因，如 Bcl-2 等和 survivin 的转录水平上调。

目前 CIK 细胞主要用于：①手术、放化疗后病情稳定患者的辅助治疗和维持治疗，可提高治愈率，防止肿瘤转移、复发。研究显示，手术和化疗达到完全缓解的中晚期卵巢癌患者接受 CIK 细胞维持治疗，可明显延长患者的无进展生存时间。②不可治愈的中晚期患者与放疗或化疗联合，可提高放化疗疗效。③无法进行手术放疗化疗的中晚期患者的姑息性治疗。④骨髓移植后或化疗缓解后的白血病患者；⑤癌性胸腔积液、腹水的局部治疗。

临床研究的分析提示，辅助 CIK 治疗对多种肿瘤有效，可以阻止其复发，改善患者生活质量，延长无进展生存时间。

DC 是目前已知的体内作用最强的抗原递呈细胞，具有独特的抗原递呈和免疫激发能力，在肿瘤细胞和 T 细胞相互作用中发挥桥梁和纽带作用。临床研究证实，健康人外周血或脐血来源的成熟 DC 可以大大提高 CIK 细胞的增殖率，增加培养细胞中 NKT 细胞的比率和体外的杀瘤活性。另外，近年来的研究显示，肿瘤相关抗原和免疫相关细胞因子基因修饰的 CIK 细胞似乎可以进一步提高效应细胞的抗肿瘤效果。

免疫活性细胞回输治疗是目前临床常规应用的方法，有别于细胞因子治疗的是，这类细胞性治疗有两个集中：①因子的高度集中，在体外条件下，可以用单一因子，也可用几种因子的组合直接作用于细胞，比注入体内更容易保证浓度和刺激效果；②细胞集中，分离出的单个核细胞中的绝大部分是免疫活性细胞，自然免疫激发后使用效果更佳。当然除此之外，体外环境还避免了患者机体免疫抑制因素的作用和极为复杂的生理环境的影响，这在肿瘤患者也是经常可以见到的产生免疫耐受的因素。

免疫细胞治疗目前也存在一些问题：①各个细胞培养中心的技术方案各异，生产出的效应细胞成分与数量差异较大，最终导致临床疗效的差异。建立标准化的培养体系和质控标准是目前亟待解决的问题。②目前关于免疫细胞治疗的临床研究数量有限，样本含量较小，而且几乎都是单中心研究。循证医学证据不足也是目前临床医生对其疗效褒贬不一的主要原因。好在现在已有多个设计严谨、多中心、随机三期临床研究正在进行中，在不久的将来研究结果即将揭晓，这将为客观评价免疫细胞治疗的疗效提供有力的证据。

2. 抗体治疗

杂交瘤技术问世以来，单克隆抗体（简称单抗）的制备及其在肿瘤诊断和治疗中的应用取得了极大的进展。目前单抗在肿瘤治疗中的应用主要包括以下两个方面：①利用单抗的直接抗肿瘤作用，例如，活化补体，构成复合物与细胞膜接触产生补体依赖性细胞毒作用，引起靶细胞的溶解和破坏；激活以抗体依赖细胞（杀伤细胞、NK 细胞或单核细胞）为效应细胞的抗体依赖性细胞毒作用，破坏肿瘤细胞；通过封闭肿瘤细胞表面的受体，阻断与肿瘤细胞生长、繁殖相关的关键信号传导通路而抑制肿瘤生长。目前临床常用的治疗性单抗有靶向表皮生长因子受体的西妥昔单抗、靶向表皮生长因子受体 α-2 的曲妥珠单抗、靶向白细胞分化抗原 CD20 的利妥昔单抗、靶向 VEGF 的贝伐珠单抗等。这些单抗已在肿瘤治疗中取得了一定的疗效，有些已成为某些肿瘤的标准治疗手段。②作为载体，利用单抗和肿瘤抗原结合的特性将结合在其上的化疗药物、生物毒素或放射性同位素携带至靶抗原部位，发挥靶向性抗肿瘤作用。这一疗法又被称为"生物导弹"。其中，单抗与放射性核素交联的放射免疫治疗应用方便，标记方法简单易行，不仅可破坏与单抗结合的肿瘤细胞，还可杀伤周围未与单抗结合的肿瘤细胞，因而目前在临床治疗中应用最多，是肿瘤导向治疗中最具临床应用价值的组成部分。目前所用的抗体主要为抗 CEA、AFP、铁蛋白、EGF 受体等抗体。常用于治疗的放射性核素为 131I、125I、90Y、32P、111In、186Re等。放射免疫治疗已用于临床治疗肝癌结直肠癌、卵巢癌、胶质细胞瘤、恶性照色素瘤及淋巴瘤等。

目前单抗治疗肿瘤还存在一些亟待解决的问题：①肿瘤特异性抗原、高表达膜抗原在肿瘤中甚为少见，肿瘤抗原的异质性和抗原调变增加了抗原筛选和制备的难度；②鼠源单抗的人源化；③循环抗原的封闭作用和抗体转运的生理屏障降低了到达靶部位单抗的数量；④生物蛋白性药物的制备工艺要求复杂，成本甚高，对多数患者来说还是一个相当大的负担。

3. 非特异性免疫调节剂治疗

细胞因子（cytokines）是一组细胞调节性蛋白的总称，由免疫效应细胞（淋巴细胞、单核巨噬细胞等）及其他体细胞（血管内皮细胞、成纤维细胞等）合成和分泌，通常是小分子多肽或并有不同程度的糖基化。按其细胞来源，细胞因子分为淋巴细胞产生的淋巴因子（lymphokine，包括 IL-2、IL-3、JL4、IL-5、IL-6、IL-9、IL-10、IL-12、IL-13、IL-14、IFN-γ、TNF-β、GM-CSF 等）、单核巨噬细胞产生的单核因子（monokine，包括 IL-1、IL-6、IL-8、TNF-α、C-CSF、M-CSF 等）和其他细胞（上皮细胞、血管内皮细胞、成纤维细胞等）产生的细胞因子（如 EPO、IL-7、IL-11、SCF、IL-8、IFN-β 等），但不包括免疫球蛋白、补体及一般的生理性细胞产物。按其主要功能，细胞因子分为白细胞介素（interleukin，IL）、干扰素（interferon，IFN）、肿瘤坏死因子（tumor necrosis factor，TNF）、集落刺激因子（colony stimulating factor，CSF）、转化生长因子-β（transforming growth factor-β，TGF-β）、趋化因子家族（chemokine family）和其他细胞因子。

细胞因子具有以下共同特征：①由激活的细胞合成分泌，正常静息状态细胞极少储存；②产生具有多元性，即单一刺激可使同一细胞分泌多种细胞因子，多种细胞因子可由多种细胞产生；③作用呈现多效性；④大多通过自分泌或旁分泌方式短暂地产生并在局部发挥作用；⑤需与靶细胞上的高亲和性受体特异结合发挥生物学效应；⑥主要通过信号传递方式影响免疫反应；⑦生物学效应极强。

细胞因子治疗肿瘤的作用机制主要是通过非特异方式激发宿主的免疫反应引起整体免疫功能的加强，同时体内本来存在的肿瘤特异免疫的组分也受到了免疫激发，表现为特异性抗肿瘤免疫反应能力的加强。另外，细胞因子还具有控制肿瘤细胞生长、促进细胞分化、抗肿瘤血管生成、刺激造血及直接杀伤肿瘤细胞的功能。

目前，应用于肿瘤生物治疗取得较好疗效的细胞因子主要有 IL-2、IFN-α 和 TNF-α 等。

（1）白细胞介素-2（IL-2）。又名 T 细胞生长因子（TCGF），是由单个核细胞和 T 细胞系（主要是 Th 细胞）在致分裂原或同种抗原刺激下产生的。人 IL-2 为含 133 个氨基酸残基的糖蛋白，分子质量为 15420kDa。IL-2 具有多种生物学功能，在免疫调节中起中心作用：①刺激活化的 T 细胞生长和分化，增强 T 细胞的杀伤活性；②刺激 B 细胞的增殖和产生免疫球蛋白，促进 B 细胞表达 IL-2 受体；③刺激单核巨噬细胞的细胞毒性；④促进 NK 细胞的增殖，增强 NK 细胞的杀伤活性；⑤扩增和激活 LAK 细胞和 TIL 的必需因子；⑥对少突神经胶质细胞也有促进增生和分泌细胞因子的作用。因此，IL-2 通过激活 CTL、巨噬细胞、NK 细胞、LAK 细胞和 TIL 的细胞毒作用及诱导效应细胞分泌 TNF 等细胞因子而杀伤肿瘤细胞，也可通过刺激抗体的生成而发挥抗肿瘤的作用。

自 Rosenberg 首先报道 IL-2 用于治疗各种常规治疗无效的晚期肿瘤以来，IL-2 已在国内外广泛应用于肿瘤治疗。临床资料表明，大剂量 IL-2 治疗恶性黑色素瘤和肾癌效果较好，有效率达 20% 左右。目前多主张局部应用 IL-2，不仅疗效较为显著，而且所需剂量较低，毒副作用较轻。特别是小剂量瘤内注射，刺激特异性免疫反应，是有希望的治疗手段。

例如，淋巴管周围注射 IL-2 治疗头颈部肿瘤、胸腔内注射治疗原发性肺癌和恶性胸腔积液，肝动脉内灌注治疗肝癌等。此外，IL-2 和 LAK 细胞或 TIL 联合过继性免疫治疗，或与化疗药物或其他细胞因子如 TNF-α、IFN-γ、IL-4 等联合应用，可进一步提高抗肿瘤的效果。

（2）干扰素（interferon，IFN）。是由细胞对病毒感染或双链 RNA、抗原、丝裂原的刺激产生反应而诱导生成的组蛋白，主要由 IFN-α、JIFN-β、IFN-γ 三类分子及其亚型组成，具有广泛的调节作用，其生物活性主要有诱导细胞抗病毒、调节免疫系统和细胞生长分化等作用。

IFN 具有较强的抗肿瘤作用，其抗癌途径与多种因素有关，如 IFN 的类型及剂量、肿瘤的类型、宿主的状况等。IFN 的作用机制多种多样，对肿瘤细胞的直接作用表现为：①减缓细胞增殖速度，抑制鸟氨酸脱羧酶的合成，从而减少多巴胺的生物合成，并通过调控原癌基因的表达影响细胞生长调节的途径，抑制细胞的 DNA 合成和分化；②细胞毒作用，直接杀伤癌细胞；③促进细胞分化，诱导肿瘤细胞向正常分化；④改变肿瘤细胞表面性质，增加 MHC-I 和 I 抗原在肿瘤细胞的表达等。其对肿瘤细胞的间接作用表现为活化单核巨噬细胞、活化 T 细胞和 NK 细胞、调控抗体生成等。

IFN 是最早用于癌症治疗的细胞因子。3 种 IFIN 中，以 IFN-α 的使用最多。20 世纪 80 年代初，Guesada 等用 IFN 治疗毛细胞性白血病，其有效率（CR+PR）竟高达 90% 以上。之后的临床研究表明，IFN 对十多种肿瘤（包括实体瘤和血液肿瘤）有效，尤其是在肿瘤负荷较小时作用更为明显。除毛细胞性白血病外，疗效显著的还有慢性粒细胞白血病、恶性淋巴瘤、肾癌、恶性黑色素瘤、多发性骨髓瘤等。

（3）肿瘤坏死因子（TNF）。是一种直接的肿瘤细胞杀伤因子，可导致肿瘤细胞的坏死，包括 TNF-α 和 TNF-β 两种。TNF-α（又名恶病质素，cachectin）由激活的单核巨噬细胞产生；TNF-β（又名淋巴毒素，lymphtoxin，LT）由激活的 T 细胞产生。TNF 是一种多功能蛋白，具有抗肿瘤、调节免疫效应细胞、调节机体代谢、诱导细胞分化、刺激细胞生长、诱导细胞抗病毒等多种生物学活性。TNF 通过巨噬细胞、NK 细胞、CTL 和 LAK 细胞的细胞毒作用杀伤肿瘤细胞或抑制其增殖，引起肿瘤坏死、体积缩小乃至消退；也可通过阻断肿瘤的血液供应、促进宿主炎症反应、刺激产生肿瘤特异性细胞毒抗体等途径间接起作用。然而，TNF 也可参与恶病质的形成，促进肿瘤细胞有丝分裂，促使肿瘤细胞抵抗 TNF 的细胞毒活性，通过破骨作用促进肿瘤播散。因此，在制订治疗方案时应全面考虑

TNF 对肿瘤生长的有利与不利作用。一般认为，TNF 全身应用疗效很差，而且毒副作用明显，局部注射或瘤体内直接注射疗效较好（尤其是皮肤恶性肿瘤、黑色素瘤、卡波西肉瘤），其副作用较轻。

第二节　肿瘤的分子靶向治疗

一、小分子靶向药物研究

（一）蛋白酪氨酸激酶抑制剂

蛋白酪氨酸激酶（PTK）只存在于多细胞生物，参与胚胎发育、代谢、细胞增殖、血管生成和免疫应答。在恶性肿瘤中，PTK 处于持续激活状态，对维持细胞的恶性表型起着重要作用。PTK 包括受体 PTK 和非受体 PTK，目前发现的 PTK 超过 90 种，其中 60 余种为受体 PTK。受体 PTK 多为跨膜糖蛋白，一般为生长因子受体，其胞外区与相应配体结合后可通过自身磷酸化激活其胞内区酪氨酸激酶结构域，这些受体包括 ECFR、ERBB2、PDGFR、IR、ICF-1R 和血管内皮生长因子受体（VEGFR）等。非受体 PTK 有 ABL、SRC 家族和 JAK 家族等，这些 PTK 分子无细胞外结构，但可被上游信号分子激活，这些分子包括免疫细胞受体、G 蛋白偶联受体和受体 PTK 等。在正常细胞中，逆转录病毒导 ruPTK 原癌基因，基因重排、基因突变或基因扩增都可导致 PTK 活性增强或持续活化，使细胞增殖失控，导致肿瘤发生。异常激活的 PTK 对维护肿瘤细胞的恶性表型起着重要作用，酪氨酸激酶抑制剂（tyrosinekinaseinhibitor，TKI）靶向治疗已成为目前肿瘤靶向治疗研究的一大热点。

在人们认识到 PTK 在肿瘤发生发展过程中的重要作用后，就开始寻找其抑制剂，以期抑制肿瘤的生长。最初由于人们认为蛋白激酶广泛存在，在多种细胞生理过程中发挥关键作用，而且其激酶结构氨基酸序列高度保守，PTK 作为治疗靶点并不被看好。

早期所发现的天然来源的槲皮素、薰草菌素等除抑制 PTK 外，还可抑制丝氨酸/苏氨酸激酶，选择性并不强。随后人们以甲叉丁二酸和 erbstatin 为母核，合成了新一代的激酶抑制剂，这些激酶不再有抑制丝氨酸/苏氨酸激酶的活性，只抑制 PTK，这表明设计出针对某一 PTK 的小分子抑制剂是完全可能的。经典 TKI 甲磺酸伊马替尼的出现改变了人们的看法，使得人们认识到设计出针对细胞信号通路靶点特异而又有效的抑制剂是完全可能的，这是因为不同激酶的催化调节并不相同，即使其催化结构域含有保守的序列和结构。PTK 的 ATP 结合区域与其两侧非保守区域，在不同的激酶中所呈现的结构和柔性不同，这一特性已成为当下激酶抑制剂研究的热点。TKI 多为 ATP 类似物，最常见的为苯胺喹唑啉类、苯胺喹啉类和苯胺吡啶并嘧啶类，这些小分子化合物可与 ATP 竞争性结合 PTK，从而抑制 ATP 上的磷酸基团转移至底物蛋白酪氨酸残基上。

目前已开发出多种 TKI，这些小分子化合物有的可抑制一种 PTK，有的可抑制多种 PTK，已有多种 TKI 进入临床应用，以治疗各种恶性肿瘤。

1. BCR ABL 酪氨酸激酶抑制剂

t（9；22）染色体移位所形成的费城染色体可见于 95% 以上的 CML，为 CML 特异性的细胞遗传学标志，在部分 AMI 亦可见费城染色体。这一移位形成的 BCRA BL 融合基因，可表达生成两种不同的 PTK-p190（BCR-ABL）和 p210（BCR-ABL），其信号通路可促进造血干细胞和祖细胞的增殖，抑制其凋亡，导致其恶性增殖。甲磺酸伊马替尼为第一个上市的 TKI，可有效抑制 BCR ABL 激酶的活性，杀伤 BCR ABL 阳性的淋巴源性和髓源性白血病细胞，抑制其集落形成，而对正常细胞几乎没有毒性。在费城染色体阳性 CMI 中，伊马替尼在 IFN-α 治疗失败患者中的细胞遗传学缓解率达 65%~90%，在未经治疗的慢性期 CML 的细胞遗传学缓解率为 80%~90%，在成人费城染色体阳性 ALL 中，缓解率为 20%~40%。BCR-ABL 的某些突变可至伊马替尼耐药，这些突变有 15 种，包括 Y253H、E255V、E255K、F359V、T3151、AG250E、F317L、E355G、H396P、M351T、M253H、L248V、Q252H、Y253H 和 Y253C 等。

在确定伊马替尼耐药 BCR-ABL 突变确定后，人们又开发了第二代 BCR-ABL 抑制剂，目前已有多种第二代药物上市，达沙替尼和尼洛替尼即为其代表。达沙替尼于 2006 年被美国 FDA 批准用于治疗费城染色体阳性 CML，它既可以与 ABL 酪氨酸的活性部位连接，又可与其非活性部位连接，比伊马替尼更有药效，但不会杀伤静止的干细胞群。尼洛替尼于 2007 年上市，为选择性的 BCR-ABL 抑制剂，其效能为伊马替尼的 20~50 倍，能抑制除 T315I 外的伊马替尼耐药性 BCRABL 突变。达沙替尼和尼洛替尼的疗效虽令人鼓舞，但这些药物使用后可诱发新的突变。伯舒替尼是 SRC 和 BCR-ABL 双重抑制剂，对 Y253H、E255V、E255K 和 F359V 突变的 BCR ABL 有效，但不能抑制 T3151 突变体。INN 0-406 物对 BCR-ABL 酪氨酸激酶的抑制活性是伊马替尼的 25~55 倍，并且还能抑制达沙替尼耐药的 T315A、F317L 和 F317V BCR-ABL 突变体，但不能抑制 T315I 突变体。AZD0530 为喹唑啉类 TKI，为 SRC 和 BCR-ABL 双重抑制剂，对 AZD0530 耐药的 BCR-ABL 突变体尚未见报道。这些药物目前均已进入临床试验阶段，除此之外，还有多种 BCR-ABL 抑制剂正在研究中。

2. 表皮生长因子受体家族酪氨酸激酶抑制剂

EGFR 家族受体胞内含 PTK 结构域，与其相应配体结合后，EGFR 二聚化并发生自身酪氨酸残基磷酸化，从而启动下游信号通路。吉非替尼（商品名易瑞沙）为选择性 ECFR 激酶抑制剂，可与 EGFR 的 ATP 结合位点结合，其对 EGFR 的抑制作用比 ERBB2（HER2/neu）强 200 倍，可抑制多种肿瘤细胞中的 ECFR，从而抑制肿瘤细胞的增殖。吉非替尼在体内还可抑制肿瘤血管生成，目前已用于多种肿瘤的治疗。埃罗替尼于 2004 年上市，其结构和效应都类似吉非替尼。两种药物目前均已用于多种恶性肿瘤治疗，其中以 NSCLC 疗效最好。两种药物的疗效取决于肿瘤 EGFR 突变状况，在少部分 EGFR 突变激活患者中，其疗效较好，而在大部分 ECFR 过表达的患者中，其疗效并不令人满意。由于不能精确测定 EGFR 的磷酸化程度，所以尚不能确定是否吉非替尼和埃罗替尼治疗失败与其不能持续抑制 EGFR 激酶活性有关。后来人们发现，不可逆 EGFR 激酶抑制剂的抗肿瘤作用优于可逆性抑制剂，这一发现可解释上述推测。鉴于吉非替尼和埃罗替尼疗效不佳，目前临床上已很少应用可逆性 EGFR 激酶抑制剂，但在 10%～20% EGFR 过表达的多形性胶质母细胞瘤中，ECFR 激酶抑制剂治疗有效，进一步研究发现其疗效与 PTEN 和△（2-7）EG-FR 突变体的表达相关。这一现象提示，ECFR 对肿瘤细胞的生存起关键作用，或者与其他凋亡信号通路协同作用时，EGFR 抑制剂在治疗恶性肿瘤时有效。针对 HER2 的 TKI 往往既可抑制 HER2，又可抑制 EGFR，目前应用较为广泛的为拉帕替尼（lapatinib）。拉帕替尼为一可逆性 EGFR 家族 TKI，为 4 喹唑啉胺类化合物，可抑制 EGFR 和 HER 的酪氨酸激酶活性。在 HER2 过表达的细胞系中，应用拉帕替尼可使其凋亡增加 25 倍，且这一抗肿瘤活性不被 EGF 抑制，与曲妥珠单抗联合应用可逆转对曲妥珠单抗的耐药。目前已有多项以拉帕替尼为基础的 II 期临床试验在进行，拉帕替尼作为抗肿瘤药物的疗效正在评价。

可逆性激酶抑制剂都为 ATP 类似物，需要与激酶持久结合，才能发挥有效的抗肿瘤作用，但细胞内存在着高浓度的 ATP，且这些药物很容易清除细胞，正电子发射断层成像发现可逆性激酶抑制剂可很快从肿瘤区域清除。为增强激酶抑制剂的疗效，人们在 4-（苯胺基）喹唑啉和喹啉母核的基础上设计出了多种不可逆 EGFR 抑制剂，其主要开发策略为在苯胺喹唑啉和喹啉类抑制剂上连接上亲电子的共价结合基团，使其可攻击激酶 ATP 结合部位的半胱氨酸残基。ECFR 的 Cys773 和 HER2 的 Cys751 均在其 ATP 结合袋内部，人们尝试在喹唑啉和喹啉环的 6 位和 7 位添加亲电取代基团，设计出了一系列的不可逆抑制剂，其中以 6 位亲电基团的效果最好。目前开发出来的 EGFR 激酶的不可逆抑制剂有 PD168393、CI-1033（canertinib）、HKI272（neratinib）、EKB-569、XL647、BIBW2992、EKB-569、ZD6474 和 PF299804 等，这些药物除可抑制 EG-FR 外，还可抑制 HER2，多为全 ERBB 抑制剂，其中部分药物已进入临床试验，显示出良好的疗效。不可逆 EGFR 激酶抑制剂可抑制对吉非替尼耐药的 EGFR 突变体，表明持续占领 ATP 结合位点的必要性，这种策略往往可以减少药物用量，降低毒副作用。

3. 血小板源性生长因子受体家族酪氨酸激酶抑制剂

PDGFR 在肿瘤中的作用并不限于癌变过程本身，阻断 PDGFR 可降低肿瘤组织内压，有利于抗肿瘤药物进入肿瘤内部，抑制肿瘤血管生成。现已开发出多种不同结构的 PDG-FR 抑制剂，这些化合物在体外和体内均表现出良好的抗肿瘤效应，但目前只有伊马替尼应用于临床。几乎所有的 PDGFR 抑制剂除抑制 PDCFR 外，还可抑制其他 PDCFR 家族受体，如 cKit 和 FLT3 等。喹嘧啉类化合物 AG1295、AG1296 和 AGL2033/43 可高度选择性抑制 PDGFR 家族成员。除伊马替尼外，许多 PDGFR 抑制剂也都进入临床试验阶段，在这些药物中，除 CP547632 为选择性 PDGFR 抑制剂外，其他均为多靶点 TKI，因此很难判断其抗肿瘤效应有多少是通过抑制 PDGFR 实现的。嘧啶基吡啶类药物最初是作为 PDGFR 抑制剂设计的，但最终却以 BCR ABL 抑制剂上市。由于伊马替尼还可抑制 BCR-ABL，其与 PDCFR 的结合方式可能与其他抑制剂不同，但这一推测有待进一步证实。

4. I 型胰岛素样生长因子受体酪氨酸激酶抑制剂

由于 IGF-1R 与 IR 结构相似，其激酶结构域与 IR 的同源性达 84%，在设计 IGF-1R 抑制剂时，也遇到了与设计单克隆抗体相同的挑战。在 IR 激酶结构域三维结构研究的基础上筛选出了许多 ICF-1R 抑制剂，这些化合物对其具有中度的选择性，其中最有效的是 AG538 及其疏水类似物 1-0me AC538。近年来合成的新的 ICF-1R 激酶抑制剂 NVP-AEW541 为 IGF-1R 选择性抑制剂，其与 IGF-1R 的结合力是 IR 的 25 倍。此外，NVP-ADW742、BMS-55417 和 BMS-536921 等对 IGF-1R 的抑制作用均强于 IR，但这些化合物对 IGF-1R-IR 杂交受体的抑制作用目前尚未见报道。IGF-1R 抑制剂 PPP 和 NVP-AEW541 可降低 1GF-1R 阳性小鼠血糖水平，但不能降低 IFG-1R 阴性小鼠血糖水平。除上述药物外，多靶点药物 Insm-18 和 EXEL-228 等对 IGF-1R 亦有抑制作用，这些药物目前已进入临床试验，其对恶性肿瘤的疗效正在进行评价。

5. MET 抑制剂

MET 为肝细胞生长因子（HGF）的受体。HCF 主要由间质细胞产生，以自分泌和旁分泌的方式起作用，HCF/MET 信号通路对多种上皮细胞具有促有丝分裂的作用，能诱导细胞增殖、分散、迁移，以及器官和血管发生等一系列生物学效应。同 EGFR 一样，MET 与 HGF 结合后，其胞内 PTK 结构域首先要发生自身磷酸化，然后才能启动下游信号通路，其下游信号通路包括 PLC-Y、PIsK/AKT、ERK/MAPK 等。与其他生长因子不同，MET 激活后可诱导 CAB1 持续磷酸化，从而可诱导许多信号通路的持续活化。这种信号转导模式是 HCF/MET 信号通路的显著特征，而且为细胞分化、器官发生和损伤修复所必需。

MET 在正常组织中表达甚低，但在肿瘤组织中，肿瘤细胞分泌的 HGF 既可以自分泌的方式发挥作用，也可通过 IL-1、FGF-2 和 PDGF 等细胞因子刺激邻近成纤维细胞分泌 HGF。在多种人类肿瘤中可见 MET 过表达，在转移肿瘤中尤其明显。MET 信号通路可影响肿瘤细胞黏附，促进肿瘤细胞迁移，促进细胞外基质降解，诱导肿瘤血管生成，促进肿瘤细胞增殖。MET 的表达与肿瘤患者的预后密切相关，这使得 HGF/MET 通路成为抗肿瘤治疗的重要靶点。

多数 TK1 类 MET 抑制剂可与 ATP 竞争结合 MET 胞内区的 ATP 结合位点，阻止磷酸化、受体激活与下游信号转导，但 ARQ197 可与 ATP 结合位点之外的区域结合，变构抑制其活性。早期开发的 MET 抑制剂 SU11274 和 PHA 665752 可有效抑制肿瘤细胞生长，为后期的新药开发提供良好的平台。近期开发的新药 RP1040 和 CEP-A 在动物模型中表现出良好的抗肿瘤效应。JNJ-38877605 和 PF-04217903 是已进入临床试验的 TKI 类 MET 抑制剂，前者对 MET 及相关 PTK 的选择性很高，而后者还可抑制间变性淋巴瘤激酶（ALK）。此外，AMG208、E7050、MK8033、MP470、SGX523、MS777607、MGCD265、MK2461、 foretinib、ARQ197、XL184、PF-02341066 和 PF-04217903 等均已进入临床试验。

6. JAK 抑制剂

JAK 为细胞质内 PTK，在细胞因子的信号转导过程中起着重要作用。在多种血液系统肿瘤和一些实体瘤中可见 JAK2 信号增强，或者出现持续性活化的突变体，这使得 JAK2 成为恶性肿瘤治疗的靶点之一，但目前尚无针对 JAK2 的分子靶向药物上市。AG490 为第一个合成的 JAK2 抑制剂，在动物肿瘤模型中可成功抑制血液系统肿瘤和实体瘤。目前人们已合成多种具有抗肿瘤活性的 AC490 类似物，这些抑制剂均抑制 JAK2/STAT3/5 信号。

JAK3 为 IL-2、IL-4、IL-7、IL-9、IL-13 和 1-15 的下游信号通路，在淋巴源性细胞中表达丰富，参与 T 细胞的活化和增殖，在白血病、自身免疫和免疫排斥等的发病中起重要作用。目前已有多种 JAK 抑制剂问世，但这些药物主要用于自身免疫性疾病、器官移植排斥和变态反应等疾病的研究，有关白血病的研究报道很少。

7. 多靶点酪氨酸激酶抑制剂

在肿瘤细胞中，往往有多种 PTK 信号通路激活，在应用高选择性 TKI 抑制一种 PTK 活性时，另一种 PTK 可能会代偿性增强，通过细胞信号网络激活受抑制的下游信号通路，从而对抗 TKI 的作用，这就需要同时抑制多种 PTK。应用多种选择性 TKI 可以抑制多种 PTK，但同时应用多种药物必然会增大其毒副作用，同时也会增加药物研发成本和社会医疗支出，因此开发多靶点酪氨酸激酶无疑是更好的选择。目前已知的 60 多种 PTK 依据其胞外结构域可分为 20 个亚家族，它们在不同的细胞活动中起着关键作用。文献已经报道了多种 TKI，这些 TKI 按结构可分为苯胺喹唑啉类、喹啉类、吲哚类、吲唑类、嘧啶类、哒嗪类和芳基脲类，这些化合物中以苯胺喹唑啉类化合物活性最高、选择性最好。各大制药商对该类抑制剂的结构改造、构效关系和药理活性进行了大量研究，开发出了各种多靶点 TKI。而喹啉类化合物是在峰唑啉类化合物的构效关系研究基础上开发出来的，将喹唑啉 32 位氮原子替换为碳原了并引入亲电基团，可保持其整体构型和电荷分布，但不影响其活性。吲哚环也是一类重要的酪氨酸抑制剂母核，在吲哚环 3 位原子以双键连接吡咯及其衍生物或其他基团时活性较好。阿西替尼、MBS2599626 和帕佐帕尼均以吲唑母核为基础，在吲唑的 5 位和 6 位引入氮或硫等给电子基团，并对其进行芳基化取代。伊马替尼为嘧啶类多靶点 TKI，由于其易诱导耐药，目前已开发出多种伊马替尼类似物，如前文所述的达沙替尼及 INN02406、AEE788 等。伐他拉尼和特拉替尼为哒嗪类化合物，其哒嗪的 2 位被对氯苯胺取代，二者可抑制包括 PDCFR 和 VEGFR 在内的多种 PTK。芳基脲结构化合物于 1995 年发现具有 RAF1 抑制活性，随后人们设计出一系列含脲基的 RAF1 抑制剂，最终得到了索拉非尼。除抑制 RAF1 外，索拉非尼还可抑制 PDGFR 和 VEGFR。其他芳基脲类化合物 KRN951 和 CP2517632 等也具有抑制 PDCFR 和 VEGFR 的活性，目前已进入临床试验研究的多靶点 TKI 如表 7-2-1 所示。

表 7-2-1　部分进入临床试验的多靶点酪氨酸激酶抑制剂

化合物	分子靶点	对酪氨酸激酶的抑制	临床试验阶段
凡德他尼	VEGFR2，ECFR，RET	不可逆抑制	Ⅲ色素瘤期
cedirenib	VECFR1、VEGFR2、VEGFR3，PDCFR8，KIT	可逆抑制	Ⅱ/Ⅲ色素瘤期
vantalamib	VEGFR，PDGFR，KIT	不可逆抑制	Ⅰ/Ⅱ期
BIB W-2992	EGFR，HER2	不可逆抑制	Ⅰ期
EKB-569	ECFR，HFR2	不可逆抑制	Ⅱ期
HKI-272	ECFR，HER2	不可逆抑制	Ⅱ期
motesanib	VEGFR1、VEGFR2、VEGFR3，PDGFR	可逆抑制	Ⅱ期
diphosphate	KIT，RET	可逆抑制	Ⅱ期
阿西替尼	VEGFR2、VECFR3，PDGFRβ	可逆抑制	Ⅱ期
AEE788	EGFR，HER2，VEGFR2.	可逆抑制	Ⅰ期
BMS599626	EGFR，HER2，ERB1B4	不可逆抑制	Ⅲ色素瘤期

（二）细胞内信号通路抑制剂

1. PI3K/AKT/mTOR 信号通路抑制剂

PIK/AKT 通路广泛存在于细胞中，参与细胞生长、增殖与分化。PI3K 为连接细胞外信号分子与细胞内信号通路的桥梁分子，可被 G 蛋白偶联受体、受体 PTK 和 RAS 激活，PIK 激活后可对磷脂酰肌醇的肌醇环 3 位进行磷酸化，其产物一方面可促进 ATK 由细胞质转移至细胞核内，还可使 AKT 构象发生改变，有利于 ATK 磷酸化激活。活化的 AKT 可进一步激活 BCL-2 家族、E2F、糖原合酶 3（GSK3）、FKHR 和 S6 蛋白激酶等多种下游信号分子。PIK/AKT 信号通路可促进细胞进入 S 期并诱导 DNA 合成，抑制细胞凋亡，促进血管生成。mTOR 是一种与 PI3K/AKT 信号通路相关的蛋白激酶，活化的 PIK/AKT 可通过 TSC1/2 复合物激活 mTOR，而 mTOR 可通过激活 p70S6K 促进 mRNA 的转录和翻译，还可灭活翻译抑制蛋白 4E-BP1 等。PIK/AKT/mTOR 被认为是蛋白质合成的主要信号调节通路，可以调节细胞的增殖、分化和迁移等。抑癌基因 PTEN 可抑制 PI3K/AKT/mTOR 信号通路，而恶性肿瘤中 PTEN 失活常导致这一信号通路的过度活化，导致细胞凋亡受到抑制、细胞周期加快、肿瘤血管生成。PI3K 在肿瘤的发生发展与侵袭转移过程中起着重要的作用，目前已成为抗肿瘤治疗的重要靶点之一。

目前开发出的靶向药物有 PI3K 抑制剂、PDK-1 抑制剂、AKT 抑制剂和 mTOR 抑制剂。PI3K 抑制剂包括针对其催化亚单位 p110 的抑制剂和亚基异构型特异性抑制剂，前者以沃曼青霉素和 LY294002 为代表，后者包括 IC486068 和 helenaquinone。此外，天然产物鱼藤素也被认为是一种候选的 PI3K 抑制剂。上述几类 PI3K 抑制剂毒性往往较强，在临床研究中并未显示出明显的优势，但理论上 PI3K 抑制剂可避免抑制 mTOR 而产生的 AKT 负反馈激活，因此，开发高效、低毒、特异的 PIK 抑制剂是非常必要的。

PDK-1 是一种丝氨酸苏氨酸激酶，它磷酸化 AKT 的 T308 位残基，为 AKT 活化所必需。此外，PDK-1 还激活 AGC 激酶超家族的 PKC、S6K、SGK 和 PKA 等成员，这些激酶也可调节细胞的增殖与存活。开发抑制 PDK-1 的抗肿瘤药物无疑具有很大的优势，但其毒副作用亦不小。目前正在开发的 PDK-1 抑制剂有 UCN-01、celecoxib 及其衍生物和 BX320 等。

AKT 抑制剂包括 perifosine、磷脂酰肌醇醚脂和 PX2316 等脂类，以及 API-2、API-259CJ-OMe 和 AKT-in 等非脂类化合物。AKT 可将信号传递给众多的下游底物，抑制 AKT 可抑制其众多的下游信号通路，但很难确定其发挥作用的下游信号通路，因此抑制 AKT 往往意味着较大的潜在毒性。目前的临床研究发现，众多 AKT 抑制剂中，perifosine 在早期临床试验中显示了良好的耐受性。

mTOR 抑制剂为 PI3K/AKT/mTOR 通路靶向药物中研究最透彻、开发最完善的一类。雷帕霉素为最早发现的 mTOR 抑制剂，作为免疫抑制剂被美国 FDA 批准用于器官移植。雷帕霉素用作抗肿瘤药物具有很大的毒性，其衍生物 CCI-779、RAD-001 和 AP-23573 也都具有抗肿瘤活性，这类化合物在体外可有效抑制肿瘤细胞生长。mTOR 抑制剂在临床试验中的表现令人振奋，这类药物在体内有广泛的抗癌谱，若同时抑制 PI3K、PDK-1 和 AKT，其抗肿瘤效果可能更佳，但毒性也更大。基于此设想，科学家们设计出了可同时抑制 AKT 和 mTOR 激酶活性的小分子化合物，这些药物具有更强的激酶抑制活性，对雷帕霉素耐药肿瘤细胞仍然有效。

2. RAS/RAF/MEK/ERK 信号通路抑制剂

RAS/RAF/MEK/ERK 信号通路的异常与肿瘤的发生密切相关，几乎所有细胞信号通路都可激活 RAS，活化的 RAS 可激活 RAF，RAF 再激活 MEK，MEK 则可激活 ERK。活化的 ERK 可形成二聚体进入细胞核内，调节细胞的增殖、分化和凋亡。在肿瘤细胞中，可见 RAS/RAF/MEK/ERK 通路的持续激活，这一通路的激活与肿瘤细胞生长失控、凋亡受阻和化疗耐药有关。目前已开发出多种 RAS 信号通路靶向药物，其作用靶点分别为 RAS、RAF 和 MEK。

以 RAS 为作用靶点的化合物为法尼基转移酶抑制剂（FTI）。法尼基转移酶可将法尼基转移至 RAS 羧基末端的 Cys 残基上，促进 RAS 定位于细胞膜上。而 RAS 只有定位在细胞上时，才可参与细胞信号转导。FTI 类药物可抑制 RAS 的这一作用，从而抑制其酶活性，目前研究较多的 FTI 有 tipifarnib、lonafarnib 和 BMS-214664，这些化合物在体外可抑制多种肿瘤的生长，与其他药物联合应用可增强其效应，目前都已进入临床试验阶段。

对于 RAF 激酶来说，目前已有小分子化合物可抑制其活性，索拉非尼为其代表。

如前文所述，索拉非尼为多种酶的抑制剂，可抑制 RAF 激酶活性，目前已进入临床阶段，以治疗多种肿瘤。RAF 激酶抑制剂多可与 ATP 竞争结合其 ATP 结合位点，除索拉非尼外，GW5074、BAY43-9006 和 NVP-AAL881 等亦可有效抑制 RAF 活性，这些药物也已进入临床试验阶段，其中，NVP-AAL881 在 B-RAF 突变时具有更强的抗肿瘤活性。

MEK 抑制剂多为 ATP 非竞争性抑制剂，包括 U0126、CI1040 和 AZD6244。U0126 为第一个发现的 MEK 抑制剂，可抑制 MEK 磷酸化，从而抑制其激酶活性，与化疗药物或者分子靶向药物联合应用可增强其作用。CI1040 系列抑制剂有 PD184352 和 PD0325901，是 MEK 选择性抑制剂，二者在体外与雷帕霉素有协同作用。AZD6244 主要作用于 MEK 激活环节，使得 MEK 与 ATP 和底物结合，但不能活化。部分 MEK 已进入临床试验阶段，其疗效有待评价。

3. 聚 ADP 核糖聚合酶 1 抑制剂

聚 ADP 核糖聚合酶（PARP）是存在于真核细胞中催化聚 ADP 核糖化的酶，位于细胞核内，能够利用 NAD 把 ADP 核糖转移到蛋白质的谷氨酸残基上。目前在人类基因组中已发现 16 个不同基因编码的 PARP 超家族成员，其中最早发现的是 PARP1，其特性也最清楚。PARP1 由 1041 个氨基酸残基组成，可分为三个结构域：DNA 结合结构域、自我修饰结构域和催化结构域。DNA 结合结构域含核定位序列和两个锌指结构，参与 DNA 缺口的识别；自我修饰结构域可催化自身 ADP 糖基化；催化结构域可将 NAD 转化为 ADP 核糖。PARP1 可催化多种蛋白质发生聚 ADP 糖基化，参与 DNA 修复、转录和细胞凋亡等多种细胞功能的调节。PARP1 对维持细胞基因组稳定至关重要，PARP1 抑制可使细胞对烷化剂、电离辐射等 DNA 损伤因子更加敏感，更易发生恶性转化。应用 PARP1 抑制剂可抑制肿瘤细胞 DNA 修复，促进肿瘤细胞凋亡，使肿瘤细胞对放化疗更加敏感。目前正在进行临床试验的 PARP1 抑制剂有 ABT-888、AG-014699、olaparib 和 BSI-201，这些药物在 BRCA 基因表达缺失的患者中疗效更为明显。

4. HSP90 抑制剂

热激蛋白（HSP）是生物体中普遍存在的高度保守的蛋白质，按其分子质量大小可分为 HSP100、7HSP90、HSP70、HSP60 和小 HSP 五大家族，其中 HSP90 和 HSP70 与 SRC、RAF 和 AKT 及类固醇激素受体密切相关，在细胞的恶性转化和转移中发挥着重要作用。HSP90 为一种 ATP 依赖的分子伴侣，与 ATP 结合后其构象发生改变并形成二聚体。多种 PTK 在肿瘤细胞的生长、存活、代谢和血管生成中起着重要作用，其中以 HER2 最受重视。HER2、SRC 等 PTK 及 RAF、AKT 等激酶都是 HSP90 伴侣复合物的底物，抑制 HSP90 可促进这些激酶的降解，具有更广泛的抗肿瘤作用。

目前所开发的 HSP90 抑制剂有格尔德霉素类、根赤壳菌素类和 PU3 类。格尔德霉素（geldanamyein，GA）为第一个发现的 HSP90 抑制剂，可直接与 ATP 竞争结合 HSP90，抑制其与底物蛋白的结合，从而抑制 HSP90 伴侣复合物的形成，诱导底物蛋白的降解。GA 虽具有明显的抗肿瘤活性，但其肝毒性强，且在体内代谢速度快，临床应用价值不大。以 GA 为基础的各种衍生物可改变其特性，其中以 17AAG（17allyl-amino-17demethoxy-geldanamyein）研究最多。17AAG 具有 GA 的全部特征，但其毒性更低。由于 17AAG 只能静脉给药，所以人们又设计出了 17-dimethylaminoethy lamino 和 17-demethoxy 格尔德霉素，这些药物具有良好的水溶性和口服生物利用度，目前已进入临床试验阶段。根赤壳菌素结合于 HSP980 的 N 端区域，比 GA 和 17AAG 具有更高的亲和力，但在体内尤抗肿瘤活性，其肟衍生物则具有体内的抗癌活性，可作为优良的候选抗肿瘤药物。PU3 是以嘌呤为基础的 HSP90 抑制剂，其作用与 AC 相似，其衍生物 PU24F-CL 亲和力更强，选择性更高，具有良好的应用前景。

二、抗血管生成治疗

肿瘤血管生成包括血管形成（angiogenesis）和血管发生（vasculogenesis），前者为在原有血管结构的基础上，以出芽等方式形成新毛细血管的过程；后者则是以骨髓来源的成血管细胞（angioblast）等为胚芽，分化成为血管内皮细胞，从无到有地形成血管及毛细血管样网络结构的过程。血管生成是一个复杂的病理生理过程，涉及细胞外基质降解、血管内皮细胞增殖和迁移及血管结构和血管网络形成等主要环节，并受到精细且复杂的细胞和分子机制的调控。血管生成是实体瘤发展、转移的关键步骤，也是肿瘤靶向治疗的主要研究领域。抗肿瘤血管生成的分子靶点有：①促进血管生成的相关因子（如血管内皮生长因子，VECF）和抑制血管生成的相关因子（如内皮抑素）；②VEGF 受体（VEGFR）；③细胞外基质（如 MMP2）；④肿瘤血管内皮细胞；⑤肿瘤血管内皮细胞特有的蛋白质分子。在肿瘤血管生成的诸多靶点中，以 VEGF、PDGF 和 ECF 系统研究得较为深入。

VEGF 是目前已知的最强的血管内皮细胞特异性有丝分裂原，在内皮细胞增殖、迁移和血管构建中起着重要作用。VECF 可通过以下途径发挥作用：①直接刺激血管内皮细胞的增殖、迁移和毛细血管的分化；②促进血浆蛋白向毛细血管外渗出，增加血管周围纤维蛋白的沉积；③诱导纤溶酶原激活物及其抑制因子的合成，促进血管细胞外基质的降解；④诱导一氧化氮产生，促进血管扩张和血流增加。VEGF 在多种类型肿瘤中呈高水平表达，可通过自分泌或旁分泌形式刺激肿瘤细胞生长和血管生成。VEGF 主要通过作用于血管内皮细胞上高亲和力的酪氨酸激酶受体 VEGFR-1 和 VEG-FR-2 发挥生物学作用，两者具有不同信号转导途径，其中，VEGFR-2 在介导 VEGF 相关的内皮细胞增殖、肌动蛋白重组等血管形成的生物效应中最为重要。VEGFR-1 虽与 VECF 的亲和力更强，且磷酸化作用也相似，但对细胞的促分裂作用却不甚明显。VEGF 信号通路是肿瘤血管生成、肿瘤生长及转移的关键限速步骤，因此，抗肿瘤血管生成靶向治疗也多以 VECF 信号转导通路为靶点。

目前已有多种针对 VECF 信号通路的分子靶向面世，这些药物有单克隆抗体、VECFR 拮抗蛋白和小分子 PTK 抑制剂。单克隆抗体中最常用的为贝伐单克隆抗体（bevacizum-ab），它是人源化 VEGF 抗体，可与 VEGF 结合，抑制其与 VEGFR 结合，从而抑制 VEGF 信号通路。临床试验表明，贝伐单抗可延长患者的无进展生存期，目前该抗体已经被批准用于治疗转移性结直肠癌。HuMV833 为另一人源化 VECF 单克隆抗体，目前也已进入临床试验。除膜型分子外，VEGFR 还有可溶性剪接体，可与模型 VECFR 竞争结合 VEGF。

VECF-Trap 是通过基因工程方法，将 VEGFR-1 的第二个 Ig 结构域与 VECFR-2 的第三个 Ig 结构域和人 IgG 的 Fe 片段连接在一起形成的融合蛋白。与 VEGF 单克隆抗体相比，VEGF-Trap 具有更强的抑制作用，目前 VECF-Trap 已进入临床试验。除抗 VEGF 单克隆抗体外，抗 VEGFR 单克隆抗体也正在研究之中，IMC-1121B 为其代表。IMC-1121B 可与 VEGFR-2 特异性结合，抑制 VEGF 与 VEGFR-2 的结合。IMC-1121B 治疗恶性肿瘤的临床试验目前正在进行。在小分子 TKI 方面，多靶点 TKI 舒尼替尼、索拉非尼、vatalanib 和 pazopanib 等均已进入临床试验。

除人工合成的药物外，一些中药及其复方制剂也可通过抑制 VEGF 表达、阻断 VEGFR、抑制内皮细胞增殖、抑制细胞外基质降解和阻断内皮细胞特异性整合素等机制发挥抗血管生成作用，具有广阔的应用前景。

抗血管生成治疗为肿瘤治疗增添了新的领域，具有靶点选择性高、不良反应少及耐药现象发生延迟等优点，显示出良好的前景，但还存在应用剂量、最佳给药时机、给药方案及合理的疗效评价体系等问题，相信随着基础研究和临床诊疗技术的不断发展，肿瘤血管生长抑制药物的开发和使用会逐渐成熟，更好地在肿瘤治疗中发挥作用。

三、分子靶向治疗未来的发展方向

目前靶向药物的开发需要一套新的策略。由于分子靶向药物的作用靶点只在一部分肿瘤中表达，因此临床试验中患者的选择十分重要，只有选择高表达该靶点的患者，才能有效评价分子靶向药物的疗效。早期临床试验除确定靶向药物的安全性、最佳剂量和治疗计划外，还应检测靶分子的表达，确定在治疗过程中靶分子确实受到干预。分子靶向药物临床试验的评价指标亦应当修正，一些靶向药物治疗并不能诱导肿瘤消退，因而不能用化疗的评价指标来评价分子靶向药物的疗效。分子成像技术可以在活体中检查靶蛋白的表达，对于筛选合适的病例和测定靶向药物的疗效具有重要的指导意义。此外，一些靶向药物（如抗血管生成药物）本身的抗肿瘤活性有限，但可增强传统抗肿瘤治疗手段的疗效。由于分子靶向药物临床试验患者多已进入晚期，且已经过前期多重治疗，因此对各种治疗手段的反应性均很差，并不是靶向药物治疗对象的理想选择，将分子靶向药物应用于更早阶段肿瘤的治疗，将会使更多的肿瘤患者获益。

第三节　肿瘤的干细胞治疗

肿瘤干细胞是一类来源于干细胞、具有无限自我更新潜能，并能形成与原发灶相似的异质性肿瘤细胞。肿瘤干细胞在肿瘤中只占极少的部分，却是肿瘤复发和转移的根源。针对肿瘤干细胞的治疗已经成为治疗恶性肿瘤的一种新趋势，具有极大的潜在应用价值。目前，肿瘤化疗药物主要是针对处于分裂周期的细胞，而肿瘤干细胞多处于静息期休眠状态，对化疗药物的敏感性差。而且，肿瘤干细胞可能与正常干细胞同样特征性地表达 MDR1 和 ABC transporler 等抗药蛋白，对化疗和诱导凋亡不敏感，这就部分解释了肿瘤化疗后缩小，而停药后仍可能原位复发的原因。据 Cuzman 报道，在急性髓性白血病中，联合使用蛋白酶抑制剂 MG132 和 Anthracyeline indarubicin 能使白血病干细胞快速凋亡，而造血干细胞仍可存活。因此，将肿瘤干细胞作为肿瘤治疗的靶点将有利于提高治疗效果和改善预后。

一、靶向肿瘤干细胞治疗的临床应用基础

过去 20 年中，人们已开发了 30 多种新的抗癌药物，然而不少恶性肿瘤患者的生存率仍有待提高。肿瘤干细胞理论及其模型的建立为癌症治愈带来了新的希望，同时也对目前药物疗效评价机制带来了挑战，疗效的评价以肿瘤对药物的反应为标准，即通常以用药前后肿瘤的大小作为参考标准。一般而言，针对分化成熟的肿瘤细胞，药物会产生很明显的临床效果，肿瘤大小会有显著改变，甚至可能会清除肿瘤，然而，这可能只是表面现象，真正的肿瘤干细胞其实并未被清除，肿瘤随时可能复发。

肿瘤干细胞和正常干细胞一样多处于 Go 静止期，不像大多数快速增殖的肿瘤细胞，常规放化疗都不易杀到它，即使 99.99% 肿瘤细胞都被杀死了，但只要有 0.01% 的肿瘤干细胞还活着，它们就会成为今后肿瘤复发的根源。如果确认实体瘤的生长是受肿瘤干细胞的驱使，那么这在肿瘤的治疗上将具有深远的意义。目前，所有表型不同的肿瘤细胞均被视为似乎有无限增殖的潜能和获得转移的能力。然而，多年来的研究已表明，仅有少数散布的远离肿瘤初始发生部位的肿瘤细胞能在无明确转移肿瘤的患者中被检测到。一种可能性是免疫监督作用，在肿瘤细胞形成可检出的肿瘤之前已将散布的肿瘤细胞高效地杀灭；另一种可能性是，多数肿瘤细胞缺乏形成新的肿瘤的能力，仅有散布的极少量的肿瘤干细胞能引起肿瘤转移。如果是这样，治疗的目的必须是确定和杀灭肿瘤干细胞。更为重要的是，肿瘤干细胞具有正常干细胞的自我保护特性，如 DNA 损伤的修复、多药耐药型膜转运蛋白的高表达、处于相对静止状态及拥有特定的微环境等，使其能够逃逸现有的肿瘤治疗手段，导致肿瘤复发。但肿瘤干细胞与正常干细胞还是存在一定的差异，因此关键是探讨肿瘤干细胞与正常干细胞不同的表面标记以及对某些特定的信号通路的依赖性的区别，并用于靶向性治疗，选择性地去除肿瘤干细胞而不影响正常干细胞。如果肿瘤干细胞能够预先被识别并分离出，那么我们将能够确定出新的更有效的诊断标志物和针对肿瘤干细胞进行治疗的靶位。所以，对肿瘤干细胞的研究很重要，研究它的发生及发展规律，并加以消灭，也可能是根治肿瘤、防止其复发的一条重要途径。

（1）肿瘤细胞与干细胞都有无限增殖的潜能和自我更新的能力，但肿瘤干细胞缺乏自我稳定调控能力，它可以无限制生长，产生不同表型的肿瘤细胞，并能够在体内形成新的肿瘤。

（2）二者都具有分化能力。不同类型的干细胞具有不同的分化潜能。例如，胚胎干细胞在向成体干细胞分化的过程中，分化潜能逐渐变低，分化方向逐渐明确，肿瘤干细胞同样具有类似的分化能力，但肿瘤干细胞缺乏分化成熟的能力。

（3）二者在分子水平上具有一些共同的调控途径，如均涉及 Notch、Wnt 和 Sonichedgehog（SHH）等细胞信号转导途径，这些通路在维持正常干细胞的自我更新中起到了重要的作用，而在肿瘤干细胞中常出现突变或异常激活，缺乏自我更新信号转导途径的负反馈调节机制，因此这些通路可能会成为去除 CSC 的靶点。

Notch 通路参与早期造血功能的调节，启动细胞自我更新，同时选择性诱导 T 细胞的分化。研究显示，超过 50% 的 T 细胞性白血病（T-ALL）患者带有 Notch 基因的活化性突变，突变造成 Notch1 胞内段（intracellular Notch1，ICN）释放，或造成 ICN 降解的 PEST 区域功能丧失，从而导致 Notch 信号途径异常活化。例如，t（7；9）染色体易位使 Notch1 分子的胞膜外区域缺失，这样在无配体存在下 Notch1 胞内段可直接进入核内，持续传递信号，使造血干细胞不断增殖并向 T 细胞方向分化，从而导致 T-ALL。Notch 途径的调节异常可导致乳腺癌，临床实验表明，持续表达 Notch4 胞内段的转基因小鼠在 4~6 个月内发生乳腺癌。Wnt 是分泌性蛋白，调节多种细胞进程，Wnt 信号转导途径涉及包括肠道、皮肤、中枢神经系统和造血系统在内的多种上皮干细胞的自我更新，Wnt 蛋白与受体 Frizzled 和 LRP-5/6 结合，激活 β 连环素（β-catenin），β-catenin 进入细胞核内，与转录因子淋巴细胞强化因子（lymphoid enhancer factor，LEF）/T 细胞因子（Tcellfactor，TCF）结合介导基因的转录。Wnt 是肿瘤学及发育生物学的研究热点，Wnt/3 catenin 途径在肠上皮、中枢神经系统、造血系统的干细胞及角质形成细胞的自我更新中发挥着重要的调节作用。该通路经细胞表面受体的结合，引起胞内一系列变化，最终激活控制细胞分化基因的表达。其基因突变可引起结肠癌、恶性神经管细胞瘤、原始淋巴细胞白血病及毛发基质瘤等多种肿瘤的发生。APC 基因是 Wnt 途径的成员，在 90% 的结肠癌生成早期发生突变，该基因功能的丧失可导致 β-catenin 在细胞质中的累积，并进入细胞核与转录因子结合，激活 Wnt-cascade，刺激细胞持续增殖，导致肿瘤发生。Clevers 等人用 DNA 微点阵技术分析结肠细胞中的 Wnt 信号，发现结肠癌细胞的基因表达谱与结肠干细胞很相似，而与分化细胞的表达相反。这些研究表明了肿瘤发生与干细胞之间的关联。家族性结肠息肉患者带有遗传性 APC 基因表达异常、突变、缺失或启动子高甲基化后功能丧失，引起 β-catenin 累积，β-catenin 与细胞核中转录因子结合，刺激细胞持续增长，最终导致结肠癌。SHH（sonic hedgehog signaling）途径参与毛囊祖细胞及中枢神经系统干细胞的自我更新，其异常表达与基底细胞癌、神经胶质瘤的发生相关。

（4）二者有类似的细胞表面标志及细胞表型，均表现出相对幼稚化的特性，但肿瘤干细胞还具有与非致瘤细胞不同的表面标志。

Bonnet 和 Dick 在急性髓细胞白血病（AML）的研究中最早证实了肿瘤干细胞的存在。他们在研究中发现，能在其他小鼠体内重建 AML 的白血病细胞表面标志为 CD34+CD38-。Blair 等人通过体外实验和 NOD/SCID 小鼠异种移植实验发现，白血病的发生源于一种表型与正常造血干细胞（CD34+CD71-HLA-DRCD38-）相同的原始细胞。Toshihiro 等进一步证明了白血病干细胞与正常造血干细胞有相同的表面标志（CD34+CD71-HLA-DR-Thy-1-CD38-），此外，研究还发现白血病干细胞有特异性表型（CD123+）。另一项研究中 Naoki 等把从人 AML 骨髓样品利用流式细胞技术（fluorescence activated cell sorting，FACS）分离到 CD96+细胞群和 CD96-细胞群，并分别移植到亚致死量照射（100eCy）过的新生 Rag2-/-γc-/-小鼠体内。6~10 周后，检测发现这些小鼠的骨髓细胞中只有移植了 CD96t 细胞群的才会出现人类干细胞群，进一步对人类 CD13/CD14/CD33 表达的分析结果显示，被移植的人类 CD45+细胞群就是人类髓系白血病细胞群，因而证实了 CD96+是 AML-LSC 的特异性表型。

在实体瘤中，科学家们最早在乳腺癌中成功分离出干细胞，把 Lin-CD44+CD24-/low 的人乳腺癌细胞移植入 NOD/SCID 小鼠体内，新形成的肿瘤与原来肿瘤的表型一致，而且只需 200 个左右的该细胞即可在小鼠乳腺中形成肿瘤，致瘤能力明显比未分类乳腺癌细胞强。研究还发现，该细胞群具有干细胞样生长特性，如在体外具有自我更新能力，并能够分化成其他的肿瘤细胞。另有研究指出，已分化的乳腺细胞主要表达为 CD24，而祖细胞样的乳腺细胞则以表达 CD44 为主，而且 CD44t+ CD24-/low 表型的乳腺细胞高表达的基因主要与细胞的运动迁移及血管的生成有关，它们主要是雌激素受体阴性的细胞。因此，目前大多数科学家认为，乳腺癌干细胞的特异性标志是 Lin CD44+CD24-/low。2007 年，美国密歇根州立大学 Ginestier 发现，577 份乳腺癌患者组织标本中，19%~30%的肿瘤组织表达为乙醛脱氢酶 1（ALDH1）。用 ALDH1 细胞进行乳腺癌成瘤实验发现，ALDH1 阳性细胞只需 500 个就能形成乳腺癌，而 ALDH1 阴性的乳腺椭细胞即使用 50000 个也无法成瘤，因此，证明了一种新的乳腺癌干细胞的标志乙醛脱氢酶 1（ALDH1）的存在。研究者从多种脑肿瘤中分离出星型细胞瘤、恶性成神经管细胞瘤及胶质母细胞瘤等肿瘤源性细胞，这些脑肿瘤源性细胞与正常神经干细胞一样表达 CD133 和 nestin，提示不同类型的脑肿瘤可能来源于一种共同的神经干细胞，即脑肿瘤干细胞，而由于脑肿瘤干细胞的突变，导致了不同类型的脑肿瘤产生。把表型为 CD133+人脑肿瘤细胞植入 N0D/SCID 小鼠体内，最少只需 100 个就能生长出与母代肿瘤相似的脑肿瘤。研究结肠癌干细胞的科学家指出，利用特异的表面标志（CD133、CD44、CD166 和 EpCAM）能够分离出结肠癌干细胞。在某些类型的结肠癌中，ALDH（aldehy dehydrogenase）是有效分离结肠癌肿瘤发生细胞的生物学标志。通过其活性分析，发现在 EpCAMhigh/CD44+细胞中通常有高活性的 ALDH，并且通过流式细胞仪计数测试，发现了间质干细胞表面标志 CD166 在结肠癌上皮细胞中有异质性的表达形式。体外移植瘤实验证明，它是结肠癌干细胞的复合标志之一，并协同 CD44+出现。除上述的实体瘤细胞被发现外，研究者们在多种肿瘤中都发现了肿瘤干细胞的特异性表面标志，如胰腺癌（CD44、CD24、ESA）、前列腺癌（CD133、a281、CD44）、肝癌 CD133、CD90）和头颈鳞状细胞癌（CD44）等。以这些特异性表面标志为靶点，选择性杀伤肿瘤干细胞，将为恶性肿瘤的治愈提供新的途径。

二、靶向肿瘤干细胞治疗的临床应用

肿瘤干细胞概念的提出，提供了选择性杀伤肿瘤干细胞的靶向分子疗法，以克服耐药性，从而防止肿瘤治疗后的复发与转移。因此，肿瘤治疗的关键应是针对肿瘤干细胞的治疗，以肿瘤干细胞为治疗靶点，即使肿瘤体积没有缩小，但由于其他细胞增殖能力有限，肿瘤将逐渐退化萎缩，最终达到真正治愈肿瘤的目的。

（一）靶向肿瘤干细胞特异性表面标记

正常干细胞与分化的祖细胞基因表达有明显区别，大多数肿瘤干细胞是通过寻找相对应正常干细胞的特异表面标记被发现的，同样，通过基因表达分析也可以寻找肿瘤干细胞特异表达抗原，这首先在血液系统疾病中取得突破性进展。急性髓性白血病（AML）的肿瘤干细胞与造血干细胞（hematopoietic stem cell，HSC）表面都有 CD34t 和 CD38 标志，但白细胞介素-3 受体 α 链 CD123（IL-3Rα）表达却有差异。大多数 AML 的肿瘤干细胞表面表达 CD123，而造血干细胞中的 CD123 表达水平却很低。

目前利用 IL-23 与白喉毒素（diphtheria toxin，DT）制备成的融合蛋白即 DT388 IL-3 对白血病进行靶向治疗取得了良好的临床前效果。体外研究显示，DT388 1L-3 对克隆形成实验（AML2CFC）、长期培养实验（AML2LT2CIC）及悬浮培养实验（AM L2SCIC）均有明显抑制作用，而对正常骨髓（LT2CIC）完全无影响。体内实验证实 DT388 11-3 能显著降低免疫缺陷型小鼠 AML 的发病率，且对正常骨髓细胞功能没有影响。猕猴体内实验显示 DT388IL-3 没有严重的毒副作用。目前对复发或难治疗的 AML 患者正在进行 II 期临床试验，初期结果显示疗效良好，且毒副作用较小。科学家还发现黏附受体 CD44 在肿瘤干细胞与正常干细胞上表达不同的剪接变异体，利用体内激活的 CD44 抗体治疗移植了 AML 的 N0D/SCID 小鼠，能够诱导 AML 分化并降低肿瘤的发病率，因此，CD44 为以抗体为核心的肿瘤干细胞免疫靶向治疗提供了新靶点。

（二）针对肿瘤干细胞自我更新及静止状态

阐明肿瘤干细胞自我更新机制是目前干细胞研究的热点之一。自我更新是肿瘤干细胞和正常干细胞的共同特征，但肿瘤干细胞缺乏自我稳定调控能力，它可以无限制生长，我们对肿瘤干细胞的自我更新调节机制了解甚少。目前研究发现，在正常干细胞中维持自我更新的信号通路，如 WNT/B-catenin、Hedgehog、Notch、PTEN、HOX 和 BMI-1 等，在肿瘤干细胞中常出现突变或异常激活，因此这些通路也可能成为消除肿瘤干细胞的靶点，针对这些信号转导途径的治疗，可能可以达到清除体内肿瘤干细胞的效果。研究发现，Wnt信号通路在髓细胞瘤中持续激活，用小分子阻断剂干扰 βcatenin/TCF 通路的转录活性，降低 Wnt 靶基因的表达，可以产生对髓细胞瘤的细胞毒性，体内应用可以延长荷瘤模型生存时间。Hedgehog 通路在肿瘤发生中发挥着重要作用，进一步实验证实 Hedgehog 通路在维持肿瘤干细胞自我更新中起着重要作用，动物实验发现西洛帕明（eyelopamine）通过抑制该通路可抑制肿瘤的生长。Notch 通路也可作为肿瘤治疗的潜在靶点，伽玛分泌酶是一类膜整合多亚基复合体，在 Notch 受体激活中具有关键作用，研究发现，利用特异性的伽玛分泌酶抑制剂阻断 Notch 通路后，可抑制肿瘤干细胞自我更新并且抑制肿瘤生长。PI3K/AKT/Fox0 是调节造血干细胞从静止状态进入细胞周期的重要通路，PTEN 是调节 PI3K 通路的重要磷酸酶，如果 PTEN 缺失将导致造血干细胞耗竭进而发生急性白血病。PI3K 的异常激活或 PTEN 的缺失将导致 AKT 下游的 mTOR 失调，研究发现，mTOR 可能在肿瘤的自我更新和维持机制中起重要作用，利用 mTOR 抑制剂 rapamycin 可以预防 PTEN 基因敲除小鼠发生白血病，目前 mTOR 抑制剂的相关研究已经进入临床试验阶段。PI3K/AKT 的另一种激活物 FMS2 like tyrosine kinase 3（FLT3）是一种受体酪氨酸激酶，在造血干细胞和前体 B 细胞等的增殖、分化及凋亡中起着重要作用。活化的 FLT3 通过激活 PI3K/AKT 信号通路，进而影响细胞的增殖和凋亡。目前已经有许多作用于 FLT3 的小分子抑制剂获得了美国 FDA 的批准并应用于临床。Cheng 等人的研究显示，在小鼠身上使用 SHH 通路抑制剂（如环杷明）可以抑制成神经管细胞瘤的生长。

（三）促进肿瘤干细胞的凋亡

肿瘤干细胞之所以具有自我更新和无限制生长的能力，是由于缺乏自我稳定的调控能力，如能阻断肿瘤干细胞的生长、诱导它的凋亡，亦可成为清除肿瘤干细胞的另一种治愈肿瘤的方法。实验证明，NF-κB 通路在先天性和获得性免疫、神经保护与退化、学习及记忆形成等许多生理过程中都起着重要作用，异常激活后能够导致肿瘤的生长和增殖，抑制肿瘤细胞发生凋亡，并促进肿瘤细胞的浸润和转移。进一步研究发现 NF-κB 可通过调节 cIAP、be-2 和 bel-X1 等抗凋亡基因抑制肿瘤细胞凋亡，或者通过上调 eyelin-DI 和 c-myc 而促进肿瘤细胞增殖。科学家发现在某些肿瘤细胞中抑制 NF-κB 通路可诱导肿瘤细胞的凋亡。NF-kB 通路在 AML 的 CD34+细胞中激活，而在正常骨髓 CD34+细胞中则没有激活。实验证明应用蛋白酶抑制剂 MG-132、IcB 或 parthenolide（PTL）阻断 NF-κB 通路可以诱导 AMLCD34T 细胞发生凋亡，而对正常造血干细胞无影响。还有研究发现利用抗氧化剂 NAC 可阻断 PTL 的作用，因此 PTL 还可能通过提高细胞内 ROS（活性氧）水平来诱导凋亡，这也提示了肿瘤干细胞可能比正常干细胞对活性氧更敏感。

（四）促进肿瘤干细胞分化

如果可以促使肿瘤干细胞分化，将使其丧失自我更新能力，诱导肿瘤干细胞分化的同时阻止肿瘤细胞进一步增殖的治疗方法称为肿瘤分化疗法。现在已有一种成功的分化疗法，即反义视黄醛（ATRA）法，它通过诱导前髓细胞分化缓解急性前髓细胞白血病（APL）。维甲酸及其类似物主要调节内皮细胞的分化和增殖，它们通过与其细胞核受体结合而引起信号转导，使恶性肿瘤逆转。尽管其作用靶细胞还不清楚，但 ATRA 结合化疗能增加白血病治愈率，说明 ATRA 至少能促进部分肿瘤干细胞分化。更多新的分化诱导药物正在开发过程中。进一步实验证明分化诱导治疗的方法同样可用于实体瘤的治疗，骨形成蛋白（bone morphogenic protein，BMP）在维持成体脑干细胞微环境中起着重要作用，主要诱导星形胶质细胞的分化。研究发现，人胶质肉瘤干细胞 CD133+细胞表达 BMP 受体 1A、1B 和 2。在体外实验中 BMP4 虽然不能杀死肿瘤细胞，但可以抑制丝裂原的增殖，从而减少 CD133+细胞数量，诱导星形胶质细胞、神经性及寡突胶质细胞的分化。此外，用 BMP4 在体外短时间处理 CD133+细胞可使其丧失体内成瘤的能力，并在体内应用 BMP4 可使接种瘤体积缩小，延长动物的生存期。这些研究结果提示 BMP4 可以通过诱导肿瘤干细胞分化而发挥抑制肿瘤的作用。

（五）靶向肿瘤干细胞生存所需的微环境

微环境对于维持正常干细胞和肿瘤干细胞的自我更新与分化是极其重要的。骨髓微环境为造血干细胞的生长、分化和生存提供了良好的支持作用，骨髓间质含有黏附受体、分泌的细胞外基质及分泌的与膜结合的造血细胞因子。有研究表明，AML 细胞表达的细胞黏附受体和细胞因子受体与 AML 的复发有关，提示除了 AML 细胞自身外，其所处的微环境及其与微环境的相互作用对维持 AML 细胞的生存也是至关重要的。又有研究表明，在体外由黏附受体 VLA24 介导的前体 AML 细胞与纤连蛋白的黏附作用可以促进对化疗药物的抵抗，而且 VLA24 的表达还可以作为 AML 复发的一个预测因子。有研究报道，骨髓微血管内皮细胞分泌的 IL-23 可促进 AML 胚细胞的增殖并抑制其凋亡。研究发现，用胞嘧啶阿糖胞苷（cytosinearabinoside）处理后，特定微环境中培养的 AML 胚细胞的生存率是没有微环境支持细胞的 316 倍。这些研究结果均表明肿瘤干细胞的存活依赖于其特定的微环境，因此，靶向肿瘤干细胞生存所需的微环境成为肿瘤治疗的又一选择。目前已经有研究证明，以脑肿瘤起始细胞的血管微环境为靶点的治疗可以减少肿瘤干细胞的数量，进而终止肿瘤生长。乏氧作为肿瘤治疗的主要问题之一，同样存在于肿瘤干细胞的微环境中，因此可以利用这一点进行治疗。有研究者创建了一种新的基因治疗载体，它能在乏氧环境下特异表达，使针对乏氧的特异靶向治疗成为可能。

（六）肿瘤干细胞的基因治疗

目前我们所用的肿瘤基因治疗多采用体外在自体肿瘤细胞中导入某种治疗基因（如 IL-4 和 1L-10 等）制成肿瘤疫苗，再回输到患者体内，通过激发自身淋巴细胞对肿瘤的免疫力来杀伤肿瘤细胞。而近年来，间充质干细胞（MSC）的发现，为肿瘤的基因治疗提供了新的、有效的靶点。MSC 是干细胞家族的重要成员，来源于发育早期的中胚层和外胚层。MSC 最初在骨髓中发现，由于其具有多向分化潜能、造血支持和促进干细胞植入、免疫调控和自我复制等特点而越来越受到人们的关注。比如，MSC 在体内或体外特定的诱导条件下，可分化为脂肪、骨、软骨、肌肉、神经、肝、心肌和内皮等多种组织细胞，更加特别的是，MSC 经过连续传代培养和冷冻保存后仍具有多向分化潜能，可作为理想的种子细胞用于衰老和病变引起的组织器官损伤修复。而 MSC 在肿瘤基因治疗中也有其明显的优点：①MSC 细胞相对容易获得，即使在体外经过反复扩增也不会失去干细胞的特性；②MSC 细胞外源基因的表达具有组织特异性，受所在部位的微环境影响；③外源基因转入MSC 中以后，易于稳定整合到其基因组中且不影响其干细胞特性。可见，MSC 有可能成为一种新型的基因治疗的靶细胞，与 MSC 多向分化潜能相结合，通过导入目的基因，将细胞治疗和基因治疗结合起来，对人类多种疾病的治疗具有广阔前景。美国学者 Aboody等通过研究啮齿类动物脑肿瘤中神经干细胞（NSC）的分布发现，当 NSC 外源性植入神经胶质瘤内以后，可以迅速且广泛地分布到肿瘤存在部位，并随肿瘤向其他部位的浸润而迁徙，同时持续稳定地表达外源基因。令人惊讶的是，如果 NSC 被植入到远离肿瘤部位的正常脑组织，NSC 也会穿过正常组织向肿瘤部位迁移；更不可思议的是，如果将 NSC 通过血管注射到中枢神经系统以外的地方，NSC 仍将趋向于颅内肿瘤。那么如果我们将 NSC作为基因载体，导入治疗基因后来治疗脑肿瘤，可能可以真正达到靶向治疗的作用，这项令人振奋的结果也让各国学者积极地在其他组织中寻找类似的 NSC。

（七）肿瘤干细胞的免疫治疗

机体的免疫系统与肿瘤的发生、发展关系密切。我们所说的肿瘤免疫治疗主要是通过人为干预、调节机体的免疫系统，增强机体的抗肿瘤免疫力，从而达到控制和杀伤肿瘤细胞的目的。自 20 世纪 50 年代以来，通过大量的科学研究，我们已经具备了非特异性免疫刺激、细胞因子技术、单克隆抗体技术、过继细胞免疫治疗及肿瘤疫苗五大免疫治疗手段。这五大技术反映出肿瘤免疫学和肿瘤治疗学的热点和有关前沿，同时也显示出肿瘤免疫治疗良好的前景。长期以来，通过大量肿瘤免疫治疗的临床实践，受不同类型肿瘤和不同治疗策略的影响，文献报道肿瘤免疫治疗的总体有效率为 10%~70%。目前肿瘤免疫治疗中应用的抗原大多是表达在已分化的肿瘤细胞上，而肿瘤干细胞并不表达这些抗原，因此所诱发的免疫杀伤反应并不针对肿瘤干细胞。寻找肿瘤干细胞特异性抗原应该是肿瘤免疫治疗的一个方向，如何利用肿瘤干细胞学说为肿瘤免疫治疗寻找新的策略也是一个值得思考的问题。

在肿瘤干细胞相关性抗原尚未明确的情况下，应用肿瘤干细胞全细胞疫苗、肿瘤干细胞疫苗裂解物、肿瘤干细胞总 RNA 或肿瘤干细胞与 APC 融合形成的细胞疫苗，无疑是一个不错的选择。这一免疫策略可以绕过肿瘤干细胞抗原未明这一障碍，而且包含了全部的肿瘤干细胞相关抗原。Moviglia 等用神经胶质母细胞瘤 F 细胞与 B 细胞制成融合疫苗，在原发灶切除后免疫患者，可诱导持久的抗肿瘤干细胞免疫应答，而且不会诱发自身免疫性脑炎，具有良好的安全性。

目前针对肿瘤干细胞的治疗方法主要包括清除体内肿瘤干细胞、转化肿瘤干细胞生物学特性及逆转肿瘤干细胞的耐药性等。由于肿瘤干细胞表面表达多种特殊蛋白，导致干细胞可以抵抗肿瘤药物的杀伤作用，逆转肿瘤干细胞的耐药性可能可以从根本上解决耐药性的问题。目前常用的针对肿瘤干细胞耐药性的治疗方法主要是通过抑制肿瘤细胞的膜转运蛋白克服耐药性，包括针对 P-gp（如环孢菌素类药物）和 ABC 转运蛋白抑制剂等。也有针对肿瘤干细胞特殊标记开发治疗药物的研究，但都还处于实验研究阶段。

在 CML 治疗中，伊马替尼能特异地杀灭分化处于 G1 期的 CML 细胞，起效较快但疗效常不能持久，因为 CML 中处于 G0 期的干细胞对此药有耐药性。而 IFN 治疗则是针对少量 CML 干细胞，它能产生持久的作用，但临床上短期内可能看不出疗效。可见，针对分化成熟的肿瘤细胞的药物能产生迅速、明显的反应，而针对少量肿瘤干细胞的药物按照现有的评价标准则有可能因没有显著疗效而不能进入临床应用。

肿瘤干细胞概念的提出对于我们真正了解肿瘤发生机制，找到行之有效的肿瘤治疗方法具有重要意义。第一，了解作为正常干细胞和肿瘤干细胞无限增殖能力的共同特性，有助于阐明肿瘤发生、发展和转归机制；第二，了解肿瘤干细胞的特性及其在肿瘤中的分布、数量，有助于我们对肿瘤的诊断及判断预后、调节放化疗的剂量；第三，了解肿瘤干细胞有助于肿瘤治疗，只有有效地杀死肿瘤干细胞才可以达到治愈肿瘤的目的，从而改变传统的杀死大多数肿瘤细胞的观念，减少治疗中的副作用，这一点已在众多的研究中得以应用。Costello 等在 2000 年发现 CD34+CD38 白血病细胞亚群比 CD34-CD38+对柔红霉素（daunorubicin）特异性不敏感，杀伤 CD34+CD38-白血病细胞需要更大剂量的柔红霉素；2002 年，Guzman 等又发现联合黄胆素与蛋白酶抑制剂能有效杀死人类淋巴细胞白血病肿瘤干细胞，却对正常造血干细胞没有任何效应。这些研究为特异性杀死人类淋巴细胞白血病肿瘤干细胞，从而更快更好地治愈患者打下了一个非常好的基础。

当然，肿瘤干细胞在肿瘤组织中的含量极其稀少，且其特异性细胞表面识别标志又不明显，这就给针对肿瘤干细胞的研究工作带来了较大的困难，导致现在对大部分肿瘤组织中的肿瘤干细胞的鉴定、分离甚至是否存在都存有疑问。但是，我们有理由相信在不久的将来，随着人们对肿瘤干细胞研究的不断深入，人们终究会探明肿瘤干细胞的生物学特性，并利用这把金钥匙开启治愈肿瘤、还病患健康的大门。

第四节　肿瘤的放射治疗

一、放射治疗设备的基本配置要求

放射治疗设备的配置必须合理并符合国家卫生行政部门的相关规定和要求。开展外照射必须具有 X 线（或钴 60γ 线）和电子线两种治疗机的最低配置，如钴 60γ 线机必须配置深度 X 线机。对于有直线加速机的单位，如已配备 6MV 以上高能 X 线的直线加速器，还应配置有不同能量的电子线；而对于仅有一台不带电子线的直线加速器的单位，必须再配置深度 X 线机。对于有外照射设备的单位，可配置近距离后装治疗机以进行腔内放射治疗，但仅有后装治疗机而无外照射设备的单位，不得开展放疗工作。

（一）定位设备

开展放射治疗工作一般必须配备模拟定位机；开展三维适形调强技术必须配备 CT（MR）模拟定位设备。部分放射治疗计划的制订、验证需要在模拟机和 CT 模拟定位设备上进行。

（二）计划设备

开展放射治疗必须配置治疗计划系统；开展三维适形调强技术必须配备三维放射治疗计划系统以及相关网络设备；开展腔内放射治疗、X（γ）刀、断层放射治疗等技术需要配置专用的放射治疗计划系统及相关辅助设备。

（三）验证设备

开展调强放射治疗必须配备治疗计划二维剂量验证系统；开展旋转调强放射治疗必须配备治疗计划三维剂量验证系统；开展 X（γ）刀、射波刀和 TOMO 断层放射治疗等必须配备相关治疗计划剂量验证设备。

（四）质控设备

开展放射治疗必须配备相关质控设备，精确的剂量检测设备是保证放射治疗质量的先决条件。作为放疗单位，必须配备测量绝对（相对）剂量和对放疗设备进行日常剂量检查的测量设备。

二、放疗物理技术人员的资质、组成及配备要求

（一）放射物理师

放射物理师需具备大学本科以上学历，物理、医学物理、生物医学工程等相关专业毕业，需要具备大型设备 LA 物理师上岗证及省级质控中心物理技术培训证书（有效期 3年），并在省级三甲以上医院培训进修半年以上。放射物理师除需具备较全面的放射物理学知识外，还应具备临床医学、肿瘤学、影像学、放疗技术及放射生物学等基本知识。

（二）放疗技师

放疗技师需具备大学专科以上学历，医学、医学物理、医学影像学等相关专业毕业，需要具备大型设备 LA 技师上岗证及省级质控中心物理技术培训证书（有效期 3 年），需在省级三甲以上医院培训进修半年以上。放疗技师除应具备较全面的放疗技术学知识外，还应具备临床医学、肿瘤学、影像学、放射物理学及放射生物学等基本知识。

（三）维修工程师

维修工程师需具备大学专科以上学历，设备维修相关电子、机械工程、电气专业毕业，有 3 年以上工作经验，具备一定的相关专业知识，能掌握设备的基本结构和性能，有比较全面的设备维修基本技术和一定的放射学物理知识及放射防护知识。开展放疗需要配备 1 名以上专业维修工程师。

（四）人员配备要求

开展常规放疗及 IMRT 技术至少需要配备 2 名放射物理师，其中至少有 1 名具有中级职称；每台直线加速器（正常工作负荷）需至少配备 3 名放疗技师，其中至少有 1 名具有中级职称；开展 IGRT、旋转调强等高、精、尖技术至少需要 3 名放射物理师，其中至少有 2 名具有中级职称或 1 名具有高级职称；每台直线加速器至少配备 3 名放疗技师，其中至少有 1 名具有中级职称。

三、开展各类放射治疗技术的基本设备配置要求

（1）开展二维放射治疗的放疗设备硬件要求：包括符合二维放疗技术要求的患者固定装置，二维影像资料（常规 X 线片、DRR、CT 影像等）的输入设备，放射治疗计划系统，具有 X 线和电子线的直线加速器（仅是具有 X 线的直线加速器则必须配备深度 X 线机；仅有钴 60 治疗机则必须配备深度 X 线机），剂量仪，加速器性能的日检仪。

（2）开展三维放射治疗的放疗设备硬件要求：包括符合三维放疗技术要求的患者固定装置，三维影像资料（CT 影像、MR 影像、PET-CT 影像等）的输入设备，三维放射治疗计划系统，具有 X 线和电子线的直线加速器 [带多叶光栅系统（Multirleavecollimators，MLC），仅是具有 X 线的直线加速器（带 MLC）则必须配备深度 X 线机；仅有钴 60 治疗机则必须配备深度 X 线机；直线加速器（不带 MLC）和钴 60 治疗机进行三维适形治疗应有 BLOCK 技术配合]，剂量仪，加速器性能的日检仪。

（3）开展三维调强放射治疗的放疗设备硬件要求：包括符合三维调强放疗技术要求的患者固定装置，二维影像资料（CT 影像、MR 影像、PET-CT 影像等）的输入设备，三维放射治疗计划系统并具有逆向计划功能，具有 X 线和电子线的直线加速器（带 MLC），剂量仪，加速器性能的日检仪，调强验证系统（旋转调强必须具备三维验证系统）。

（4）开展 4D 调强放射治疗的放疗设备硬件要求：包含符合三维调强放疗技术要求的患者固定装置，4D-CT 模拟技术（门控、ABC、tracking 等装置）4D 影像资料的输入，三维放射治疗计划系统并具有逆向计划功能，具有 X 线和电子线的直线加速器（带 MIC），剂量仪，加速器性能的日检仪，调强验证系统（旋转调强必须具备三维验证系统）。

（5）开展近距离后装治疗的放疗设备硬件要求：包括后装治疗机、二（三）维影像输入设备，近距离治疗计划系统，放射源强度检测设备（井形电离室），放射源到位精度

检测设备（检测胶片、检定尺等）。

四、放疗设备和辅助设施的质控管理基本要求

加强放疗设备的质控管理，确保放疗设备的正常运行和放疗剂量的准确性是实现安全治疗的有效保证。

（一）放射治疗设备的质控管理

应定期对直线加速器、钴 60 治疗机、深度 X 线机的输出剂量、射线质以及射线均匀性等物理指标进行检测，检测方法和频度应按照外照射放射源的检测规定《中华人民共和国国家计量检测规程 JJG589—2001》进行。对治疗设备（直线加速器、钴 60γ 线机、深度 X 线机）的机械、光学性能应定期进行检查，检查项目、频度和标准可参考相关行业标准。带图像引导的直线加速器应增加对机载 CT（容积 CT）的检测，检测项目应按照相关国家标准或行业标准进行。后装治疗机的机械、电气性能检查应包括放射的到位精度、计时器准确性等，检查结果应与该机在出厂时的性能标准一致。后装治疗机的放射源在出厂时应有活度证书，对放射源的活度及其他物理特性在使用前需做校验，方法和标准应执行国家有关标准。

（二）模拟定位设备的质控管理

应定期对模拟定位设备的机械、光学性能进行检查，检查项目、频度和标准应与治疗设备相关内容标准相同。CT 模拟机和 MRI 模拟机的检测应参考国家相关 CT 和 MRI 检测项目和标准。

（三）放疗计划系统的质控质量

放疗计划系统在启用前应做好各种验证，使用中应定期检查典型治疗计划（作为参考标准计划）的剂量分布，并与体模内规定点的测量值进行比较，当硬件或软件更新后，应立即检测束流的物理数据（如 PDD、TMR、OAR 等）和单野的剂量分布等情况。所有结果应做好记录，以便比对。

（四）剂量测量验证设备的质控管理

剂量测量检测设备必须由专人保管。参考剂量仪必须按照国家规定定期送往国家指定的一级或二级标准剂量实验室进行比对；若同时具备参考剂量仪和工作剂量仪，则工作剂量仪只需与参考剂量仪进行比对；若剂量检测设备发生故障，则应经维修后重新进行比对，合格后，方可投入使用。各种剂量测量验证设备的使用必须按照设备技术说明进行。

五、放射治疗物理技术工作规范的基本要求

（一）治疗室工作规范要求

（1）常规摆位规范要求如下：①应具备必需的医疗核对内容；②应体现行业认可的摆位精度要求，要求量化；③应体现合理的治疗摆位流程内容；④应体现放射治疗摆位质控要求；⑤应具备必要的医疗风险防范能力。

（2）特殊摆位规范要求如下：①应具备必需的医疗核对内容；②应体现特殊治疗技术的要求；③应体现行业认可的摆位的精度和量化要求；④应体现合理的治疗流程内容；⑤应体现放疗摆位质控要求；⑥应具备必要的医疗风险防范能力。

（3）图像引导放疗（IGRT）技术操作规范要求如下：①疗程开始前，从计划系统传输摆位所用 DRR 图像至 CBCT 工作站，作为 IGRT 应用的参考图像，同时传输感兴趣的几何结构，用于评价配准效果。感兴趣的几何结构包括靶区、危及器官、感兴趣的剂量线；②正确设置 CBCT 扫描参数，各部位的扫描参数应专用且固定；③正确选择配准模式，自动匹配准适用于骨组织较多且靶区与骨组织相对固定的部位，自动灰度配准适用于骨组织较少的部位或靶区与骨组织没有固定关系的部位，手工配准适用于自动配准后的微调；④正确设置配准范围，配准框应尽可能包括全部的靶区和一些位置相对固定的骨性标记，以及感兴趣区（ROI）等，还应尽量避开易活动的组织和器官；⑤首次配准时，要求主管医生和放射物理师在场，与技师一起判断配准是否准确，观察靶区和靶区周围解剖结构的配准情况。当任何一个方向的平移误差大于临床要求的极限时，应进行误差修正；⑥CBCT 扫描次数应按照临床要求，大分割剂量放疗则要求每次均做 CBCT 扫描。在前 5次的 IGRT 过程中，如果发现有系统性误差，则需要医生与技术员达成共识后，方可进行摆位参考标记的调整；⑦在整个疗程中，医生要每周评估配准情况，观察配准的准确性、肿瘤变化的情况和靶区的包绕情况，作为修改计划的参考；⑧在患者放疗的整个疗程中，若发现患者有明显的体表外轮席改变以致影响图像配准和治疗时，则应及时通报主管医生，并采取应对措施。

（二）模拟定位室工作规范的基本要求

（1）模拟定位室体模制作流程规范要求如下：①应具备必需的医疗核对内容；②应按照医嘱摆放体位，如无特殊要求则按照常规摆放体位；③体位应保持舒适放松，患者衣着应使体模能完整且平滑地包裹治疗部位；④应尽可能保护患者的隐私；⑤体模的制作应按照操作标准进行；⑥应对特殊的解剖部位进行造型，造型应考虑重复性要求；⑦体模上应有患者的姓名、床位号、对位孔（点）等明显标注；⑧体模制作完成后，需等完全定型后才可使用；⑨体模制作应体现行业认可的定位精度和放疗质控要求，制作流程中应具备必要的医疗风险防范能力。

（2）常规定位规范要求如下：①应具备必需的医疗核对内容；②应体现行业认可的定位的精度和量化要求；③应体现合理的定位流程内容；④应体现放疗定位的质控要求；⑤应具备必要的医疗风险防范能力。

（3）CT模拟定位规范要求如下：①应具备必需的医疗核对内容；②应体现CT模拟定位扫描条件的标准化和量化要求；③应体现合理的定位流程内容；④应具备放疗定位质控内容；⑤应具备必要的医疗风险防范能力。

（三）治疗计划室规范要求

（1）放射治疗计划规范要求如下：①应具备必需的医疗核对内容；②应体现合理的计划流程内容；③应体现不同病种的计划内容要求；④应体现靶区、危重器官命名的标准化和一致性；⑤应体现靶区、危重器官剂量优化参数的标准化和一致性；⑥剂量评估条件要求合理、标准和一致；⑦应体现放疗计划的质控内容；⑧应具备必要的医疗风险防范能力。

（2）计划验证规范要求如下：①应具备必需的医疗核对内容；②应具备具体剂量验证的标准；③应具备体现行业认可的验证的精度和量化要求；④应体现合理、标准的验证流程内容；⑤应具备验证放疗剂量的质控内容；⑥应做好完整的记录。

（四）放疗主要设备质控检测规范要求

（1）治疗机剂量常规检测规范要求如下：①剂量检测的项目、频度和方法应按国家（或国际）相关标准进行；②应体现合理、标准的测量流程内容；③绝对剂量刻度必须对读数进行温度、气压和其他必要的修正；④剂量刻度应具备国家（或国际）相关标准的精度要求；⑤应做好完整的记录。

（2）定位设备常规检测规范要求如下：①应对定位设备的电气、机械、光学性能（如等中心、光野重合性、机架角等）进行定期检测；②检测项目、频度、方法和精度应按国家（或国际）相关标准进行；③经重大维修或更换主要部件后的设备要按照国家规定进行全面检测，符合规定指标后，方可投入使用；④检测流程应合理、标准；⑤定位设备的防护性能必须符合国家标准。

（3）计划系统常规检测规范要求如下：①定期检查治疗计划系统中的典型计划（参考标准计划）的剂量分布，并与体模内规定点的测量值进行比较；②硬件和软件更新后，应立即检查束流的物理数据（如PDD、TMR、OAR等）和照射野的剂量分布；③应做好记录，以便进行比较。

第五节　肿瘤的化学化疗

对可治愈的敏感性恶性肿瘤，如急淋白血病、恶性淋巴瘤、睾丸癌等，应使用由作用机制不同、毒性反应各异、单药有效的药物所组成的联合化疗方案，经过足量足疗程的密集（间歇期尽量缩短）化疗，以达到完全杀灭体内肿瘤细胞的根治目的。化疗常常是这类肿瘤的首选，甚至是唯一的治疗手段。

一、化疗在恶性肿瘤治疗中的应用

（一）根治性化疗

有些肿瘤经积极化疗后有望治愈，如急性白血病（特别是小儿急性淋巴细胞白血病）、绒癌、恶性葡萄胎、霍奇金淋巴瘤、非霍奇金淋巴瘤及睾丸癌等。一旦确诊，应尽早给予正规化疗，强调足剂量、足疗程的标准化疗。应积极给予强力止吐药物、集落刺激因子等对症支持治疗，以保证治疗的安全性、患者的耐受性和依从性。尽量避免减低剂量及延长化疗后间隙期，不可在取得临床完全缓解后即终止治疗，应要求患者完成根治性的全程治疗方案，治疗不正规或半途而废将会使患者失去宝贵的治愈机会。

（二）姑息性化疗

当患者肿瘤分期已经属于晚期，且无法根治时，可通过姑息性化疗减轻症状，延长生存期，并提高生活质量。

（三）辅助化疗

辅助化疗是根治性手术后施行的化疗，以降低患者术后复发风险，实质上是根治性治疗的一部分。

（四）新辅助化疗

新辅助化疗是指手术或放疗前开展的化疗，其目的也是为了降低术后或放疗后肿瘤复发的风险，或是为了缩小肿瘤范围，增加手术切除或放疗机会。

（五）介入化疗

对化疗反应较差的肿瘤，可采用特殊的给药途径或特殊的给药方法，即介入治疗，以获得较好的疗效，如原发性肝癌采用肝动脉给药方法。

（六）腔内灌注化疗

对伴有癌性胸、腹腔和心包积液者，可采用（充分引流后）腔内给药或双路化疗的方法。

（七）解救化疗

肿瘤引起的上腔静脉压迫、呼吸道压迫、颅内压增高等患者，应先行化疗，以减轻症状，再进一步采用其他有效的治疗措施。随着医务人员对各类肿瘤生物学特性认识的加深，解救化疗（药物治疗）可因肿瘤类型的不同而表现出更具针对性的临床成效，逐渐成为晚期姑息性化疗（治疗）重要的治疗措施。

二、肿瘤内科的基本策略

（一）个体化治疗

个体化治疗指根据患者的临床特征、机体状况、肿瘤生物特性、肿瘤负荷、既往治疗与疗效等情况，制订适合不同个体的具体化疗方案、周期与疗程数。

（二）多学科综合治疗（MDT）

MDT 是指根据肿瘤个体化治疗原则，结合循证医学证据，由多学科参与，共同制订合理、有计划的综合诊治策略或方案，避免治疗过度或治疗不足，提高肿瘤控制率和治愈率，改善患者的生活质量。

（三）剂量强度与相对剂量强度

剂量强度（Doseintensity，DI）是指不论给药途径和用药方案如何，疗程中单位时间［每周（wk）］内药物按体表面积［每平方米（m²）］所给的剂量，以 mg/（m² · wk）表示。相对剂量强度（RDI）指实际给药剂量强度与标准剂量强度之比，反映预期剂量强度的实施情况。

（四）剂量密度化疗

剂量密度化疗是指通过缩短化疗间歇（即提高化疗频率），从而减少肿瘤在化疗间歇期的生长，最终提高疗效。目前，剂量密度化疗已成为乳腺瘤术后辅助化疗的重要策略之一。

（五）一、二级预防性 G-CSF 支持

预防性 GCSF 支持指在化疗或放疗后 48h 即开始连续给予 GCSF 治疗，直至白细胞计

数经过一个低谷后超过 $10×10^*/L$，这样可有效避免由于化疗或放疗引起的严重骨髓抑制，特别是 3/4 度中性粒细胞减少症（或伴发热）等严重的化疗不良反应。其中，一级预防是指针对首次接受化疗的患者进行发热性中性粒细胞减少症（Febrile neutropenia，FN）风险评估后，对高风险患者立即给予标准的预防性 G-CSF 支持治疗。二级预防是指患者在前一个化疗周期中出现过严重的粒细胞减少症（或伴发热），在下一个化疗周期前给予预防性 G-CSF 支持治疗。

（六）预防化疗诱导的恶心呕吐

恶心呕吐是肿瘤化疗和放疗过程中最常见的不良反应，化疗前应该根据化疗药物所致呕吐的程度进行分级，并对个体特征展开评估，针对高风险（急性呕吐频率>90%）、中风险（30%~90%）和低风险（10%~30%）等患者给予相应的止吐药物或方案。预防高致吐性药物引起的急性恶心呕吐，应于化疗前推荐"5 羟色胺 3（5-HT3）受体拮抗剂、地塞米松和神经激肽 1（NK1）受体拮抗剂阿瑞吡坦（Aprepitant）或福沙吡坦（Fosaprepitant）三药联合"方案；若需预防迟发性恶心呕吐，则推荐"地塞米松和阿瑞吡坦二药联合"方案。预防预期性恶心呕吐最有效的方式是在化疗周期中选用最佳的止吐药物，并结合行为疗法。渐进性肌肉松弛训练疗法、系统性脱敏疗法和催眠疗法常被用于预防预期性恶心呕吐。米二氮䓬类是唯一可以降低预期性恶心呕吐发生率的药物。

三、肿瘤化疗的注意事项

（1）在对肿瘤患者进行化疗前，原则上需获得明确的肿瘤病理学诊断，还应向患者或其家属告知相关信息并让其签署知情同意书。

（2）恶性肿瘤治疗需要合理的综合治疗方案，绝大部分患者的综合治疗策略应该经过多学科综合治疗（MDT）的讨论，并告知患者结果，同时在病案中做详细记载，然后有序、合理地安排患者的综合治疗计划。除非患者情况有所改变，原则上不得随意更改综合治疗方案。

（3）肿瘤化疗的方案应由主治医师及以上职称的医师制订，治疗中应根据病情变化和药物不良反应做相应调整，同时应依据临床诊疗指南、规范或专家共识实施治疗，确保药物适量、疗程足够，不宜随意更改，避免治疗过度或不足。必要时需邀请主任医师，甚至 MDT 共同讨论后方可做出决定。

（4）在治疗过程中，应密切观察患者血常规、肝肾功能和心电图变化。定期检查血常规（包括血红蛋白、白细胞和血小板计数），一般每周检查 1~2 次，当出现白细胞和血小板计数降低时，每周检查 2~3 次，直到上述指标经过低谷恢复至正常为止；肝肾功能于每个化疗周期前检查 1 次，待疗程结束时再检查 1 次；心电图则根据情况决定是否复查。

（5）注重药物不良反应的预防与管理。对于恶心呕吐和骨髓抑制等不良反应，若处理不当将严重影响化疗方案的实施，常常造成方案延迟或剂量降低，一些分析数据提示其最终会影响抗肿瘤的治疗效果。如有效控制高致吐性药物引起的急性呕吐和延迟性恶心呕吐；发热性粒细胞减少症的 GCSF 一、二级预防性应用，血小板减少症选择血小板生长因子开展二级预防等。

（6）对于老年人（65 岁以上）或有明确并发症的患者，化疗需要个体化，医生应权衡利弊，避免过度治疗导致的不良后果；对于全骨盆放疗后的患者，应根据具体情况选择用药，并密切监测患者血常规；对于严重贫血的患者，应先纠正贫血；对于既往放化疗后有严重骨髓抑制者，应密切监测血常规；对于有骨髓转移者也应密切注意观察，并及时处理。

四、某些药物使用的注意事项

（一）紫杉类药物

紫杉类药物存在过敏风险，必须针对不同药物与剂型选择相应的预处理方案（具体以各药物的药品说明书为准）。如紫杉醇化疗前必须用地塞米松、西咪替丁、苯海拉明进行预处理，在开始输注的 15min 内要有医生在岗，并及时处理可能发生的过敏反应。多西他赛 3 周化疗方案预处理：用药前一天开始使用地塞米松 8mg（口服），每日 2 次，连用 3天。多西他赛每周化疗方案预处理：在用药前 12h 给予首剂地塞米松 8mg（口服），然后每隔 12h 给药 1 次，共 3 次。

（二）培美曲塞二钠

培美曲塞二钠用药前需进行预处理，预服地塞米松（或相似药物）可以降低皮肤反应的发生率及严重程度。给药方法是口服地塞米松 4mg，每日 2 次，于培美塞二钠给药前 1天、给药当天和给药后 1 天连服 3 天。补充维生素可以减少相关的血液或胃肠道不良反应，给药方法是在第 1 次给予化疗药物开始前 7 天至少服用 5 次日剂量的叶酸 400μg，需整个治疗周期服用，在最后 1 次给药后 21 天可停服叶酸；患者还需在化疗给药前 7 天内肌肉注射 1000μg 维生素 B_{12}，以后每 3 个化疗周期肌注 1 次。

（三）顺铂（Cisplatin，PDD）

顺铂有肾毒性，35% 患者发病可能是剂量限制性毒性所致，通常是以一种剂量相关的、蓄积的方式发生。水化对于减少顺铂的肾毒性至关重要，充分的预水化处理可使肾毒性的发生率下降至约 5%。根据顺铂剂量（以 $50mg/m^2$ 为界）的不同，水化方法也有所不同，具体方案参照相关指南。特别注意：①化疗前 1h 至化疗后 4h，尿量应至少保持在100mL/h；②避免应用氨基糖苷类药物；③液体出量（排尿、腹泻、呕吐）>200mL/h 时，需要额外补液处理；④水化液输注量在 2L 或 2L 以上时，可考虑给予呋塞米 10mg（iv）。

（四）异环磷酰胺

在用异环磷酰胺（Ifosfamide，IFO）时，必须用美司钠解毒，美司钠每4h给药1次，其剂量应为IFO总剂量的60%；在给予高剂量IFO时，美司钠剂量应适当提高至IFO总剂量的120%～160%。对应用高剂量环磷酰胺（CTX）或既往应用CTX曾有过出血性膀胱炎等的患者也可使用美司钠开展解救治疗。

（五）抗体类药物

抗体类药物首次输注时，应密切关注过敏等不良反应。大多数不良反应在首次使用的前30min内发生，且以突发性气道梗阻、荨麻疹和低血压为特征。因部分输液反应发生于后续用药阶段，故应在医生监护下用药。发生轻至中度输液反应时，可减慢输液速度或服用抗组胺药物；若发生严重的输液反应，则需立即停止输液，静脉注射肾上腺素、糖皮质激素、抗组胺药物，并给予支气管扩张剂以及输氧等治疗。

（六）药物配置

在药物配置选择方面，奥沙利铂（Oxaliplatin）、卡铂（CBP）和吡柔比星（Pirarubicin，THP）必须用葡萄糖注射液配置。因为在生理盐水中，前两者会表现出不稳定性，而后者难以溶解。VM-26、DDP等只能用生理盐水溶解；ACNU、VCR、VDS、BLM、Taxol、Docetaxel、美罗华等药物采用生理盐水或葡萄糖水配置均可以；靶向药物赫赛汀只能用生理盐水配置；其他新型药物请参照药物说明书。

五、需要遵循或参考的各类指南与共识

需要遵循或参考的各类指南与共识包括以下几种。

（1）晚期恶性肿瘤患者的治疗效果评估应参照"实体瘤疗效评价标准"（RECIST 1.1）。

（2）常见不良反应事件评价标准参照"通用不良事件术语标准"（CTCAE 4.0，2009年5月28日颁布）。

（3）中国中性粒细胞缺乏伴发热患者抗菌药物临床应用指南（中华医学会血液学分会中国医师协会血液科医师分会，2012年）。

（4）肿瘤化疗所致血小板减少症诊疗中国专家共识［中国抗癌协会临床肿瘤学协作专业委员会（CSCO），2014版］。

（5）肿瘤相关性贫血临床实践指南（CSCO肿瘤相关性贫血专业委员会，2012-2013年版）。

（6）肿瘤治疗相关呕吐防治指南（中国抗病协会癌症康复与姑息治疗专业委员会/CSCO抗肿瘤药物安全管理专家委员会，2014年）。

（7）肿瘤药物相关性肝损伤防治专家共识（中国抗癌协会癌症康复与姑息治疗专业委员会，2014 年）。

（8）恶性肿瘤骨转移及骨相关疾病临床诊疗专家共识（中国抗癌协会康复与姑息治疗专业委员会/CSCO，2014 版）。

（9）中国淋巴瘤合并 HBV 感染患者管理专家共识（中华医学会血液学分会、中国抗癌协会淋巴瘤专业委员会和中华医学会肝病学分会，2013 年）。

（10）美国临床肿瘤学会（ASCO）成人中性粒细胞减少伴发热指南（2013 年）。

（11）美国国立综合癌症网络（NCCN）骨髓生长因子临床实践指南。

（12）应用芳香化酶抑制剂的绝经后乳腺癌患者骨丢失和骨质疏松的预防诊断和处理共识。

（13）绝经后女性血脂异常管理的中国专家共识（2014 年）。

第八章　肿瘤外科治疗

肿瘤外科学（surgical oncology）即用手术的方法治疗肿瘤的一门临床学科，是治疗肿瘤的最有效方法之一。对于大部分肿瘤而言，外科手术彻底切除局部病灶是一种治愈性的治疗手段。外科手术后将标本送检，从而获得病理检查结果，这是肿瘤诊断的"金标准"，可以明确肿瘤浸润程度、侵及范围及淋巴结转移等情况，根据病理检查结果进行正确的病理分期，指导进一步治疗的进行。然而，手术在治疗疾病的同时也会对正常组织器官造成损伤，可能引发一些并发症或功能障碍，影响病人的生活质量。随着外科技术及设备的飞速发展，术前对疾病的评估更加准确，内镜、激光、射频、冷冻、显微外科以及器官移植等先进技术的广泛应用，使肿瘤外科进入了微侵袭的精准外科时代。与此同时，肿瘤治疗已向细胞分子水平迈进，对肿瘤生物学特性认识更加深入，肿瘤外科的基本概念、治疗理念发生了巨大变化。肿瘤的个体化综合治疗模式更趋完善。目前，建立在以解剖学、病理学、生物学、免疫学和社会心理学基础上的现代肿瘤外科学，已经替代了以解剖学为基础的传统外科学。外科手术与其他治疗手段相结合的多学科综合治疗模式已成为肿瘤治疗的标准化模式。

第一节　肿瘤外科治疗的常规要求

外科手术是治疗恶性肿瘤最基本的也是最重要的方法。近百年来，无菌技术、麻醉技术和手术方法的不断改进和提高，尤其是微创外科、功能外科的发展，营养支持治疗技术的进步，加上医疗设备的更新及发展，为肿瘤外科的临床诊疗创造了有利的条件。虽然人们在不断探索肿瘤的其他治疗手段，但迄今为止，手术切除仍是治疗恶性肿瘤的主要手段，且技术日益完善，更趋规范化。

一、基本设置及管理要求

（1）肿瘤外科治疗工作只限于在二级乙类及以上级别医院开展。

（2）开展肿瘤外科治疗的医院力求设置肿瘤外科或至少应该在外科中专门设有肿瘤外科组。

（3）应配置有 10 张床位及以上的病房。

（4）按病房床位及实际工作情况合理配置一定比例的肿瘤外科专业医师及护理人员。

（5）肿瘤外科最好有主任医师、副主任医师、主治医师、住院医师等各级医师编入，其人数可按床位编制。

（6）严格执行肿瘤手术分级管理制度。达不到分级手术条件（即缺少肿瘤手术相应级别的医师）的医院，应将此类手术患者转送至上级医院或具备分级手术条件的医院。

二、肿瘤外科专业医师的基本条件与要求

（1）从事肿瘤外科的专业医师必须具备大专及以上学历，具有执业医师资格证书，经过省级以上医院肿瘤外科专业进修一年以上并取得相应合格证书。

（2）从事肿瘤外科的专业医师必须全面掌握肿瘤外科和肿瘤学的基本知识，并具有一定的普外科工作经验及外科学基础知识。因此，肿瘤外科医师应具备 3~5 年普外科的临床实践经验，并经过病理科、胸外科、泌尿科、妇产科、放射科、五官科等有关科室的短期轮转学习，才能担任肿瘤外科的临床工作。

（3）肿瘤外科医师必须具有较强的无瘤观念，在工作中应特别注重无瘤技术，这是提高患者手术后长期生存率的重要环节。

（4）肿瘤外科医师必须具备良好的职业道德和严格的科学作风，品行端正，责任心强，实事求是。除此之外，在工作中遇到困难时，有坚韧不拔、冷静判断和果断处理的思想和决心。

（5）肿瘤外科医师需具备较强的综合治疗观念，要熟悉肿瘤治疗的最新进展，善于组织、协调各学科的合作。

三、肿瘤外科的科室管理要求

（1）实行科主任负责制，由科主任带领全科（或组）工作人员做好临床医疗、科研及教学等各项工作。

（2）必须严格执行各项工作常规及各级医务人员的岗位责任制，尤其要强调执行好查房、会诊、术前讨论（疑难病例讨论）、死亡病例讨论等制度及各种肿瘤手术和护理常规，并能建立一整套检查和评价工作好坏的方法。

（3）建立相关肿瘤的多学科联合诊治（Multidisciplinary joint diagnosis and treatment，MDT）模式，并具备 MDT 的有效运行机制，为进展期或晚期的恶性肿瘤患者提供规范、有效的个体化诊治方案，以争取最佳疗效。

（4）重视对医务人员的业务技术培训，选送各级医护人员参加本专业的继续教育及进修培训项目。鼓励医护人员自觉进行业务学习，更新知识，活跃学术氛围。同时能有计划

地开展科研工作，积极采用新技术、新方法，不断提高诊疗水平。此外，应经常进行安全医疗及医疗规范教育，预防和减少差错，杜绝医疗事故的发生。

（5）必须建立患者随访制度，应由专人负责，可采用预约门诊方式，切实做到定期复查，并建立专门的病历档案。肿瘤外科有异于普外科，必须进行长期疗效的追踪随访，以观察肿瘤有无复发转移等情况，一旦发现应及早制订继续治疗方案。这项工作还能帮助医疗科研人员进行教学和科研资料的整理与收集等。因此，定期随访对科室的医疗、科研及教学工作都是有利的。

（6）科室必须有专人（1~2 名）担任科研、临床、教学方面的秘书，协助科主任全面落实临床、科研和教学工作，促进学科建设。

四、肿瘤外科的业务技术管理要求

肿瘤外科的业务管理与普外科基本相同，要着重抓好术前管理、术中管理、术后管理、麻醉管理、手术室管理及消毒隔离和灭菌管理六个环节。

（一）术前管理

（1）必须做好术前诊断和风险评估。要求医务人员详细询问并采集患者的现病史、既往史、个人史、肿瘤家族史及遗传病史等。结合细致、全面的体格检查及必要的术前检查，尽可能明确恶性肿瘤的诊断和临床分期，并对患者的全身情况（尤其是重要脏器功能状况）和是否存在其他并发症有大概的了解。

（2）必须明确手术适应症和选择正确的手术方式。术前恶性肿瘤的诊断和临床分期有利于手术方案的制订，这是抓好手术管理的前提，尤其是在涉及器官或肢体切除而严重影响功能的情况下，必须有病理诊断依据方能手术，也可在术中行快速病理检查以获得病理诊断依据。

（3）必须抓好术前讨论这一环节。要根据手术类型，认真做好术前讨论，尤其对大手术、疑难病例、术前诊断不明病例等都应有术前讨论。讨论内容除确定肿瘤的诊断、分析手术适应证外，还要包括确定手术方式、麻醉方法、术中可能出现的并发症的处理、术后应注意和防范的问题等。对局部晚期、转移或复发性恶性肿瘤患者，术前必须经过 MDT讨论后，方可制订最合理的综合治疗方案。

（4）要认真落实手术安排。手术医师应严格按照《医师分级手术范围规定》进行手术。

（5）要高度重视术前与患者或其家属的谈话。要劝慰患者消除各种心理负担，增加其治疗信心，告知家属手术可能带来的不良后果，构建医患双方的互信关系。术前谈话必须由患者或其家属签字确认（家属签字须履行患者授权协议），这也是避免纠纷的重要环节。

（6）要反复落实手术前的各项准备工作，包括：手术医师应亲自对患者进行检查，并对手术方法和步骤做必要的复习和思考；确认各种必要的检查项目是否完成，患者是否有重要脏器的功能障碍等情况；患者是否需要备血并确定落实情况；患者有无执行医嘱，落实饮食、大小便、戒烟及皮肤准备、膀胱准备、胃肠道准备、呼吸道准备等工作；患者有无发热、感染、月经来潮等需要延期手术的情况；对伴发心脏病、高血压、糖尿病、肝炎等其他严重疾病者，需做相应专科的术前准备，并在手术过程中请相关专科医师参与监护，以完成传染病检测，同时做好与其他科室的协调工作。术前管理应特别强调住院医师的责任心，主刀医师执行术前操作的责任心，以及护理人员认真做好术前护理的责任心。

（7）对诊断不明确、预后不良、病情危重、手术风险极大的手术和非常规或研究试验性手术，必须在患方充分知情同意的前提下，经有关部门领导审查批准后，方能实施。

（二）术中管理

（1）在手术过程中，手术者、麻醉医师及护理人员既需要做到严格分工，又要做到密切配合，严格按照规范开展手术、麻醉及护理等常规操作。

（2）主刀医师应对手术负主要责任，不仅要熟悉手术技能，还要组织与指挥手术的全部过程。助手应服从主刀医师做好手术，麻醉人员要确保患者在手术中的麻醉效果，器械护士和巡回护上要全力配合手术者，以确保手术顺利完成，并保证患者的安全。

（3）严格请示汇报制度。凡出现术前未预料情况，需对手术方案做重大修改，或手术者难以胜任手术难度时，必须向上级医师或科主任汇报，必要时向医务科及分管院长报告或请他们到手术室现场予以指导。

（4）严格尊重患者的知情同意权。凡要摘除在术前未向患者或家属说明的脏器，或手术方案发生明显变动时，必须征得患者家属同意并签字后才能进行。

（5）手术中要严格掌握无瘤技术，避免肿瘤脱落在其他部位发生种植。这也是防止肿瘤复发和转移的重要一环。

（6）手术中要自始至终严格遵守无菌操作原则，以预防手术感染。

（7）严格执行清点制度。在手术前后，必须清点器械、纱布、缝针等物品，以防止物品遗留在患者体内。

（三）术后管理

（1）术后及时完成术后谈话记录并请家属签字，同时需说明手术情况、术后注意事项及可能出现的并发症等。

（2）严密观察病情，注意有无术后继发性出血和其他可能发生的严重并发症，应做到及时发现和及时处理。

（3）注意各种专科护理，创口导管、引流管要保持通畅，防止脱落；要协助患者翻身，鼓励患者咳嗽，保持呼吸道通畅，预防肺部感染。

（4）住院医师要严格执行换药制度，应认真检查患者手术伤口并按时更换敷料，仔细观察伤口愈合情况和肉芽组织生长情况；及时向上级医生汇报患者的术后恢复情况，在征得上级医生意见的前提下，及时拔除术后引流管和体内置管，并及时修改医嘱。

（5）合理使用抗生素，正确进行输血、输液，以保持体内水、电解质平衡等。

（6）合理使用止痛和镇痛药物。

（7）强调合理搭配营养原则，重视功能锻炼和康复指导。

（8）高度重视肿瘤患者术后的心理护理，帮助患者树立战胜疾病的信心。

（9）仔细观察患者，特别注意有无发生严重并发症的预兆，并予以及时处理。医生必须主动做好医患沟通工作，避免产生医患矛盾，维持良好的医疗秩序。

（10）必须关注患者术后病理检查报告，及时做出临床病理分期，根据相关恶性肿瘤的诊疗指南或诊疗规范，必要时组织 MDT 讨论，为患者制订合理的综合治疗方案。

（11）对术后危重或发生并发症的患者，必须及时组织全科医护人员进行讨论，积极参与抢救治疗，并及时向上级部门汇报。对科内发生的不良事件，必须及时组织全科人员进行讨论分析、记录、备案并及时向医务科报告。

（12）一旦患者死亡，应及时进行死亡病例讨论，并尽量动员家属同意对死者进行尸检。

（四）麻醉管理

（1）术前麻醉准备，包括全面了解病情、选择麻醉方法、确定麻醉药物等，并做好各项麻醉准备。

（2）严格执行麻醉工作流程，特别在手术过程中要严密、及时、准确地观察和记录各项指标，记录手术和麻醉方法、步骤，记录术中变化和处理的经过。对一般患者，要每 15min 测血压、脉搏、呼吸各 1 次，记录术中失血、失液数量和液体补充量；对重大手术或危重患者，要随时观察、记录各项生理指标的变化情况，防止发生麻醉意外。

（3）严格执行与病区的交接班制度和术后随访制。手术完毕后，若为全麻患者，务必待其苏醒后再送回病房，要求麻醉人员亲自护送，并向病房值班医师和护士交代术中情况和术后注意事项，待患者经再次测量血压、脉搏、呼吸均稳定后，方可离去。并在 3~4 天后进行术后随访，观察有无出现麻醉并发症。若发生并发症，则应协助病房医师认真检查并予以处理。

（4）麻醉事故的防范，包括责任过失和技术过失导致的事故。

（5）严格执行麻醉器械定时检查制度和维修制度，确保性能良好。

（6）术后须进行麻醉随访，了解有无麻醉并发症发生。

（7）麻醉科必须加强自身的学科建设，同时亦须与外科紧密协作，紧跟微创外科、快速康复外科、功能外科发展的趋势，积极配合外科发展并继续学习有关麻醉学的前沿知识。

（五）手术室管理

手术室管理主要是抓好设计管理、设备器械管理、制度管理和技术管理，包括手术室的合理布局、相应的设备器械装置、手术室人员的组织分工和工作职责、手术室工作规则和制度建设、技术操作规程及无菌管理等。

（六）消毒隔离和灭菌管理

（1）消毒隔离制度，包括病区内的常用医疗物品和医疗器械，尤其是换药物品、各种引流管、引流瓶、治疗盘等都要严格进行定期消毒。病区和手术室、术后复苏室、监护病房等也要严格执行消毒制度。

（2）无菌操作技术的管理，包括外科人员必须树立牢固的无菌技术观念，绝不能有任何疏漏或侥幸心理，要十分明确感染是肿瘤外科患者最大的敌人，是手术失败的重要原因。因此，无菌管理对肿瘤外科来说是全科性、全员性、全过程性的，不能有任何放松。

第二节　肿瘤外科的手术分类

一、预防性手术

有些临床症状及疾病容易发生癌变，因而外科医师有责任教育病人及早治疗以预防癌变的发生。预防性手术（preventive surgery）是对具有潜在恶性趋向的疾病和癌前病变做相应的外科治疗，以防病变进一步发展为恶性肿瘤。临床常需预防性手术治疗的疾病有：肺不典型腺瘤样增生、家族性腺瘤性息肉病、溃疡性结肠炎、多发性内分泌增生症、隐睾症、（口腔、外阴）白斑病、重度乳腺小叶增生或伴有乳腺癌高他因素者和易受摩擦部位的照痣等。此外，成人的声带乳头状瘤、膀胱乳头状瘤、卵巢皮样囊肿和大肠腺瘤等均有潜在恶变倾向，应行预防性切除术。

二、诊断性手术

肿瘤治疗前均需获得病理组织学的诊断，然而许多标本的获取均需通过外科手段。由于诊断性手术（diagnostic surgery）的目的重在诊断，所以应尽量选取创伤及风险最小的手术方式来获得组织标本。常用的诊断性手术方法包括：

（1）针吸活检（fine-needle biopsy）。应用细针做肿瘤穿刺，吸取物做涂片检查可以快速简便地了解活检组织是否为肿瘤组织，正确性一般可达 70%～80%。但是由于细针穿刺涂片细胞常较分散，有时诊断较困难，即使很有经验的医师也不能正确区分是肿瘤细胞还是其他细胞，所以此方法有一定假阳性或假阴性率，因而需要进行手术治疗时不能以细胞学检查作为手术指征。常用于表浅可疑肿块，采用细针穿刺抽吸标本进行细胞学检查。

（2）穿刺活检（needle biopsy）。通过一种特殊的空心针做肿块的吸取，对大多数的肿瘤可以获得较多的组织量，可作为诊断的依据。大多数肿瘤可用此方法获得足够的组织以明确肿瘤的性质及分型，但在软组织及骨肿瘤，吸取的组织很难分型，恶性淋巴瘤亦不能以吸取的组织做分型。对可疑肿块进行粗针穿刺，获得组织条进行病理切片检查。

（3）钳取活检（bite biopsy）。皮肤或黏膜表浅肿物，通过内镜或直接以活检钳咬取组织，进行病理检查。

（4）切取活检（incisional biopsy）。切取一小块肿瘤行组织学检查，可用于表浅，亦可用于深部组织。对深部或较大肿物难以整体切除亦需要了解肿瘤的性质，切取部分组织进行病理检查为选择其他治疗方法提供依据。

（5）切除活检（excisional biopsy）。对局限的可切除肿物，采取切除整个肿物进行病理检查的方法，包括淋巴结切除活检。切除的肿瘤应做组织学检查，如是良性肿瘤则不必再进一步手术，如是恶性肿瘤则应根据肿瘤的性质，再决定进一步手术方式。因而切除活检时，不要污染周围正常组织，不能影响以后的再次手术。

不论选取哪种诊断手术的方式，我们都应注意以下几点：①尽可能缩短诊断性手术与根治性手术（radicalsurgcry）之间的时间；②注意活检手术切口的选择，应使针穿的针道或活检的切口包含在根治性手术切除的范围之内；③注意避免肿瘤细胞的脱落转移，如注意保护手术切口、避免反复使用切除肿瘤的器械等。手术时要确切止血，不要造成局部血肿，因血肿可促进肿瘤播散，也会为后续手术造成困难；④切除活检时应注意标记标本的边缘，为再次手术做重要的参考。

三、探查性手术

探查性手术（exploratory surgery）的目的：一是明确诊断；二是了解肿瘤范围并争取切除肿瘤。所以它不同于上述的诊断性手术。探查性手术往往需要做好大手术的准备，一旦探查明确诊断而又能彻底切除肿瘤时，应即时进行肿瘤的治愈性手术，所以术前准备要充分，术中必须备有冷冻切片病理检查。

四、治疗性手术

（一）治愈性手术

治愈性手术（curative surgery）的目的是彻底切除肿瘤，是肿瘤外科的最主要方式。凡肿瘤局限于原发部位或仅累及区域淋巴结，皆应施行治愈性手术。治愈性手术的最低要求是切缘在肉眼和显微镜下未见肿瘤组织。

治愈性手术对上皮来源的恶性肿瘤而言为根治性手术。根治性手术是指对肿瘤所在的器官大部分或全部，连同区域淋巴结做整块切除。若肿瘤侵犯邻近脏器，则受侵犯的器官亦应做部分或全部切除。如右肺下叶病灶常规行右肺下叶切除加纵隔淋巴结清扫术；但若侵犯右肺中叶，则需行复合肺叶切除手术。

治愈性手术对肉瘤而言称之为广泛切除术。广泛切除术是指：广泛切除肉瘤所在组织的全部或大部分，以及部分邻近的深层软组织。例如，肢体横纹肌肉瘤应将受累的肌肉起止点及其深层筋膜一并切除，有时甚至需将组肌肉全部切除，以免肉瘤沿肌间隙扩散。

随着外科手术技术和器械的发展以及肿瘤综合治疗水平的提高，某些肿瘤的手术范围有所缩小，在不影响肿瘤根治原则的基础上，保留了器官功能，提高了生活质量，这类手术称之为功能保全性肿瘤根治术。例如，乳腺癌根治术发展到乳腺癌改良根治术，后者保留了胸大肌和胸小肌，手术范围大大缩小，对整个胸部外形和功能的保留都有了很大的改善，而治疗效果并无下降。

（二）姑息性手术

姑息性手术是指对原发灶或其他转移病灶的手术切除已经不能达到根治的目的，而手术的目的是减少或防止肿瘤组织危害生命及其对机体功能的影响，消除某些症状；或用一些简单的手术，防止或解除一些可能发生的症状或并发症，以提高病人的生活质量。例如，一些晚期消化道肿瘤所致梗阻的病人，在病灶无法切除的情况下，还可做转流术或造瘘术，以提高病人的生活质量。

（三）减积手术

有时肿瘤体积较大，手术已不能达到根治的目的，这些肿瘤已不能完整、彻底切除，但将原发病灶做尽可能的切除，便于以后应用其他治疗手段控制残存的癌细胞，此种手术称为减积手术。这种治疗方法的作用是减少肿瘤体积，减少肿瘤细胞量，再配合其他治疗方法。如果那些仅作为暂时解决症状的目的，而对残留的肿瘤无有效的治疗方法以达到控制者，并不能称为减积手术。临床上常使用减积手术的肿瘤包括卵巢癌、横纹肌肉瘤和恶性脑胶质瘤等。

（四）复发或转移灶的外科切除

转移性肿瘤并非手术的绝对禁忌证。转移性肿瘤是否符合手术治疗的适应证取决于原发肿瘤的生物学特性以及原发肿瘤首次治疗的疗效。转移性肿瘤的手术适应证适合于原发灶经治疗已得到较好的控制，转移灶为单个，不伴有多发或其他部位的转移，且转移灶除了手术外无其他更好的治疗方法，同时病人一般状态较好，无手术禁忌证者。

复发性肿瘤手术治疗效果较差，难度也较初次手术有所增加，手术结合其他治疗可能达到更佳的治疗效果。不论复发还是转移性肿瘤都属疾病晚期，手术治疗效果总体欠佳，因此需注重采取综合治疗，切勿盲目手术。

（五）切除内分泌器官以治疗激素依赖性肿瘤

某些肿瘤的发生、发展与体内激素水平明显相关，为激素依赖性肿瘤。因而切除某些内分泌器官亦能达到一定的治疗效果。最为常见的激素依赖性恶性肿瘤为乳腺癌，前列腺癌以及甲状腺癌等。可以通过切除内分泌器官，减少激素的分泌，抑制肿瘤生长，起到治疗作用。临床上可采用卵巢切除术治疗绝经前的晚期乳腺痛，该法也可作为术后辅助治疗。如前列腺癌，可采用双侧睾丸切除术进行治疗。卵巢切除术治疗绝经前晚期乳腺癌，或作为术后的辅助治疗，对激素依赖性的肿瘤有效率可达 45%～50%。近年来随着激素拮抗药物的发展和应用，其也可以达到与内分泌器官切除同样的效果。因而可以在切除内分泌器官前先应用该类药物，如有效者则再手术治疗，以获得更好的效果。

五、重建与康复性手术

肿瘤手术治疗后病人的生活质量是非常重要的。在设计肿瘤手术时要同时力争使术后病人的外形及功能接近正常。随着生活水平的提高，病人对生活质量的要求也不断增加。近年来，显微外科和整形外科技术不断进步，重建和修复性手术对于肿瘤根治术所造成的局部解剖缺陷的补救修复能力越来越强。其目的是最大限度地恢复病人的器官形态和功能，并能满足根治性手术对肿瘤大范围切除的需要，提高手术治疗的效果。近年来应用游离肌皮瓣、小血管吻合技术以及整形外科的配合可以修复缺损，也使肿瘤外科医师能进行更广泛的手术，以提高手术治疗的效果。例如，口腔部肿瘤侵犯下颌骨后，使用游离腓骨肌皮瓣修补；舌癌切除术后，应用带状肌肌皮瓣行舌再造术；部分放疗或外科手术导致的肌肉损伤通过肌肉挛缩松解术来恢复肌肉功能；乳腺癌术后可以用背阔肌或腹直肌肌皮瓣进行缺损乳腺的修复等。

六、肿瘤外科急症手术

肿瘤可以引起一些急诊情况，需要应用手术的方法解除。肿瘤本身或其转移灶可引起出血、空腔脏器穿孔、梗阻或严重感染等急症，因其可导致病情突然恶化，甚至危及病人生命，需要外科手术紧急处理，以缓解危急情况。例如，肺癌合并大咯血，胃肠道肿瘤合并穿孔或出血，气管肿瘤堵塞导致呼吸困难等，均需要行急诊手术（emergency surgery）治疗。

肿瘤的急诊情况大多是肿瘤晚期，病变发展到一定程度后造成的症状。当然有些亦可以出现在较早阶段。因而有些急诊情况在手术后配合其他治疗方法，在症状解除后再施以根治性措施，有时仍可以取得较好的效果。

第三节　肿瘤外科治疗的原则及展望

一、肿瘤外科治疗原则

（一）良性肿瘤的外科治疗

（1）彻底切除病灶。大部分良性肿瘤呈膨胀性生长，边界清楚，具有完整包膜，没有侵袭，不发生淋巴转移或血行转移。除体积巨大可对周围器官产生压迫外，很少出现全身症状，治疗主要以手术为主。一般情况下，手术彻底切除即可治愈。手术原则是完整切除肿瘤，切除范围包括肿瘤包膜及周围少量正常组织，禁忌行肿瘤挖除术。例如乳腺纤维腺瘤（fbroadenoma of breast）需行乳腺区段切除；甲状腺腺瘤（thyrid adenoma）要求行肿瘤所在的腺叶及峡部切除；卵巢囊肿（ovarian cyst）则行单侧卵巢切除，并避免术中囊肿破裂。对于某些有可能发生恶变的良性肿瘤以及良恶交界性肿瘤，例如口腔增生性疣状白斑、家族性腺瘤性息肉病、卵巢交界性囊腺瘤等，其切除范围则应适当扩大。然而有些肿瘤部位特殊，如垂体瘤脑膜瘤等，不允许大范围切除，有时只能剥离肿瘤或行大部分切除，术后需辅以放射治疗等综合治疗。

（2）明确病理。诊断切除的肿瘤组织必须送病理检查，明确其病理性质，以避免将恶性肿瘤误诊为良性肿瘤而延误治疗。且经病理检查发现所切除的组织是恶性肿瘤，则应按恶性肿瘤重新处理。

（二）恶性肿瘤的外科治疗原则

恶性肿瘤具有浸润性和转移性，局部呈浸润性生长，并有区域淋巴结和（或）血行转移，预后较差。因此恶性肿瘤的外科治疗除遵循普通外科的原则外，还必须遵守以下原则：

1. 取得明确诊断的原则

由于恶性肿瘤的手术往往切除范围较大，对机体的破坏性亦随之增大，为避免误诊误治，手术前需获得明确的诊断。肿瘤的诊断包括临床诊断、病理诊断以及相应的临床分期及病理分期。

（1）术前尽可能获得病理诊断。恶性肿瘤的外科治疗往往创伤较大，会严重影响病人的生活质量，例如乳腺癌根治术后失去一侧乳房；直肠癌经腹会阴切除术后失去肛门需终生肠造瘘等。因此，施行这类手术前一定要有明确的病理组织学依据，以免因误诊而造成不可挽回的后果。然而，有些病例在术前难以获得明确的病理诊断，可通过术中活检并送冷冻病理检查以明确肿瘤的性质，然后根据病理诊断采用恰当的治疗手段。

肿瘤外科治疗方案的确定要依据肿瘤的病理生物学特性，治疗方法会随不同病理类型而有所不同。例如，小细胞肺癌容易发生转移，但对放疗及化疗敏感，故手术前已明确为小细胞肺癌且淋巴结广泛转移的病人，不宜行手术治疗。因此，术前应尽可能明确病理诊断，根据不同病理类型，制订相应的治疗方案。

（2）术前尽可能明确临床诊断与分期。临床诊断与分期可以清楚地反映病人病情，指导治疗方法的选择。例如，肺部肿瘤病人，即使已经确定恶性肿瘤的诊断，但发现病人已有远处转移，则不适合选择创伤较大的根治性手术；直肠癌或食管癌病人术前检查局部浸润严重，与周围组织关系紧密，可考虑先行术前辅助放化疗，再进一步考虑行手术治疗。因此，外科治疗前应根据相关的影像学检查、内镜检查、实验室检查等结果，尽可能明确临床诊断与分期，以避免盲目手术给病人带来的巨大创伤，及无法实现预期的手术治疗效果等后果。

2. 根据病人自身情况及肿瘤的生物学特点，确定合理的外科治疗方案的原则

肿瘤外科治疗方案的正确选择直接关系到病人预后及生活质量。手术方案的制订应从病人的身体及心理状况、肿瘤的部位、病理组织学特点及分期、手术切除达到根治和缓解的可能性、综合治疗的获益等多方面全面考虑，才有可能达到预期效果。手术方案的制订需遵循以下原则：

（1）依据肿瘤的病理及生物学特性选择手术方式，彻底切除肿瘤，力争达到手术治愈。不同病理类型的肿瘤其生物学特性也不同，例如，上皮源性恶性肿瘤的淋巴道转移率较高，因而对此类肿瘤在治疗原发灶的同时还需考虑清扫相应引流区域的淋巴结；间叶来源的肿瘤以血行转移为主，但也有少数肿瘤可以有淋巴道的转移，如滑膜肉瘤（synovio-sarcoma）、恶性纤维组织细胞瘤（malignant fibrous histiocytoma）等的淋巴结转移率可达20%左右，所以在行扩大切除术的同时还需考虑行淋巴结的清扫；原发肌肉或软组织肉瘤侵犯肌肉时，肿瘤易沿肌间隙扩散，应将肌肉连同筋膜从起点到止点全部切除；有些肿瘤常出现多中心的病灶，例如食管、胃、肠道肿瘤，手术切除范围应尽量保证切缘干净。

（2）最大限度地切除肿瘤和最大限度地保留正常组织和功能。手术彻底切除是使大多数实体瘤获得治愈的最主要的手段，但亦不能无谓地扩大切除范围，因此肿瘤切除范围应遵循"两个最大"原则，即最大限度地切除肿瘤和最大限度地保留正常组织和功能。两者发生矛盾时，后者应服从于前者。但是，如因切除过多组织严重影响器官功能，甚至可能威胁到生命时，必须缩小切除范围。例如，如果肺癌手术需行侧全肺切除才能达到根治，但对侧肺功能差，难以代偿，此时只能放弃全肺切除。

（3）依据病人年龄、全身情况和伴随疾病选择术式。恶性肿瘤病人以中老年为主，中老年病人重要器官功能状态及储备能力下降，且常合并其他慢性疾病，手术风险较大。对于年龄大、合并症多、身体状况差的病人，手术方式的选择要综合全身因素考虑，不能一味追求根治；恶病质的病人则属手术禁忌，但是要具体情况具体分析，如肺癌病人合并全肺不张、食管癌病人食管完全梗阻、肠道肿瘤病人合并消化道大出血等，虽然病情严重，但若手术可以完全切除，则治疗后情况反而可能好转。

（4）正确认识外科治疗在肿瘤综合治疗中的地位。应用手术切除肿瘤是治疗实体瘤的一种有效方法，但亦只有在肿瘤仍限于局部或区域淋巴结时才有效。然而，很多实体瘤病人在临床诊治时已存在微小或亚临床的转移灶，这亦是手术后出现复发或转移的根源。因而肿瘤外科医师应当不同于一般外科医师，除了掌握肿瘤的生物学特性及手术操作技巧外，还应熟悉肿瘤的病理类型和其他治疗方法，如放疗、化疗、内分泌治疗和基因治疗等方法，对肿瘤的治疗要有全面的了解，综合设计每个病人的具体治疗方案，以达到最佳的治疗效果。

3. 防止肿瘤医源性播散的原则

一般的外科原则也适用于肿瘤外科，如无菌操作、术野暴露充分、避免损伤需保留的正常组织等，但最为重要的是无瘤原则。

（1）探查由远及近，动作轻柔。对内脏肿瘤探查应从远隔部位的器官组织开始，最后探查肿瘤及其转移灶，手术操作应从肿瘤的四周向中央解剖。探查时动作一定要轻柔，切忌大力挤压以致肿瘤细胞脱落播散。

（2）不接触隔离技术。术中标本活检后应更换所有的消毒巾、敷料、手套和器械，然后再行根治手术；切口充分，便于显露和操作；用纱垫保护切口边缘、创面和正常脏器；对伴有溃疡的癌瘤，表面应覆以塑料薄膜；手术中术者的手套不直接接触肿瘤；手术中遇到肿瘤破裂，要彻底吸除干净，用纱布垫紧密遮盖包裹或者用塑料布将其包扎，使其与正常组织及创面隔离，并更换手套和手术器械；若不慎切入肿瘤，应用电凝烧灼切面，隔离手术野，并扩大切除范围；肠袢切开之前，应先用纱布条结扎肿瘤远、近端肠管。

（3）先结扎阻断肿瘤部位输出静脉，再结扎处理动脉。先结扎肿瘤的出、入血管，再分离肿瘤周围组织。手术中的牵拉、挤压或分离等操作都有可能使肿瘤细胞进入血液循环，导致肿瘤细胞的血行播散，因此，显露肿瘤后应尽早结扎肿瘤的静脉，再结扎动脉，然后再进行手术操作，尽可能减少癌细胞血行播散的机会。

（4）尽量锐性分离，少用钝性分离。钝性分离清扫彻底性差，且因挤压易引起肿瘤播散，应避免或少用，尽量使用刀、剪等锐性分离。另外，手术时采用电刀切割，不仅可以减少出血，而且可以使小血管及淋巴管被封闭，且高频电刀有杀灭癌细胞的功能，因而可以减少血道播散及局部种植。

（5）整块切除。禁止将肿瘤分块切除，切线应与瘤边界有一定的距离，正常组织切缘距肿瘤边缘一般不少于3cm。肌纤维肉瘤切除时要求将受累肌群从肌肉起点至肌肉止点处完整切除。

（6）肿瘤切除后冲洗标本。切除后，胸腹腔用蒸馏水冲洗；术毕可用2%氮芥溶液冲洗创面，减少局部复发的机会。有报道表明，0.5%甲醛可有效地控制宫颈癌的局部复发；肠吻合之前应用氯化汞或5-FU冲洗两端肠腔，可使结肠癌的局部复发率由10%降低到2%。尽管严格遵循无瘤原则，仍然有肿瘤的转移，这主要决定于肿瘤的扩散途径和生物学特性，也与机体的免疫状况有关。

二、展望

肿瘤外科以往是外科中的一部分，但是由于肿瘤在治疗中的特殊性，因而数十年来已从外科中分离而形成三级学科。肿瘤外科医师不仅需要具备普通外科的技术水平，还需掌握肿瘤外科的手术原则与规范，合理选择手术方式。在诊治过程中，要严格遵守相关操作规程，防止肿瘤的医源性播散与种植。肿瘤外科医师还需具备肿瘤学相关知识，了解并运用肿瘤多学科综合治疗模式，根据肿瘤生物学特点，结合病人具体情况，做出恰当的外科治疗选择，从而更加有效地治愈病人。

近年来，随着人们对肿瘤发生、发展规律的研究的不断深入，以及技术、材料和设备等方面的进步，肿瘤外科日新月异，目前正在向更加规范化、个体化、精细化和微创化的方向发展。相信在不久的将来，肿瘤外科将获得更多循证医学证据的支持，外科治疗方案更加规范合理。分子生物学等学科将更多用于病人的疗效预测及预后分析，逐步实现根据不同病人、不同肿瘤生物学特性而选择不同外科治疗方案的个体化外科治疗。检查设备和手术器械的不断更新，先进外科技术，如内镜手术、腔镜手术和机器人手术的应用则使外科治疗更加精细微创，保证病人在获得最小手术打击的同时，不仅最大限度切除了肿瘤，同时还使器官功能得以最大限度地恢复或保留，最终达到延长生存时间和提高生活质量的双重目标。

第九章　肿瘤的联合生物治疗

本章介绍肿瘤的联合生物治疗，包括化疗联合生物治疗、放射治疗联合生物治疗、微创介入联合生物治疗。

第一节　化疗联合生物治疗

一、化疗联合分子靶向药物的增效治疗

传统的化疗药物由于缺乏特异性，在收得疗效的同时也往往带来较大的毒副作用。近年来，生物治疗作为继手术、放疗、化疗等传统疗法之外的第 4 种治疗手段，在肿瘤的综合治疗中发挥着日渐重要的作用。生物治疗和化学治疗联合应用，又称生物化疗，是用于恶性肿瘤治疗的全新综合治疗模式，是根据肿瘤的病理类型、临床分期、发生部位和发展趋势，结合患者的全身情况和分子生物学行为，有计划地联合应用化疗药物和生物制剂进行治疗，以取得更好的治疗效果，达到最大限度地改善患者生存质量的目的。分子靶向药物治疗的成功应用是生物治疗的一个重大进展。目前已有研究表明，将分子靶向药物与化疗联合应用可明显提高肿瘤治疗的疗效。以下介绍几种常见的分子靶向治疗药物与化疗联合应用治疗恶性肿瘤的实例。

（一）曲妥珠单抗

HER2/neu 蛋白高表达于乳腺癌、非小细胞肺癌、卵巢癌和前列腺癌等。曲妥珠单抗是第一个针对 HER2/neu 蛋白的特异性人源化单克隆抗体，与受体结合后使 HER2 受体内化，阻断相应的受体酪氨酸激酶信号，抑制肿瘤细胞生长和肿瘤血管生成，增加肿瘤细胞对凋亡信号的敏感性。此外，抗体依赖性细胞的细胞毒性（ADCC）反应也可能是曲妥珠单抗的作用机制之一。FDA 于 1998 年批准曲妥珠单抗用于免疫组织化学染色 HER2（+++）或荧光原位杂交（FISH）基因扩增的转移性乳腺癌的治疗。已有大量体外和动物试验证实，曲妥珠单抗和下列药物联合作用，可增加抗增殖/抗肿瘤效果：卡铂、顺铂、环磷酰胺、阿霉素、足叶乙苷、氨甲蝶呤、紫杉醇、噻替哌、长春花碱、5－氟脲嘧啶和卡陪

他滨。

因此，在完成了曲妥珠单抗的Ⅰ期和Ⅱ期临床试验后，HER2随即进入了Ⅲ期临床试验，以评价其与化疗药物联合应用治疗转移乳腺癌的疗效。这个开放性试验在12个国家150个中心进行。将469位没有接受过化疗的HER2阳性转移性乳腺癌患者随机分成两组：只接受化疗或化疗联合曲妥珠单抗。先前没有接受过蒽环类的患者，给予蒽环类（AC方案：阿霉素60mg/m² 或表阿霉素75mg/m² 加环磷酰胺600mg/m²）或AC联合曲妥珠单抗。对于先前接受过蒽环类作为辅助治疗的患者，给予紫杉醇175mg/m² 或与曲妥珠单抗联用。随访时间中位数为30个月，曲妥珠单抗加化疗组的中位疾病进展时间（TTP）由4.6个月延长到7.6个月，增长了61%。接受曲妥珠单抗联合化疗的患者比单纯接受化疗的患者整体疗效高、中位有效持续时间长。与单独用紫杉醇亚组比较，曲妥珠单抗加紫杉醇亚组将有效率从17%提高到41%，提高幅度是141%；中位有效持续时间从4.5个月提高到10.5个月，提高幅度达133%。同样，曲妥珠单抗加AC亚组与单独AC亚组比较，缓解率从42%提高到56%，中位有效持续时间从6.7个月提高到9.1个月。曲妥珠单抗与化疗联合用药也延长了整个组和每个亚组的中位治疗失败时间（TTF）。曲妥珠单抗联合化疗使患者整体生存时间从20.3个月提高到25.1个月（$P=0.046$），并使患者的相对死亡危险性下降了25%。总之，该研究结果显示，曲妥珠单抗联合化疗作为治疗转移性乳腺癌患者的一线治疗方案，可显著提高HER2过度表达的乳腺癌患者的临床疗效，延长患者的生存期。

美国FDA于2006年11月16日批准将曲妥珠单抗用于治疗HER2呈阳性的乳腺癌，该项关于曲妥珠单抗新适应证的补充申请获得了FDA的优先审理待遇。由美国国家癌症研究所（NCI）资助的两项临床试验（NCT00004067和NCT00005970）结果对该新适应证的批复起了关键作用。参与两项临床试验的受试者在手术后均接受标准化疗（阿霉素＋环磷酰胺＋紫杉醇），其中有1/2患者还同时接受曲妥珠单抗治疗。2005年，Rimond等将两项临床试验的结果进行了合并分析，发现曲妥珠单抗组的3年无病生存率比单纯化疗组高12%，而死亡危险度降低33%，说明在标准化疗之后应用曲妥珠单抗和紫杉醇联合治疗可显著改善手术后HER2阳性乳腺癌患者的预后。在另一项国际多中心合作的大型随机对照临床试验（ISRCTN76560285）中，对232名HER2阳性的乳腺癌患者分别应用单纯化疗（泰索帝或长春瑞滨＋5-氟尿嘧啶、表阿霉素和环磷酰胺）和化疗加曲妥珠单抗进行治疗。结果发现，接受曲妥珠单抗治疗的乳腺癌患者3年无复发生存率为89%，而未接受曲妥珠单抗治疗的乳腺痛患者3年无复发生存率为78%，表明曲妥珠单抗与泰索帝或长春瑞滨合用可明显提高HER2阳性乳腺癌患者的疗效，而且曲妥珠单抗并未增加左心室的射血分数下降和心衰的发生。

（二）利妥昔单抗

CD20分子表达于正常B淋巴细胞和95%以上的B细胞型的非霍奇金淋巴瘤。利妥昔单抗（rituximab，Mabthera，美罗华）是一种人鼠嵌合性的单克隆抗体，该抗体与细胞膜表面的 CD20 抗原特异性结合，是全球第一个被批准用于非霍奇金淋巴瘤（NHL）临床治疗的单克隆抗体。利妥昔单抗与 B 淋巴瘤细胞上的 CD20 结合，可诱导 B 细胞溶解，其机制可能包括 CDC 和 ADCC。此外，利妥昔单抗在体外实验中可逆转人淋巴瘤对一些化疗药物的耐受性。

在 GELA 小组进行的临床试验中，对于 399 例 60～80 岁的晚期弥漫性大 B 细胞 NHL 患者随机给予 8 个疗程 CHOP 方案化疗（197 例）或利妥昔单抗联合 CHOP 方案（202 例）治疗，结果发现利妥昔单抗组的有效率为 76%，3 年无进展生存率为 53%，3 年生存率为 62%，而单纯 CHOP 治疗组分别为 63%、35% 和 51%，说明利妥昔单抗联合 CHOP 方案可明显增加老年人晚期弥漫性大 B 细胞 NHL 的缓解率，延长无进展生存期和总生存期，且未增加明显的毒性反应。基于此，利妥昔单抗联合 CHOP 方案已成为美国治疗老年人弥漫性大 B 细胞 NHL 的标准治疗方案。在另一项大型临床试验中，对从 18 个国家招募的 824 例 16～60 岁的弥散性大 B 细胞淋巴瘤患者随机分到 CHOP+利妥昔单抗组或单用 CHOP 组，两组患者中均有部分患者因肿块性病变接受了放疗。2003 年 11 月，按预先确定的计划对数据进行了首度分析，发现两组间的差异已具统计学意义，因此提前终止试验，并向所有参与者提供利妥昔单抗。自治疗启动 5 个月后，CHOP+利妥昔单抗组癌症完全缓解率为 86%，显著高于单用 CHOP 组（68%）。研究开展约 3 年后，CHOP+利妥昔单抗组无进展生存率为 79%，CHOP 组中则为 59%。CHOP+利妥昔单抗组 3 年总生存率为 93%，也显著高于单用 CHOP 组（84%），且各组的毒性反应均较低。由此认为，利妥昔单抗对 60 岁以下的 B 细胞淋巴瘤患者同样有效。

2010 年 2 月 18 日，基因泰克公司宣布，美国食品药品管理局（FDA）批准利妥昔单抗与氟达拉滨和环磷酰胺（FC）联用，治疗 CD20 阳性的慢性淋巴细胞白血病（CLL）患者，既往未接受过治疗的患者及既往接受过治疗的患者均适用。依据是两项分别名为 CLL8 和 REACH 的全球性、多中心、随机和开放标签的Ⅲ期临床研究的结果，受试者分别为 817 例既往未接受治疗、CD20 阳性的患者和 552 例既往经过治疗、CD20 阳性、无利妥昔单抗治疗史的患者。在 CLL8 研究中，接受利妥昔单抗+FC 治疗者的 PFS 较只接受 FC 治疗者延长 79%。利妥昔单抗+FC 组患者在病情未恶化情况下的中位生存期为 39.8 个月，而 FC 组为 31.5 个月，总体有效率和完全有效率的结果均与 PFS 结果一致。在 REACH 研究中，既往接受过治疗（无利妥昔单抗治疗史）的患者中，利妥昔单抗+FC 组的 PFS 较 FC 组延长 32%。既往接受过治疗者利妥昔单抗+FC 治疗的中位 PFS 为 26.7 个月，而只接受 FC 治疗者为 21.7 个月。利妥昔单抗加化疗是 CLL 治疗史上新的里程碑，对未经治疗和已经治疗的 CLL 患者都具有良好疗效。欧洲药品局（EMEA）也已批准利妥昔单抗联合任何化疗用于 CLL 的一线治疗。

（三）贝伐单抗

肿瘤生长与血管密切相关，因此可以通过阻断血管生成来达到治疗肿瘤目的。血管内皮生长因子（VEGF）可直接作用于血管内皮细胞，刺激其发生有丝分裂，从而促进新生血管的生长，是最重要的血管形成因子之一。贝伐单抗（bevacizumab，Avastin，阿瓦斯丁）是首个针对肿瘤新血管生成的抗 VEGF 的重组人源化单克隆抗体，包含了 93% 的人类 IgG 片段和 7% 的鼠源结构，其轻链可变区由鼠源部分组成，可以特异性地与 VEGF 结合，阻碍其与内源性 VEGF 受体（VECFR）的结合，从而阻断 VEGFR 活化，达到抑制 VEGF 的生物学活性，如抑制内皮细胞的有丝分裂、减少新生血管的形成、破坏已存在的新生血管网结构等，从而阻断肿瘤生长所需的血液、氧气和其他营养供应。多项临床试验提示贝伐单抗与化疗存在协同作用，其机制可能是通过促进肿瘤血管正常化、降低组织间隙压并影响血管通透性，从而增加到达肿瘤细胞的化疗药物浓度，以此来提高化疗疗效。

在一项Ⅲ期试验（AVF2107g）中，共入组 813 例晚期结直肠癌（mCRC）患者，其中 411 例接受 IFL 方案化疗（伊立替康 125mg/m^2+5-FU500mg/m^2 或 LV20mg/m^2，共 6 周，前 4 周每周给药），402 例接受 IFL 加贝伐单抗（5mg/kg，每 2 周给药）联合治疗。结果显示，两组的中位总生存期（OS）分别为 15.6 个月和 20.3 个月，死亡风险比为 0.66（$P<0.001$）；中位无进展生存期（PFS）分别为 6.2 个月和 10.6 个月（$P<0.001$）；缓解率（RR）分别为 34.8% 和 44.8%（$P=0.004$），说明 mCRC 患者在以氟尿嘧啶为基础的化疗上添加贝伐单抗对延长生存期具有显著的临床意义。FDA 已于 2004 年 2 月批准贝伐单抗用于联合以 5-FU 为基础的化疗药物一线治疗转移性结肠癌。

ECOG3200 临床试验比较了 FOLFOX4 方案（奥沙利铂、5-FU 和亚叶酸钙）+贝伐单抗与单用 FOLFOX4 方案和单用贝伐单抗在既往经过氟尿嘧啶及伊立替康治疗失败的 mCRC 的疗效及不良反应。共 822 例患者入组，随机分到 FOLFOX4+贝伐单抗（10mg/kg，每两周给药）、FOLFOX4 和贝伐单抗（10mg/kg，每两周给药）单药组，随访时间中位数为 28 个月。三组的总生存时间（OS）分别为 12.9 个月、10.8 个月和 10.2 个月，FOLFOX4+贝伐单抗组较对照组有生存优势，差异有统计学意义（$P<0.011$）；中位 PFS 在三组中分别为 7.3 个月、4.7 个月和 2.7 个月，缓解率分别为 22.7%、8.6% 和 3.3%，差异均有统计学意义（$P<0.001$）。基于以上数据，贝伐单抗联合 FOLFOX4 方案作为氟尿嘧啶及伊立替康治疗失败的 mCRC 患者二线治疗，可以延长生存期。

另外两个国际多中心的随机临床试验还证实了贝伐单抗联合铂类化疗在非小细胞肺癌中的协同作用。ECOG 的一项随机临床Ⅲ期试验 E4599 比较了卡铂/紫杉醇方案联合或不联合贝伐单抗对 NSCLC 的治疗效果。Ⅲ期和Ⅳ期 NSCLC 患者被随机分配接受一线化疗药物（卡铂的 AUC 为 6，紫杉醇的剂量为 200mg/m^2，每三周一次，共 6 个周期）联合或不联合贝伐单抗（15mg/kg 每三周一次，持续一年）。研究发现，在贝伐单抗治疗组中，有效率（27% vs 10%）和无进展生存期（6.4 个月 vs 4.5 个月）都显著优于对照组，总生存期从 10.2 个月提高到 12.5 个月。之后的另一项Ⅲ期随机对照临床研究 AVAIL 又探讨了吉西他滨/顺铂方案（GC）联合贝伐单抗治疗晚期非鳞癌非小细胞肺癌的疗效和安全性。共入组 1043 例患者，随机分为三组，接受 6 个周期的顺铂 80mg/m^2 和吉西他滨 1250mg/m^2，联合低剂量贝伐单抗 7.5mg/kg 或高剂量贝伐单抗 15mg/kg 或安慰剂，每三周重复，直到疾病进展。结果显示，贝伐单抗（7.5mg/kg 或 15mg/kg）联合 GC 方案化疗可以显著提高

PFS 和客观有效率。结合 ECOG4599 的研究结论可见，贝伐单抗联合含铂方案化疗能够为合适的晚期非小细胞肺癌患者带来临床获益。因此，在 NCCN 指南中，贝伐单抗被推荐联合铂类化疗方案用于非鳞型非小细胞肺癌的一线治疗。

（四）西妥昔单抗

西妥昔单抗（cetuxiumab，Erbitux，爱必妥）是第一个获准上市的特异性针对表皮生长因子受体（EGFR）的 IgG1 单克隆抗体，可与表达于细胞表面的表皮生长因子受体（ECFR）特异性结合，竞争性阻断 EGF 和 TGF。它与表皮生长因子受体结合后会促进后者的降解，使得表皮生长因子受体的表达下调，阻断其酪氨酸激酶结构域磷酸化，抑制其胞内信号转导，从而抑制肿瘤细胞的增殖，诱导肿瘤细胞的凋亡，减少基质金属蛋白酶和血管内皮生长因子（VEGF）的产生，抑制血管生长及转移。西妥昔单抗还可通过其 Fe 段介导 ADCC 作用，诱导抗肿瘤免疫应答，进一步增强化疗及放疗的作用。无论是单药治疗还是联合放、化疗，该药在 EGFR 阳性的恶性肿瘤中均能发挥出色的抗肿瘤活性。目前大量临床研究已证实西妥昔单抗在转移性结直肠癌（mCRC）及头颈部鳞状细胞癌（SC-CHN）中疗效确切。

EXTREME 是一项多中心Ⅲ期随机临床试验，旨在评估西妥昔单抗联合常规化疗治疗复发和（或）转移性 SCCHN 的有效性和安全性。进入研究的 442 例患者被随机分为两组：A 组患者（$n=222$）服用西妥昔单抗（初始剂量：$400mg/m^2$，随后每周 $250mg/m^2$）+顺铂（第一天静脉输注 $100mg/m^2$）或卡铂（第一天 AUC5）+5-FU（每天 $1000mg/m^2$ 持续静脉输注 4 天），3 周为一疗程，最多治疗 6 个疗程；B 组患者（$n=220$）使用的顺铂或卡铂及 5-FU 用法与 A 组相同，当患者不能耐受化疗毒性或疾病进展时开始使用西妥昔单抗。生存分析显示，单纯化疗患者的中位生存时间为 7.4 个月，化疗+西妥昔单抗组的中位生存时间为 10.1 个月，两组相比有显著差异（$P=0.036$）。联合治疗组无进展生存（PFS）达 5.6 个月，显著高于化疗组的 3.3 个月（$P<0.001$）；加用西妥昔单抗后，死亡和疾病进展风险分别较仅化疗组显著下降 20% 和 46%。缓解率在联合治疗组和化疗组分别为 36% 和 20%，无论采用顺铂或卡铂，加用西妥昔单抗后缓解率均显著提高。在复发转移性 SCCHN 治疗领域中，EXTREME 研究一举打破了含铂化疗保持 30 年之久的生存纪录，为一线治疗确立了新的标准。基于 EXTREME 研究的数据，西妥昔单抗于 2008 年 11 月获得欧盟的正式批准，用于与含铂化疗联合进行复发转移性 SCCHN 的一线治疗。

自 BOND 试验显示西妥昔单抗联合伊立替康治疗晚期结直肠癌在肿瘤的缓解率、肿瘤的控制率及 TTP 上的优势后，FDA 通过快速审批通道于 2004 年 2 月正式批准这一方案用于治疗既往含伊立替康方案治疗失败且 EGFR 表达的晚期结直肠癌。之后的很多临床试验进一步证实西妥昔单抗联合化疗可明显提高结直肠癌的治疗效果。VanCutsem 等进行的多中心随机Ⅲ期临床试验 CRYSTAL 中，FOLFIRI 方案（伊立替康+5-FU+亚叶酸钙）联合西妥昔单抗一线治疗转移性结直肠癌（mCRC），可显著延长患者无进展生存期（PFS）。1217 例患者被随机分为 A、B 两组，A 组接受西妥昔单抗（初始剂量：$400mg/m^2$，随后每周 250mg/m²）+每 2 周一次 FOLFIRI（伊立替康 180mg/m²，FA400mg/m²，5-FU 快速推注 400mg/m²，随后持续 46h 静脉输注 2400mg/m²）；B 组仅接受 FOLFIRI 方案治疗。结果显示，A 组与 B 组相比，中位 PFS 显著延长（8.9 个月 vs8 个月，$P=0.036$）；A 组的 RR 显著增加（46.9% vs38.7%，$P=0.005$）。新辅助化疗方面，西妥昔单抗/FOLFIRI 和 FOLFOX 联合治疗已有肝转移的结直肠癌，能使手术切除率提高到 50%，OS 和 PFS 也可达到 20 个月和 13 个月。

与化疗联合是分子靶向药物未来重要的临床应用方向之一，全面了解分子靶向药物及化疗药物的作用机制和特点，充分考虑不同靶向药物与不同化疗药物联合的效应，通过严谨的临床前研究，确定合理的联合方案、最适合的给药时机和最佳的给药顺序，对于尽可能提高抗肿瘤治疗效果具有重要意义。

二、化疗联合体细胞免疫治疗的增效治疗

传统的观点认为化疗诱导肿瘤细胞凋亡，凋亡细胞致免疫无反应性或免疫耐受，化疗引起的骨髓抑制则可抑制抗肿瘤免疫反应，化疗主要对免疫反应产生负性调节作用。随着认识的深入，现在发现化疗可能从多个方面，如肿瘤抗原释放、肿瘤抗原递呈、T 细胞增殖和迁移和免疫记忆等，对抗肿瘤免疫应答起正向调节作用。过继细胞免疫治疗是通过输注抗肿瘤免疫效应细胞的方法增强肿瘤患者的免疫功能，以达到抗肿瘤的目的。通常过继细胞免疫治疗输注的效应细胞可选择性杀伤机体肿瘤细胞，而对正常细胞无害；符合组织相容性原则，原则上以自体细胞为主；在应用其他治疗方法降低肿瘤负荷之后，给予过继免疫细胞回输，效果更好。本节以常用于肿瘤过继免疫治疗的免疫活性细胞为例，对过继细胞免疫治疗与化疗的联合应用做一简单介绍。

（一）细胞因子诱导的杀伤细胞

细胞因子诱导的杀伤细胞（CIK）由抗 CD3 单克隆抗体、IL-2、1L-1β 和 IFN-γ 等细胞因子从外周血单个核细胞诱导而成，其主要的效应细胞是 CD3+CD56+细胞，对靶细胞的杀伤作用是非主要组织相容性复合物（MHC）限制性的，具有直接杀伤肿瘤细胞的能力，能在体内直接或间接调节宿主免疫功能。因此，CIK 细胞被认为是新一代抗肿瘤过继免疫治疗的首选方案。CIK 细胞对自体与异体肿瘤细胞均有杀灭作用，对多药耐药细胞及 FasL 阳性细胞也有效。已有研究发现 CIK 细胞与化疗联合应用能起到增效作用。

一项临床试验比较了化疗与化疗联合自体 CIK 细胞治疗晚期非小细胞肺癌的疗效，对入组的 59 例患者随机分为化疗组（多西他赛+DDP 方案）和 CIK 联合化疗组，结果两组的疾病控制率分别为 65.5% 和 89.7%，中位生存时间分别为 11 个月和 15 个月，差别具有统计学意义，说明化疗与 CIK 细胞联合应用比单独化疗的效果更好，且未发现 CIK 细胞引起明显的副反应。另一项临床试验对比了化疗与化疗联合自体 CIK 细胞回输治疗晚期胃癌的疗效，共入组 57 例患者，分为化疗组和化疗联合 CIK 细胞治疗组，结果在联合治疗组

患者血清中肿瘤标志物比单化疗组显著降低，且联合化疗组的 2 年生存率明显比单用化疗组延长，说明 CIK 细胞联合化疗对晚期胃癌的治疗有益。还有一项临床试验评价了术后的非小细胞肺癌患者应用常规化疗后给予 DC 激活的 CIK 细胞的临床效果，共入组 42 例术后分期为 Ⅰ～Ⅲa 的非小细胞肺癌患者，分别接受单独化疗或化疗+DC-CIK 细胞治疗，结果化疗+DC-CIK 组的 2 年生存率为（94.7±3.6）%，而单独化疗组的 2 年生存率为（78.8±7.0）%，差别具有统计学意义，并发现 DC-CIK 细胞对化疗的协同增效作用可能与上调许多具有抗肿瘤效应的细胞因子，如 IFN-γ、MIG、TNF-α 和 TNF-β 等有关。

（二）淋巴因子激活的杀伤细胞

淋巴因子激活的杀伤细胞（LAK）是外周血单核细胞经 IL-2 诱导而成的多种淋巴细胞的混合体，包含 CD37-CD56+细胞和 CD3+CD56+细胞。LAK 可识别并杀伤多种不同来源的肿瘤细胞，而正常的组织细胞则不会被 LAK 识别和杀伤，这可能与 LAK 的异质型及表面存在的多种与肿瘤识别有关的特异性分子有关。LAK 不需抗原刺激就能杀伤 NK 所不能杀伤的肿瘤细胞，其识别和杀伤作用是非特异性和非 MHC 限制性的，具有广泛的靶细胞杀伤谱，对自体肿瘤细胞、同种或异种的肿瘤细胞均有杀伤作用。LAK 细胞与化疗联合应用可能有增效作用。

一项随机对照Ⅲ期临床试验对比了肺癌术后常规放、化疗与联合 LAK 细胞过继治疗的结果。该研究共入组 174 例肺癌切除后的患者，对于根治性手术患者，分为常规治疗组和常规治疗联合免疫治疗组，联合治疗方案为 DDP+VDS+MMC 化疗两个疗程后行 IL-2+LAK 细胞过继免疫治疗（在术后 2 年内，每 2~3 个月接受免疫治疗一次）。对于姑息性手术患者，分为常规治疗组和常规治疗联合免疫治疗组，前者依据病期需要行放、化疗，后者在放、化疗的基础上联合 IL-2+LAK 细胞过继免疫治疗（在术后 2 年内每 2~3 个月接受免疫治疗一次，或到病情进展为止）。结果，常规治疗组的 5 年和 9 年生存率分别为 33.4%和 24.2%，而联合治疗组的 5 年和 9 年生存率则分别为 54.4%和 52.0%，具有显著的统计学意义。在根治性患者中，常规治疗组和联合治疗组的 5 年生存率分别为 40.6%和 65.5%；在非根治性患者中，常规治疗组和联合治疗组的 5 年生存率分别为 20.8%和 43.0%；在腺癌患者中，常规治疗组和联合治疗组的 5 年生存率分别为 23.0%和 47.5%；在鳞癌患者中，常规治疗组和联合治疗组的 5 年生存率分别为 34.8%和 62.1%。上述研究结果表明，LAK 细胞过继性免疫治疗联合常规的化疗和放疗能改善肺癌术后的患者疗效并延长生存时间。

（三）树突细胞

一项Ⅱ期临床研究报道了肺癌术后树突细胞输注辅助全身治疗模式的安全性。共 31 例淋巴结分期为 N2 的非小细胞肺癌患者，在术后 4 个周期标准化治疗的同时，给予每 2 个月一次的树突细胞过继治疗，一直持续 2 年，其中 3 个病例中途退出。结果 2 年和 5 年的生存率分别是 88.9%和 52.9%。对于这一联合治疗的确切疗效，仍有待进一步大规模临床试验的验证。

目前，临床上过继性细胞免疫治疗与化疗的联合应用多数还处于临床试验阶段。对于一种肿瘤，如何选择适合的效应体细胞类型，以及联合何种化疗，都需要进一步优化实施方案和条件。一般来说，化疗结束后再给予免疫治疗通常比化疗前给予更加有效，因此免疫治疗起始时间至关重要，延期给予免疫治疗，有可能使化疗所带来的益处消失。

第二节　放射治疗联合生物治疗

放射治疗是恶性肿瘤治疗的基本和重要手段之一。在临床治疗中，为了最大限度地提高肿瘤控制率，同时最大限度地降低治疗毒性，肿瘤综合治疗成为重要选择。在临床实践中，放疗和化疗多种不同方式的联合应用，使治疗效果得到了明显的提高。由于常规化疗药物的毒性反应和非特异性杀伤，治疗的副反应会不可避免地出现，在一定程度上限制了两者的联合应用。分子靶向药物是近年来出现的新的生物治疗制剂，具有选择性作用于特定单个或多个肿瘤靶点、高效低毒的特点，而且避免了一般化疗药物的毒副作用和耐药性。近年来的研究资料表明，分子靶向药物和放射治疗联合应用的尝试，在临床也取得了良好的疗效，证实了分子靶向药物与放疗联合应用对肿瘤治疗具有明显的协同作用。

一、放疗与表皮生长因子受体通路阻断剂

表皮生长因子受体（EGFR）是一种细胞膜表面的糖蛋白受体，具有酪氨酸激酶活性，对维持细胞增殖分化、肿瘤生长、转移和血管生成等发挥主要作用。EGFR 配体（包括 EGF 和 TGF-α 等）与受体结合后，酪氨酸激酶自身磷酸化，从而启动该信号通路引起一系列分子级联反应，导致细胞增殖分化、肿瘤生长和转移、血管生成及凋亡抑制等，并增加放射抗拒性。研究发现，头颈肿瘤、膀胱癌和肾癌等多种实体瘤中均有 ECFR 的高表达。目前针对 EGFR 通路的阻断剂主要有两类：一类是以 EGFR 胞外区为靶点的单克隆抗体，如西妥昔单抗和曲妥珠单抗等；另一类是针对胞内区的小分子酪氨酸激酶抑制剂，如吉非替尼和伊马替尼等。

（一）西妥昔单抗

西妥昔单抗是特异性针对 EGFR 的 IgG1 单克隆抗体，在 EGFR 表达阳性的肿瘤中能发挥抗肿瘤活性。已有研究发现，西妥昔单抗可将肿瘤细胞周期阻滞于对放疗敏感的 G_2/M 期和相对敏感的 G_1 期，使 S 期细胞的比例减少，并可抑制放射引起肿瘤细胞的亚致死和潜在致死损伤的修复，从而显著提高了肿瘤的放射敏感性。相关研究证实，西妥昔单抗与放疗联合具有协同作用。

Nakata 等对比了西妥昔单抗与多西他赛荷瘤小鼠的放射反应，以肿瘤生长延迟作为观察指标评价放射增敏作用，发现西妥昔单抗显著增加了肿瘤对多西他赛、单次照射和多西他赛加照射的反应，这一实验结果提示，西妥昔单抗+放疗+多西他赛的联合治疗可以获得较好的肿瘤控制效果。Robert 等最先进行了一项西妥昔单抗与放疗联合应用治疗晚期头颈部鳞状细胞癌（SCCHN）的 I 期临床研究，共 15 名患者接受了西妥昔单抗与放疗的联合治疗，结果 13 例达到完全缓解（CR），2 例部分缓解（PR），1 年和 2 年的无病生存率为分别为 73% 和 65%，证明了西妥昔单抗与放疗联合应用的安全性。Bonner 等报道了一项国际多中心的随机对照Ⅲ期临床试验，结果显示，西妥昔单抗联合高剂量放疗可以提高晚期局部头颈部鳞癌的生存期。此试验共入组 424 名患者，所有患者随机分成 2 组，一组（213 人）接受单纯大剂量放疗，另一组（211 人）接受大剂量放疗加西妥昔单抗治疗，每周给药一次，初始剂量为 $400mg/m^2$ 体表面积，以后在化疗期间每周为 $250mg/m^2$ 体表面积。所有患者随访至少 24 个月，中位随访时间 38 个月。结果显示，中位生存期西妥昔单抗组为 54 个月，单纯化疗组为 28 个月，2 年和 3 年生存率分别为 62% vs 55% 和 57% vs 44%，说明使用大剂量放疗和西妥昔单抗联合治疗头颈部局部深在的鳞状上皮细胞癌可增加其局部控制，减少病死率，而且不增加常见放疗相关毒性反应的发生率。

（二）吉非替尼

吉非替尼（ZD1839，gefitinib，Iressa，易瑞沙）是针对 EGFR 酪氨酸激酶的口服小分子抑制剂。体外研究表明，吉非替尼能抑制 EGFR 酪氨酸激酶磷酸化和 EGF 刺激的细胞增殖。除了能增强大多数细胞毒类化疗药物的作用，吉非替尼与放射治疗联合也具有协同作用。体外研究发现，吉非替尼在体外可以降低头颈鳞癌细胞 A431 在放射后的克隆形成能力，还可以抑制经放射后小鼠 A431 移植瘤的生长；吉非替尼与放射联合应用可以明显延长荷人 GEO 结肠癌小鼠的生存，与单独放射组和单独吉非替尼组相比均有显著统计学差异，在荷人 A549 肺腺癌的小鼠上也得到相似的结果。Huang 等发现吉非替尼可以促进细胞聚集在对放射相对敏感的 G_1 期，能抑制移植瘤经放射后的肿瘤生长，从而与放疗联合应用具有协同增效作用。

（三）厄洛替尼

厄洛替尼（OSI774，erlotinib，Taceva，特洛凯）也是一种 EGFR 酪氨酸激酶抑制剂。已有研究发现，厄洛替尼与放疗有协同作用。厄洛替尼联合放疗诱导肿瘤细胞堆积在 G_2/M 期和 G_1 期，而 S 期细胞的比例进一步减少。厄洛替尼增强凋亡诱导，抑制放射后的 ECFR 自我磷酸化和 Rad51 的表达，从而显著提高肿瘤的放射敏感性。同时，移植瘤实验证实厄洛替尼与放疗联用可以显著抑制肿瘤的生长，还发现厄洛替尼影响了几种与放射敏感性相关的基因的表达，包括 Egr-1、CXCL1 和 IL-1β，说明厄洛替尼在多个水平增强肿瘤的放射敏感性，包括细胞周期阻滞、凋亡诱导、增加细胞复制和 DNA 损伤修复等。

二、放疗与以 VEGF 为靶点的抗肿瘤血管新生药物

血管生成与大多数实体瘤的生长和转移密切相关，因而抑制血管生成就成为控制肿瘤生长的一种重要方法。血管内皮生长因子（VEGF）是最重要的促血管生成因子之一，与肿瘤的发展及放射敏感性有密切的关系。已有研究发现，VEGF 抑制剂与化疗或放疗的联合治疗效果明显优于单用，可以使原本对放射治疗耐受的肿瘤细胞重新变得敏感，还可以减少无效血管密度，增加肿瘤灌注，提高氧合状态，提高肿瘤对放射治疗的敏感性。

（一）ZD6474

ZD6474（zactima，Vandetanib，范得它尼）能够抑制 VEGFR 和 EGFR 介导的细胞内信号转导途径，与放疗联合具有明显的肿瘤放射增敏效果。相关实验显示 ZD6474 在体外抑制人脐静脉内皮细胞的增生，并导致细胞滞留于 G_1 期，同时抑制毛细血管网的形成，增加放射敏感性。有研究进行了 ZD6474 与放疗同步应用于头颈部鳞癌治疗的实验观察，结果证实二者同步应用的肿瘤生长延迟效应明显优于单一治疗。Wiliams 等评价了 ZD6474 联合放疗对小鼠荷人类非小细胞肺癌 Calu-6 的影响：一组为同步给药，在首次照射前 2h 给予 ZD6474；另一组为序贯给药，在照射后 30min 给予 ZD6474。分析结果显示，与单照射和单用 ZD6474 组比较，序贯组细胞表现出明显的再生长延迟，而在同步给药组的细胞生长延迟则更为明显。Shibuya 等的实验显示 ZD6474 显著增加了体外人肺腺癌 NCI-H441 对放疗的敏感性，并抑制了亚致死损伤的修复；与化疗相比，ZD6474 与放疗联用对动物体内肿瘤的生长、转移和胸膜渗出有明显的抑制；还发现伴随着肿瘤血管密度的降低，肿瘤细胞的凋亡明显增加。还有研究发现在人大肠癌动物模型中观察到 ZD6474 与放疗联用时，肿瘤生长延迟明显。

（二）SU11248

SU11248（sunitinib malate，舒尼替尼）是广谱酪氨酸激酶抑制剂，可作用于 VECFR-2、PDCFR、c-kit 和 FITK-3 等靶点。已有不少研究发现 SU11248 与放疗联用可以增强肿瘤细胞对放疗的敏感性，具有协同作用。在 SU11248 与放疗联用治疗小鼠 Lewis 肺肉瘤和恶性胶质细胞瘤的实验中，联合治疗组的肿瘤体积减小程度比任一单用组都明显，对肿瘤血管的破坏能力也最强。另外，两个不同的研究组均发现 SU11248 与放疗联用可明显增强胰腺癌细胞对放疗的敏感性，具有协同作用。还有研究比较了 SU11248 联合放疗，与单用 SU11248 或单用放疗对小鼠软组织肉瘤的治疗效果，发现联合治疗组在抑制肿瘤细胞生长和肿瘤血管生成、促进肿瘤细胞和血管内皮细胞凋亡方面均显著高于单用 SU11248 和单用放疗组，说明 SU11248 可明显增强放疗对肿瘤的控制效果，具有协同作用。

（三）SU11657

SU11657 是一种酪氨酸激酶受体的多靶点抑制剂，可抑制 VEGF 和血小板衍生的生长因子（PDGF）。已有研究发现，SU11657 联合放疗可显著抑制脑膜瘤细胞的增殖、迁移、微管形成和克隆生存，并促进凋亡；且效果明显优于任一单用，并证明 SU11657 通过抑制 Akt 信号通路来促进血管内皮细胞对化疗或放疗的敏感性。

三、放疗与其他分子靶向药物

随着分子肿瘤学的发展，新的与肿瘤发生、发展和药物耐受等相关的肿瘤靶点不断被发现，干预这些靶点则成为新的抗肿瘤药物发展的方向，包括信号转导途径抑制剂、凋亡诱导剂、环氧化酶-2 抑制剂、周期蛋白激酶抑制剂和端粒酶抑制剂等。下面就环氧化酶-2（COX-2）抑制剂与放疗的增效作用做一简单介绍。

COX-2 是体内前列腺素生物合成的限速酶。与 COX-1 不同，COX-2 只有在细胞因子、内毒素、白细胞介素（IL-1）、致癌剂及癌基因等促分裂因子的刺激下才能在某些细胞内迅速产生。已知 COX-2 在多种实体瘤，如肺癌、胃癌、食管癌、结肠癌、乳腺癌、肝癌、胰腺癌、前列腺癌和鼻咽癌中过表达，它可以促进肿瘤细胞增殖；通过激活 AKT-PKB 信号通路抑制肿瘤细胞凋亡；促进 VEGF 和前列腺素类产物（PG）生成，诱导肿瘤血管生成；增加肿瘤细胞的侵袭力，提示 COX-2 抑制剂可抑制肿瘤血管生成、促进肿瘤细胞凋亡、降低肿瘤的浸润性并减少血行转移。不仅如此，COX2 抑制剂还可以通过抑制 PGE-2 合成来提高肿瘤细胞的放射敏感性，与放疗产生协同增效作用。相关研究证实 COX-2 抑制剂 SC236 能够抑制 NFSA 鼠肉瘤细胞亚致死损伤的修复，缩短肿瘤细胞的存活时间。SC236 与放疗联合应用，可使受照射的细胞在间隔 4h 的分次放疗中不能修复其放射损伤，其机制可能是 SC236 使肿瘤细胞停留在放射最敏感的 G_2/M 期。另一种 COX-2 抑制剂 NS398 可以使 H460 肺癌细胞停留在放射相对敏感的 G_1 期。研究显示，COX-2 抑制剂 Celecoxib（赛来昔布）能增强多西他赛联合放疗对裸鼠肺移植瘤的治疗效果，这一现象与其抑制细胞放射损伤后的修复和细胞周期调控有关，但是赛来昔布具有一定的心血管疾病的危险性，因此，寻找新的高效低毒的 COX-2 特异性抑制剂仍然是目前的研究热点之一。

分子靶向药物与放疗联合已显示出特有的增效优势，为肿瘤治疗带来新希望。但两者联合治疗的最佳时机、药物和照射的最佳剂量仍有待于进一步研究，以期获得更好的肿瘤治疗效果，提高患者的生存质量，延长患者的生命。总之，肿瘤是多基因、多步骤的复杂过程。抗肿瘤靶点药物应该与放疗、化疗等治疗手段联合应用才能取得更好的效果。

第三节　微创介入联合生物治疗

利用血管介入技术，对肿瘤进行治疗已被广泛应用于临床。从一定高度上说，介入技术改变了传统的治疗模式，它的出现，为一些难于进行手术治疗的肿瘤患者的治疗带来了契机。而随着 21 世纪生物治疗时代的来临，也为介入医学提供了更为广阔的用武之地。介入技术通过局部注入或血管内导入，进行准确投放，将细胞或药物直接输注到靶器官，达到治疗的目的。

现阶段的生物治疗主要包括基因治疗、免疫治疗、细胞因子治疗、生物靶向治疗和细胞移植治疗等。进入 21 世纪以来，随着分子生物学迅速发展，生物治疗已从理论概念和动物实验阶段逐渐进入了临床应用阶段，成为现代医学发展最快的领域之一。多种生物大分子，包括各种细胞因子、肿瘤抗体或疫苗、重组蛋白和抗肿瘤效应细胞等生物免疫药物制剂，可以抑制肿瘤生长，也逐渐从起初的全身给药发展成为全身和局部多种途径给药，通过介入技术，使药物和细胞直接达到局部，大大增加了局部药物和细胞的浓度，从而取得更好的疗效。

过继性细胞免疫治疗在恶性肿瘤治疗中的疗效取决于多方面因素。例如，输注的免疫活性细胞对肿瘤靶细胞的特异性和杀伤活性、效应细胞在体内肿瘤靶区的聚集、患者免疫应答反应等。不同的治疗途径对治疗的效果和副作用也可能有不同。传统的体细胞免疫治疗方法是采用静脉滴注，将具有抗肿瘤效应的细胞输入患者体内，杀伤在血液里流动的肿瘤细胞和局部残余的肿瘤细胞。近年来，随着微创介入技术的发展，介入治疗方法借用导管可以把效应细胞或生物调节剂（1L-2、IFN 和 TNF）沿动脉输送到肿瘤局部区域内，既可保证足够数量的效应细胞集中在肿瘤区域发挥最大的杀伤效应，又可避免全身应用因到达的肿瘤局部的效应细胞的数量不够充分，使杀伤肿瘤的作用受到限制，这是介入治疗的优势。将介入疗法与体细胞免疫治疗有机结合，可以在增强患者机体免疫功能的同时提高肿瘤局部杀伤作用。在这方面，中山大学附属肿瘤医院生物治疗中心和介入微创中心合作开展原发性肝癌个体化治疗模式的研究，结果显示，肝癌的局部病灶的栓塞化疗（TACE）联合射频消融（RFA）局部的强化治疗，在肿瘤负荷得到有效降低后，采用体细胞免疫治疗对残余的肿瘤病灶进行有效杀伤，这种原发性肝癌的个体化治疗模式能有效延长原发性肝癌的生存期。

吴海鹰等报道，由中山医科大学肿瘤防治中心为负责单位的全国白细胞介素-2 Ⅲ 期临床试验协作组的总结资料显示，56 例原发性肝癌患者接受化疗+IL-2+LAK 细胞介入动脉灌注，1 例患者获得 CR，20 例患者获得 PR，7 例 MR，总有效率为 37%。10 例肝转移癌患者接受了类似的治疗，有 5 例获得 PR，2 例 MR，总有效率为 50%。

上海医科大学中山医院和上海同仁医院报告用化疗+IL-2±LAK 细胞或类似化疗介入

动脉灌注，治疗原发性肝癌或转移性肝癌，结果显示，介入化疗+IL-2±LAK治原发性肝癌的疗效高于单独化疗的疗效（表9-3-1）。

表9-3-1　化疗+IL-2-±LAK与单独化疗介入肝动脉灌注的疗效对比

肝癌	化疗+IL-2±LAK				化疗			
	例数	CR	PR	CR+PR/%	例数	CR	PR	CR+PR/%
原发性肝癌	27	1	6	26	22	0	3	14
肝转移癌	5	0	3	60	5	0	2	40
合计	32	1	9	31	27	0	5	19

江西医学院肝瘤科倪急文等报道用HACE-LA（碘油阿霉素乳剂）+IL-2100万单位一次，共应用2~4次，总有效率为18.36%，与传统疗法比较，疗效明显提高。进一步研究发现，在HACE-LA+IL-2动脉灌注的基础上再加用IFN和IL-6等1~2种细胞因子联合免疫治疗，临床疗效进一步提高，总有效率达27.27%，并且出现完全缓解（CR）的病例，受治患者免疫指标和生活质量（KPS）明显提高或改善。安徽医科大学附属医院梅慰德亦报道，采用肝动脉插管注入IL-2+化疗药+碘油，并以单独化疗药+碘油作为对照治疗原发性肝癌，结果表明，加入IL-2的免疫治疗组有效率明显提高。应用免疫治疗剂肝动脉灌注，其不良反应主要为介入术后发热，一般出现在手术后0.5h，体温为37.5~38.5℃，2~3h后可自行消退，必要时口服消炎痛控制发烧。

综合所述，应用免疫活性细胞［如LAK和细胞因子（IL-2）］进行动脉灌注治疗原发性肝细胞癌的方法是安全有效的，而且比单用碘油加化疗药的传统介入治疗方法的疗效好。此外，有多个学者报道免疫治疗（IL-2/LAK）应用于局部瘤内注射或腔内灌注，对于局部肿瘤消退、消除癌性胸水及腹水有明显效果，用于治疗胸腹水有效率达80%以上。

综上各家报道资料，提示采用肝动脉插管灌注细胞因子IL-2和LAK细胞治疗原发性细胞和转移性肝癌，或腔内导入治疗癌性胸腹水，其疗效明显优于全身治疗，且具有毒副作用轻的优点。

随着医学科技水平的进一步发展，将肿瘤免疫治疗方法和肿瘤的介入疗法有机结合起来，通过增强患者自身机体免疫机能、增加肿瘤细胞的抗原性，以及通过介入手段增强治疗的靶向性等多种治疗手段的结合为肿瘤的治疗提供了更多的选择。

第十章　肿瘤多学科联合的综合治疗

　　随着对肿瘤认识的不断深入，人们逐步认识到现有的各种肿瘤治疗手段都有其局限性，单一方法很难取得理想的效果，必须综合应用现有的多种治疗手段，合理地应用到每一个具体患者的身上，因此肿瘤多学科综合治疗的概念应运而生。

　　我国的肿瘤学专家早在 20 世纪六七十年代就已经认识到了单一方法治疗肿瘤的弊端和综合治疗的重要性，提出"根据患者的机体情况及肿瘤的病理类型、侵犯范围（病期）和发展趋向，有计划地、合理地应用现有的治疗手段，以期较大幅度地提高治愈率"。经过几十年实践，这一观点被逐渐加以丰富，发展为内涵更广的肿瘤综合治疗的概念：根据患者的身心状况及肿瘤的具体部位、病理类型、侵犯范围（病期）和发展趋向，结合细胞分子生物学的改变，有计划地、合理地应用现有的多学科各种有效治疗手段，以最合适的经济费用取得最好的治疗效果，同时最大限度地改善患者的生存质量。

　　这一观点迄今已得到国际肿瘤学界多数学者的认同。例如，1995 年 Abeloff 等所著的《临床肿瘤学》中专门列出"综合治疗"的一章，日本文献中则频繁地出现"多学科治疗""集学治疗"等与综合治疗含义相近的命名，指的是多个学科互相学习、补充，共同配合争取把患者治疗得更好。

　　现代肿瘤治疗学的三大支柱为肿瘤外科学、肿瘤化学治疗学和肿瘤放射治疗学。对于大部分内脏器官的实体肿瘤而言，以手术治疗为主；但某些肿瘤，尤其是解剖部位特殊的肿瘤（如鼻咽癌），则放射治疗效果更佳；对于非实体瘤（如白血病），药物治疗扮演着更为重要的角色。三种治疗手段各有千秋，在肿瘤治疗中都有无法替代的地位。除此之外，近 20 年来又崛起了一些新的治疗方法，如生物治疗、中医治疗、介入治疗、激光治疗、微波治疗、热疗等。值得一提的是，以细胞因子疗法、过继性免疫治疗、单克隆抗体疗法、肿瘤疫苗和分子靶向药物为基础形成的肿瘤生物治疗方法，已被称为肿瘤治疗的第4 种模式，为恶性肿瘤的治疗添加了一支生力军。因此，要想联合现有的肿瘤治疗手段，制订出取得最佳治疗效果的多学科联合的综合治疗方案，首先必须充分了解各种治疗方法的特点。

第一节 常见肿瘤治疗方法的联合应用

一、手术

外科手术是目前多学科治疗肿瘤疾病最主要的组成部分，肿瘤患者60%以手术为主要治疗手段，90%需应用手术作为诊断及分期的手段。外科医生通过手术可治愈大部分尚未扩散的肿瘤，也只有通过手术的方法才能准确地了解肿瘤生长的部位、侵犯的范围，给予正确的分期。近代肿瘤外科的治疗已从单纯外科扩大手术，演变为改良手术，并结合综合治疗达到提高生存率及生活质量的目的。因此，现代肿瘤外科的治疗新概念是：最大限度切除肿瘤，最大限度保护机体及器官功能，尽可能提高生存率及生活质量。

一部分肿瘤患者经过外科手术治疗可获根治，但肿瘤发生是一个漫长的过程，外科手术只对肿瘤发病过程中的某些阶段能获得好的疗效。因此，手术治疗在肿瘤的自然病程中可能有三种结果：①对少数早期发现的肿瘤患者，通过手术治疗后获得长期生存，即临床治愈，即便有少量亚临床转移的癌细胞亦能被机体的免疫系统所控制；②对多数中晚期患者，术后肿瘤未能控制，继续发展而导致机体死亡；③对多数中晚期患者，术后在一个明显的缓解期后复发，出现新的病灶。因此，虽然肿瘤外科手术在肿瘤治疗中仍占有极其重要地位，但由于多数肿瘤发现都已到中晚期，单靠手术治愈肿瘤已不可能，肿瘤外科医生应该考虑如何与其他治疗手段有机结合，掌握更多肿瘤生物学知识，熟悉机体防御机制，了解其他治疗手段的进展，结合患者的具体情况，制订出合理的综合治疗方案，更好地发挥外科手术在肿瘤治疗中的作用。

目前临床上比较常用的外科手术与其他肿瘤治疗手段的联合主要有以下几种。①术后放化疗。对于比较局限的肿瘤手术，根据手术情况加用放疗和（或）化疗，主要目的是针对可能存在的微转移病灶，防止癌症的复发转移。事实上，许多肿瘤在手术前已经存在超出手术范围外的微小病灶。另外，原发肿瘤切除后，残留的肿瘤生长加速，生长比率增高，对药物和放射治疗的敏感性增加，且肿瘤体积小，更易杀灭。②术前放化疗。对于局部肿块较大或已有区域性转移的患者，可先做内科治疗或放疗，使局部肿瘤缩小后再行手术，以减少手术造成的损伤。另外，还可清除或抑制可能存在的微转移灶，从而改善预后。③通过化疗或放疗，使部分局部晚期的不能手术的患者变为可以手术。④术后与生物治疗联合。一方面，通过向术后的肿瘤患者输注抗肿瘤免疫效应细胞，如具有广谱抗癌活性的抗肿瘤效应细胞——自体CIK细胞和自体NK细胞；具有特异性抗肿瘤作用的效应细胞——负载肿瘤相关抗原的树突细胞激活的自体T淋巴细胞（CTL）和肿瘤浸润淋巴细胞（TIL）等，以增强患者的免疫功能，杀伤残余的肿瘤细胞，抑制肿瘤的复发和转移，从而达到抗肿瘤的目的。另一方面，生物治疗，特别是靶向治疗药物与化疗药物结合，在肿瘤的辅助和新辅助化疗中发挥了重要的抗肿瘤作用。⑤术后与中医治疗联合。中医认为，手术损伤机体的元气，导致脾胃损伤，气血虚弱，如低热、气短、乏力、自汗或盗汗，食欲减退。一方面，中医药有利于机体的恢复，可减轻术后并发的炎症和粘连等；另一方面，中医药治疗还可以改善机体免疫功能，减少肿瘤复发、转移，延长患者生存期。

二、化学治疗

化学治疗即化疗，以药物治疗肿瘤或使用化学合成的药物杀伤恶性肿瘤细胞或抑制恶性肿瘤细胞，治愈患者或延长患者的生存时间。化学治疗是肿瘤治疗的三大主要方法之一，在综合治疗中占有越来越重要的地位。化疗的主要作用有三个方面：①作为根治性治疗手段，对造血系统恶性肿瘤和一些实体瘤采用化疗可取得较好疗效，如白血病、小细胞肺癌、恶性淋巴瘤、绒癌和精原细胞瘤等；②作为术后巩固化疗，由于肿瘤是一种全身性疾病，手术和放疗均属局部治疗，对局部的肿瘤病灶有较好的杀伤作用，播散趋向很小的肿瘤可治愈，但不能预防或减少远处转移，而化疗属全身性治疗，可对其他转移部位的肿瘤病灶和血液中的肿瘤细胞进行有效的杀伤，使容易播散的肿瘤有相当部分得以治愈；③作为晚期肿瘤患者姑息性治疗手段，延长患者生存期，提高生活质量。

化疗与其他肿瘤治疗手段的联合主要有以下几种。①辅助化疗。部分癌症在采取有效的局部治疗（手术或放疗）后使用化疗，主要目的是针对可能存在的微转移病灶，防止癌症的复发转移。例如，骨肉瘤手术后用辅助化疗已被证明能明显改善疗效。在高危乳腺癌患者中，多中心随机研究的结果也证明辅助化疗能改善生存率及无病生存率。目前，辅助性化疗多用于头颈癌、乳腺癌、胃癌、大肠癌、骨肉瘤和软组织肉瘤的综合治疗。还有些肿瘤，目前术后辅助化疗疗效尚不肯定，但若手术时病变范围较广，肿瘤侵犯较深，淋巴结有转移，也应考虑做术后化疗，如非小细胞肺癌和胃癌等。但是，并不是所有这类肿瘤均需要辅助性化疗，每种肿瘤按分期的不同、高危因素各异，应根据患者的实际情况采取合适的治疗方案。②新辅助化疗，指对临床表现为局限性肿瘤、可用局部治疗手段（手术或放疗）者，在手术或放疗前先使用化疗，希望通过化疗使局部肿瘤缩小，减少手术或放疗造成的损伤，或使部分局部晚期的患者也可以手术切除。另外，化疗可清除或抑制可能存在的微转移灶从而改善预后。现已证实，新辅助化疗能减少如肛管癌、膀胱癌、乳腺癌、喉癌、骨肉瘤、软组织肉瘤等外科治疗引起的损伤，并提示以后其可能在多种肿瘤包括非小细胞肺癌、食管癌、胃癌、宫颈癌、卵巢癌、鼻咽癌及其他头颈癌的综合治疗中产生很大的作用。③根治性化疗+手术/放疗。对化学治疗可能治愈的部分肿瘤，如急性淋巴性白血病、恶性淋巴瘤、睾丸癌和绒癌等，进行积极的全身性化疗。④化疗与生物治疗的有机结合。根据临床经验，对一些进行全身性化疗的患者，联合自体体细胞免疫治疗，能减轻化疗的负作用，保护机体的免疫功能，起到增效的作用。但是，即使是化疗效果很好的恶性肿瘤，经常也需要综合治疗。例如，睾丸病需要将睾丸原发病灶切除，小细胞肺癌需加用放疗甚至手术等，它们均是综合治疗的很好例子。

三、放疗

WHO 曾在 20 世纪末报道恶性肿瘤患者中有 45% 是可治愈的，其中由外科治疗治愈的为 28%，由放射治疗治愈的为 12%，由化疗治愈的为 5%。65%~70% 的肿瘤患者在不同阶段、因不同的治疗目的需要接受放射治疗，可见放射治疗在肿瘤治疗中有着重要地位和价值，是肿瘤综合治疗三大手段之一。随着肿瘤多学科综合治疗模式的深入，放射治疗在临床肿瘤中的应用同样产生较大变化。例如，Ⅰ、Ⅱ 期霍奇金病的治疗传统上以放疗为主，随着化疗的发展，其治疗模式正在经历由以放疗为主向以化疗为主、放疗为辅的模式转变。综合治疗的发展对乳腺癌放疗的价值有了更加明确的认识，放射治疗在早期乳腺癌综合治疗中的作用越来越重要。

按照肿瘤多学科综合治疗的原则，常见放疗与其他肿瘤治疗手段综合应用的方式包括以下几种。

（1）术前放疗。术前放疗适用于对射线中等以上敏感、肿瘤位置较深、体积较大、粘连明显、估计手术切除较为困难或容易转移的中晚期肿瘤患者。通过给予一定剂量（30~40Gy）的术前放疗，往往可以使原发肿瘤缩小，癌性粘连变为纤维粘连，杀灭肿瘤周围的亚临床病灶，降低肿瘤细胞的活力，增加手术切除率，降低局部复发和血行转移，从而提高治愈率。放疗结束一般宜在 2~4 周进行手术治疗。间歇期太短放射水肿消退不完全，术中易出血；若间隔时间太长，纤维结缔组织增生加重，影响手术切除。

（2）术后放疗。术后放疗主要针对肿瘤粘连，浸润广泛无法切除者；术中明显残留或切除不彻底者；术后病理标本证实切缘有癌细胞浸润者；手术彻底但术后局部极易复发的肿瘤，如脑胶质瘤、腮腺癌和软组织肉瘤等。术后放疗一般要求伤口愈合即开始放疗，照射剂量通常要达到根治剂量或根治剂量的 2/3。

（3）预防性放疗。预防性放疗是指手术和放疗分别治疗不同的部位和区域，这也是放疗和手术综合治疗的一种方式，如乳腺癌术后对腋窝锁骨上淋巴引流区进行的照射，睾丸精原细胞瘤术后对髂动脉、下腔静脉和腹主动脉旁等淋巴引流区的照射。预防性放疗和术后放疗一样，间隔的时间越短越好。

（4）放疗和化疗联合。放疗和化疗联合有三种基本方式：放疗前化疗；放、化疗同步进行；放疗结束后化疗。放疗主要控制局部病灶，化疗的主要目的在于减少肿瘤细胞并消灭可能或已经发生的远处转移，两者联合的目的在于既提高局部控制率，又降低转移率（或者延迟转移和复发）。一般放、化疗联合应用主要基于二者的相加、协同和增敏等有益作用。

（5）放疗和生物治疗联合。已经有部分定论的研究证明放疗合并靶向治疗药物对提高肿瘤局控率和生存率优于单纯放疗。例如，Bonner 等在美国临床肿瘤学会（ASCO）2004年年会报道了一项比较单纯放疗或联合西妥昔单抗治疗 EGFR 阳性的局部晚期头颈部鳞癌的随机Ⅲ期临床试验，共有 424 例患者参加。结果显示，西妥昔单抗联合放疗组的一年和两年局部控制率均优于单纯放疗组，联合治疗组和单纯放疗组一年的局部控制率是 69%和 59%，两年局部控制率分别是 56%和 48%，联合治疗和单纯放疗中位生存期分别是 54 个月和 28 个月。

（6）放疗和中医治疗联合。一方面，中医药与放射治疗相结合，可以增加肿瘤对放射的敏感性，提高放射疗效；另一方面，中医药还可以预防和治疗放射治疗的副反应。

四、生物治疗

肿瘤生物治疗是指通过机体防御机制或生物制剂的作用调节机体自身的生物学反应，从而抑制或消除肿瘤生长的治疗方法。肿瘤生物治疗涵盖而甚广，主要包括以下领域：①肿瘤免疫治疗，包括非特异性免疫刺激、细胞因子治疗、过继性细胞免疫治疗、单克隆抗体治疗和肿瘤疫苗；②肿瘤基因治疗；③小分子靶点药物等。经过近一个世纪的探索，肿瘤生物治疗已经发展成为继手术、化疗和放疗之后的第 4 种肿瘤治疗模式，在肿瘤的综合治疗中发挥着日渐重要的作用，越来越受到人们的重视。

随着肿瘤生物治疗的深入，生物治疗已经不再局限于提高机体对肿瘤的免疫和防御反应，而是靶向治疗药物的崛起，逐渐成为生物治疗的新生主力军，在恶性肿瘤治疗领域起着越来越重要的作用。总体来看，生物治疗与其他肿瘤治疗手段联合应用的方式主要包括以下几种。

（一）生物治疗与化疗联合

生物治疗（主要是靶向治疗药物）与化疗联合应用于恶性肿瘤治疗的全新综合治疗模式，称为生物化疗。生物化疗在许多晚期肿瘤的治疗中被广泛应用，占据重要地位。不少临床研究更证实，生物化疗在肿瘤辅助治疗和新辅助治疗中也发挥重要作用。一项贝伐单抗治疗早期结肠癌的Ⅲ期研究比较了结肠癌患者术后立即接受贝伐单抗联合化疗（FOL-FOX）方案和单独化疗方案的疗效。虽然结果显示治疗组 DFS 较对照组提高 12%，无统计学意义，但在研究的第一年，当患者接受 6 个月标准辅助化疗联合贝伐治疗时，与单独接受化疗组相比无病生存时间提高 67%，这一结果提示为了减少早期结肠癌复发风险而进行长期贝伐单抗治疗需要进一步考虑。

另一项研究表明，对 HER2 阳性的局部晚期乳腺癌患者，术前联合应用赫赛汀（Herceptin）和泰素（Taxol）可缩小手术范围，降低治疗失败的危险性，并最大限度地提高患者的生存期。肿瘤对化疗药物的耐药是肿瘤治疗面临的一大难题，现已发现许多靶向药物可以逆转化疗耐药。早在 2004 年就发现加用西妥昔单抗继续治疗对伊立替康耐药的转移性结肠癌，比单用西妥昔单抗的有效率提高一倍，说明西妥昔单抗有逆转伊立替康耐药的作用。最近一项研究发现，应用吉非替尼在体外处理缺氧诱导的对铂类、紫杉醇和吉西他滨耐药的非小细胞肺癌细胞株，结果后者重新恢复了对化疗药物的敏感性。尽管目前关于靶向治疗逆转恶性肿瘤化疗药物耐药的研究报道多集中于基础方面的研究，但这些研究让我们对生物化疗有了更深刻的认识，也为生物化疗的进一步应用提供了理论依据。

（二）生物治疗联合放疗

生物治疗与放疗（内照射或外照射）联合用于肿瘤治疗的另一种全新治疗模式称为生物放疗。近年来的研究资料表明，分子靶向药物和放射治疗联合应用的尝试在临床也取得了良好的疗效。例如，靶向表皮生长因子受体（EGFR）的药物与放疗联合，可有效增强肿瘤的放射敏感性，对高表达 EGFR 的肿瘤（如头颈肿瘤、膀胱癌和肾癌等）具有良好的应用前景。已有研究发现，西妥昔单抗可将肿瘤细胞周期阻滞于对放疗敏感的 G_2/M 期和相对敏感的 G_1 期，而 S 期细胞的比例减少，并可抑制放射引起肿瘤细胞的亚致死和潜在致死损伤的修复，从而显著提高了肿瘤的放射敏感性。又如，靶向血管内皮生长因子（VEGF）的抗肿瘤血管新生药物与放疗联合，可以使原本对放射治疗耐受的肿瘤细胞重新变得敏感，还可以减少无效血管密度，增加肿瘤灌注，提高氧合状态，以及肿瘤对放射治疗的敏感性。随着分子肿瘤学的发展，新的与肿瘤发生、发展、药物耐受等相关的肿瘤靶点不断被发现，因此产生了许多干预这些相应靶点的新的抗肿瘤分子靶向药物，如信号转导途径抑制剂、凋亡诱导剂、环氧化酶-2 抑制剂、周期蛋白激酶抑制剂和端粒酶抑制剂等。它们与放疗联合已显示出各自的优势，为肿瘤治疗带来了新希望。

（三）过继性细胞免疫治疗与放化疗的联合

过继性细胞免疫治疗是通过输注抗肿瘤免疫效应细胞的方法增强肿瘤患者的免疫功能，以达到抗肿瘤的目的。目前，临床上过继性细胞免疫治疗与放化疗的联合应用多数还处于临床试验阶段。例如，利用化疗联合自体 CIK 细胞治疗晚期非小细胞肺癌、化疗联合自体 CIK 细胞回输治疗晚期胃癌、肺癌术后常规放化疗与联合 LAK 细胞过继治疗，均提示过继细胞免疫治疗联合化疗的良好应用前景，是一种非常有前景的治疗模式。

五、中医治疗

阴阳五行、脏腑经络、辨证论治是中医药学的理论基础，也是中医治疗肿瘤的理论基础。中医学认为机体是由脏腑经络构成，而营卫气血、津、精、液等是它的物质和功能基础。正常的机体保持着这些物质功能基础的平衡，不断运转，维持生命，抵御不良因素的侵袭。中医学认为肿瘤的形成就是由于营卫气血、脏腑经络运行失调。由于失调可在某个部位引起气血停留，中医称"气滞血瘀"，而且体内的湿气和痰聚而不行即"湿聚痰凝"，气血痰湿凝聚在一起成块，形成肿瘤。

中医治疗学的内容很多，如药物疗法、针灸疗法、推拿按摩、饮食疗法、气功疗法等，目前肿瘤常用治疗方法有如下几种。①内治法，包括口服用药，各种注射治疗是最常用的方法。②外治法，外用敷药或膏药，如"三品一条枪"治疗宫颈癌、"皮癌净"治疗皮肤癌等。③针灸疗法，偶见用火针治疗体表肿瘤的报道。针灸用于止痛及其他合并症的治疗。由于某些肿瘤可致骨转移，临床上慎用推拿按摩疗法，以免导致骨折。大量的临床资料证实，中医药在一定程度上可稳定或缩小肿瘤，可改善症状，提高生存质量，延长生存期。一般地，中医药适用于：①直接的抗肿瘤治疗；②与手术治疗、放疗、化疗等同时应用，可减轻手术、放疗、化疗的不良反应，使患者能顺利完成疗程；③对不能手术、放疗、化疗的患者，中医药作为主要的治疗方法，目的是尽可能控制肿瘤，改善症状，提高生存质量；④对某些终末期癌症，中医药可减轻症状，在一定程度上改善患者的生存质量。

按照肿瘤多学科综合治疗原则，常见中医药治疗联合其他肿瘤治疗方法的综合应用的方式包括以下几种。

（1）中医药与手术联合。一方面，中医药与手术联合可以调理手术后的一些并发症。中医认为，手术损伤机体的元气，导致脾胃损伤，气血虚弱，常表现为低热、气短、乏力、自汗或盗汗，食欲减退，可用健脾益气养血中药（如四君子汤、八珍汤、十全大补汤等）辨证加减，有利于机体的恢复。术后并发炎症，可加用清热解毒中药。活血化瘀中药（如血府逐瘀汤）可减轻术后的粘连。另一方面，中医药与手术联合可以减少肿瘤复发、转移：扶正中药可以改善机体免疫功能；活血化瘀中药可降低血小板的黏附、聚集性能，降低纤维蛋白含量，增加纤维蛋白的溶解，增加血流量，改善血液循环及机体的高凝状态，抑制肿瘤灶周围新生血管形成，减少肿瘤复发、转移，延长患者生存期。

（2）中医药与放疗联合。一方面，中医药与放射治疗相结合可以增加肿瘤对放射的敏感性，提高放射疗效。实验证明，活血化瘀具有改善微循环、增加组织血流量、抑制血小板集聚、调节组织代谢等作用，改善肿瘤细胞乏氧状态，增加肿瘤细胞对射线的敏感性。另一方面，中医药还可以预防和治疗放射治疗的副反应，如头颈部肿瘤放射治疗出现的口腔炎、鼻炎、咽炎，放射性膀胱炎，放射性白细胞减少等。

（3）中医药与化疗联合。化疗药物的毒副反应临床表现很多，主要为骨髓造血功能抑制、消化道胃肠反应和免疫功能下降等，有些药物表现为对心脏、肾脏、肝脏和神经组织的损害，中医药在防治这些毒副反应方面有很好的疗效。

总之，综合治疗方案的设计，必须考虑到恶性肿瘤治疗失败的原因，才能做到设计科学、合理，达到最佳治疗效果。恶性肿瘤治疗失败的原因主要有三：局部治疗不彻底及局部复发；远处转移；机体免疫功能降低。因此，在实施肿瘤综合治疗时，各种手段的选择和使用顺序应该符合不同肿瘤细胞生物学的规律。如果重点在于减少局部复发与局部淋巴结转移，则引流区及瘤床的放射治疗不可少。如果肿瘤为容易扩散转移的病理类型，分化程度差或是侵犯血管，属于有远处转移倾向的，则手术前后辅助治疗手段的使用必须针对减少转移这一目的。另外，如何调动和提高机体的抗病能力，是综合治疗方案自始至终都需要贯彻的基本原则。

第二节　肿瘤多学科综合治疗的基本原则

一种好的肿瘤多学科综合治疗方案，必须是能够延长患者的无瘤生存期和总生存期，必须是尽量少的近远期毒副作用，必须是能够提高患者的生存质量，也必须是符合成本效益的原则。

一、局部与全身并重的原则

大部分恶性肿瘤是由局部发展至全身的。一般来说，早期的肿瘤多局限于局部，中晚期则应视为全身性疾病，但两者之间并无明确的界限。局部与全身并重的原则，指的是在局部肿瘤为主时，应兼顾全身治疗的方法，而在以全身肿瘤为主时，辅以局部治疗，往往能收到事半功倍的效果。例如，早期乳腺癌的治疗模式已从过去局部治疗过分扩大的方法，改为小范围肿瘤局部切除加腋窝淋巴结清除。术后加以放疗以巩固局部治疗的效果，有效地减少了局部复发率。有些情况下，同时配以化疗再加上内分泌治疗等全身疗法的应用，既有效防止了全身转移，也减少了局部复发和死亡的危险。再如，肿瘤的不完全切除是现代肿瘤外科治疗实体瘤的常见手段，为防止局部治疗不彻底可加用放射治疗局部病变，但是恰当地使用全身治疗同样可以消灭可能存在微小转移病灶、降低局部治疗不彻底带来的肿瘤转移加速问题。一些情况下，如绒毛膜癌、骨肉瘤和小细胞肺癌等，虽尽量扩大切除或照射，但都不能消除远处播散的可能。因此，必须采取必要的全身措施，才能达到根治的目的。但是，多数早期癌，单独手术即可治愈，过分的放疗或化疗反而有害。因此，必须根据实际情况确定局部治疗和全身治疗的度。

二、生存率与生活质量并重的原则

随着生物—心理—社会学模式的建立，改善和提高肿瘤患者的生活质量已成为肿瘤综合治疗方案设计中日益重视的问题。其主要表现有两个方面：一是尽量减少破坏性治疗手段所致的毁容致残，如乳腺癌手术趋向保守和乳房再造，骨肉瘤保留肢体的术式等；二是重视姑息和支持治疗，尽可能降低晚期肿瘤患者的痛苦，提高其生活质量，最有代表性的就是近年来倡导的癌症三阶梯止痛法。生存率和生活质量并重的原则体现在肿瘤综合治疗中，应该是使患者的生命得到延长，同时生活质量也得到提高。在某些肿瘤，生活质量是一项独立的预后因素。有研究证实，在非小细胞肺癌患者，体重减轻指数超过 15% 的患者，化疗的耐受性和效果均差，患者的预后也差。生活质量也是肿瘤姑息治疗临床研究的一个独立的终末评价指标。对于预期寿命很短的肿瘤患者来说，治疗的唯一效果可能就体现在生活质量的有效改善上。因此，恶性肿瘤的治疗从过去单纯追求生存率到今天的生存率与生活质量并重，是恶性肿瘤治疗观点一个极其重要的改变。

三、成本与效果并重的原则

不可否认，肿瘤的多学科综合治疗比单一治疗的花费要大得多。如何用尽可能少的钱来取得肿瘤治疗的最好效果，是一个十分现实却又经常被忽略的问题。如果采用多学科综合治疗仅仅比单一治疗的效果稍微有所提高，但其经济代价却要增加数倍，那样的话，是否采用多学科综合治疗就值得仔细考虑。因此，成本与效果并重的原则体现在肿瘤多学科综合治疗中，就需要首先建立在对各种治疗方法和手段充分了解的基础之上，然后值得遵守以下几条规律：①成本最低原则，在临床效果基本一样的前提下，首选经济费用最低的方案；②成本效果原则，当两种方法比较时，以生存年为分母，以成本为分子，以标准方法和新方法成本的差异与两者生命年的差异之比来计算，选用结果优于标准方法者；③成本效用原则，在成本同样的情况下，选择在预算内能达到最大质量调整生存年的治疗模式；④成本效益原则，以货币为单位进行计算，效益大者为首选。在卫生资源有限的情况下，如何合理应用成本分析来确定肿瘤综合治疗的方案，需引起高度重视并加以深入研究。

四、个体化治疗的原则

大量的临床研究和实践证明，发生在不同个体、不同部位、不同病理类型和病期的恶性肿瘤，其生物学行为表现具有明显差异，即便是同一部位、同一病理类型和病期的肿瘤，发生在不同的患者身上，其生物学行为也存在着很大的差异。因此，个体化的肿瘤综合治疗并不是几种不同肿瘤治疗方法简单地共同应用，而是必须针对每一个肿瘤患者的具体情况，制订科学的个体化综合治疗方案，有计划地合理应用各种治疗手段，多学科协同治疗。同时，在治疗中密切观察病情变化，及时调整治疗方案，以期获得最佳的治疗效果。

第三节　根据肿瘤患者的具体状况制订适合患者的个体化治疗方案

个体化治疗是肿瘤多学科综合治疗的一个重要原则，但个体化绝对不是随意化。个体化建立在强有力的基础和临床研究基础上，是生物标记指导下治疗方案的个体化，其原则与综合治疗并不相违背。通常，临床上制订个体化肿瘤综合治疗方案时，需考虑以下几个方面。

一、患者治疗前的综合评价

早在20世纪90年代，对癌症患者治疗前的综合评价就开始日益受到重视，众多的评价体系被逐渐地建立起来，如评价患者功能状态的行为状态和日常生活能力，评价伴随病情况的伴随病等级，评价生存质量等。伴随病是一个影响癌症患者预期寿命和治疗耐受性的独立因素。伴有冠心病、高血压、糖尿病的肿瘤患者，往往难于耐受多学科的综合治疗。年龄是另一个在决定癌症个体化多学科治疗方案时需考虑的因素。以肺癌患者来说，目前老年肺癌患者的划分标准是WHO认可的70岁以上的患者。老年患者虽然接受各种治疗的效果和中青年患者差不多，但是老年患者往往随着年龄的增加大多体弱，且伴有一些其他慢性病，因此他们对于治疗的耐受性就不如年轻的患者，其治疗方案就需要根据实际情况进行调整。

二、肿瘤的分期

目前，国际抗癌联盟（UICC）制定的"恶性肿瘤TNM分类法"是临床上用来设计肿瘤综合治疗方案的基础。TNM的不同组合形成了恶性肿瘤不同的临床分期，同一恶性肿瘤不同的TNM和不同的分期，其综合治疗方案是不同的。例如，Ⅰ期乳腺癌，可采取保守的手术加上放疗和化疗，但Ⅰ期的非小细胞肺癌，则以根治性的肺叶切除为主，术后考虑辅以提高免疫力的全身治疗。而同是非小细胞肺癌，不同的分期其治疗策略完全不同。Ⅰ、Ⅱ期以手术为主，ⅢA期（包括偶然性和边缘性两个类型）目前推崇诱导化疗后手术或放疗的模式，ⅢB期和Ⅳ期则以非手术治疗为主。因此，对于早期肿瘤患者，治疗的目的是根治，此时需综合应用手术、放疗、化疗等治疗手段，尽量达到根治的目的；对于中晚期的患者，治疗的目的是控制肿瘤发展，尽量减轻症状，延长生存期，提高生存质量。

由于中晚期肿瘤患者体质较弱，常无法采取强烈的放化疗措施，因此治疗上多以微创定向治疗、中医药治疗为主；对于疾病终末期的患者，由于病情已不可逆转，多以姑息治疗为主，目的在于减轻患者的痛苦。

三、患者的免疫状态

在肿瘤的发生、发展过程中，机体的免疫反应起了很大作用。在通常情况下，肿瘤与机体防御之间处于动态平衡，这种动态平衡的失调导致肿瘤的增殖与播散。机体免疫功能状态对肿瘤发展具有很大的影响，机体免疫功能状态良好时，肿瘤发展慢，甚至出现自发消退现象，预后良好。肿瘤发展快，预后不良的患者，免疫功能往往表现下降或功能缺陷。因此，了解肿瘤患者的免疫状况，对指导肿瘤的综合治疗具有重要意义。免疫功能低下有利于肿瘤发展，而肿瘤发展又会进一步抑制机体的免疫功能。因此，肿瘤患者尤其是晚期患者，免疫功能的缺损通常是明显的，在这种情况下，必须适当地采取消除肿瘤及提高免疫力的措施。

四、肿瘤生物学标记

随着分子生物学的不断发展和分子靶向药物的出现，肿瘤的分子病理标志在肿瘤的治疗中也凸现出了重要的意义。在这方面，肿瘤的个体化特性表现得愈加淋漓尽致，不但不同肿瘤的分子病理标志存在极大的区别，即使是患同一种肿瘤的不同个体之间，甚至同一个体的肿瘤发展的不同阶段，肿瘤的分子病理标志也存在着不同。尤其是近年来，分子靶向治疗已经成为了肿瘤治疗的热点和主要发展方向，而这种治疗主要就是以肿瘤的分子靶位为基础的，必须根据患者的分子病理检测结果进行治疗方案和药物的选择。目前大量的临床研究已经证实，抗 Her-2 单抗曲妥珠单抗对于晚期乳腺癌、抗 ECFR 单抗西妥昔单抗对晚期结直肠癌有很好的疗效，但乳腺癌患者的病理标本检测 Her-2 强阳性才是应用曲妥珠单抗的适应证，而结肠癌的患者应用西妥昔单抗的前提也是病理标本检测 EGFR 须为阳性。因此，对于这些有明确分子标记的肿瘤类型，患者的分子标记物检测就成为选择靶向治疗药物的指征。

第十一章　肿瘤病人的康复护理

在本章内容中，我们将重点围绕肿瘤病人的康复护理展开论述，依次介绍了肿瘤病人的饮食、肿瘤病人的心理康复、肿瘤病人的护理三个方面的内容，以期对肿瘤病人的康复护理问题做出科学解读。

第一节　肿瘤病人的饮食

有的肿瘤病人会有这样一种观念，就是营养越好，癌症就会生长得越快。既然癌细胞这么喜欢营养，我们不妨就少吃点营养丰富的食品吧。因此，我们看到了很多肿瘤患者在去世前，往往皮包骨头，极度消瘦，这与肿瘤失控生长导致的过度消耗、机体营养摄入不足、营养物质的代谢异常和营养丢失增加密切相关。

其实，饮食抗癌的第一原则就是强调食物多样化。肿瘤患者适度而合理的营养是癌症治疗和康复的有力支持。获得有效的营养支持，不仅可以提高手术的成功率，减少术后并发症，还可增强机体对放、化疗的耐受性，改善肿瘤病人的生存质量。当然，肿瘤患者适当的忌口是必要的，但要针对具体情况，讲究科学饮食。那么，增强抗癌力有哪些饮食规则呢？

一、切忌暴饮暴食

对于胃癌、肠癌等患者来说，吃得太好、太饱易引发其消化障碍甚至梗阻；肠癌患者吃过多高蛋白高脂肪食物，易使疾病复发，这在临床中已得到了广泛证实。而对于乳腺癌、卵巢癌患者，饮食过饱、过好，易引起营养过剩，体重超重，雌激素水平上升，导致出现转移和复发，给治疗增加难度。至于肝癌，特别是胰腺癌患者，往往暴饮暴食是其发病的直接诱因。

二、常饮绿茶

茶叶中最主要的有效成分就是茶多酚，其有降血脂、降血糖、抗癌、抗突变、抗氧化、杀菌消炎的功效。试验证明，茶叶对治疗放射性损伤、保护造血机能、提高白细胞数量有一定的功效。其抗癌作用主要包括阻断亚硝胺类致癌物的合成、干扰致癌物在体内活化、清除自由基、抗突变、直接抑制肿瘤细胞、增强机体免疫功能等。茶叶中茶叶皂苷含量约为 0.07%，具有抗癌、杀菌等多种功效。日本科学家曾报道饮用绿茶、红茶提取物的小鼠对肺癌和肝癌均有化学预防作用。

三、减少油的摄入

建议每人每天食用油摄入量在 25～30g。另外，因每种食用油所含各种脂肪酸比例不尽相同，因此，最好选择多种食用油（如花生油、玉米胚芽油、大豆油、芝麻油和核桃油等）搭配使用，使人体营养均衡。同时，应适当搭配一些高端食用油，如橄榄油和山茶籽油等。它们含有丰富的亚油酸，对预防心血管疾病、降低血液中的低密度脂蛋白、升高高密度脂蛋白有积极的作用。

四、要粗不要细，要杂不要精

大量的科学证据揭示，多吃粗粮、杂粮和粗纤维类食物，能够减少糖尿病和癌症等慢性病的发生；全谷类食物（即粗粮、糙米、全麦等）虽然口感不如精细食品好，不易消化，但其营养价值高。除了含有丰富的淀粉外，它们亦是 B 族维生素的主要来源，还含有钾、镁、钙、磷等矿物质和脂肪、蛋白质、膳食纤维等营养素。这些食品在膳食中的比例越大，患癌症的风险就越低。

第二节　肿瘤病人的心理康复

医学应该是科学与人性的完美结合，但是科学技术的飞速进步常常使医师忽略医学中人性的一面。当医师讨论手术路径、化疗方案时，讨论对象仅仅聚焦在手术的解剖部位或者肿瘤的病理分型、分期上，而作为肿瘤的宿主——病人，医师往往关注甚少。医师想当然的以为，治好肿瘤，即是对病人最大的关注。殊不知医学的目标乃是：有时治愈，时常帮助，总是在安慰。

一、一般性心理治疗的技巧

古希腊医学家希波克拉底曾经说过，"医师有两种东西可以治病，一是药物，二是语言"。语言可以治病,现在已经发展出数百种心理治疗方法,用于治疗各类心理问题。肿瘤医师可借助心理支持原则和技巧为病人提供一般性的心理支持。心理支持过程中的关键要素包括:

(一)良好的医患关系

良好的医患关系对于给病人提供有效的心理支持非常重要,良好的医患关系的基础是平等和互信。医师要认识到,心理会谈只有通过病人的内在能动性才能发挥作用。在治疗过程中,医师只有始终坚持平等、尊重和信任的原则,不包办代替、不强权支配和粗暴地控制病人,充分调动和发挥病人的心理能动性,才能使心理治疗产生助人的效用。在此基础上,医师要适度地保持主动,对病人的表现做出及时而恰当的回应,如共情,以专业性的、职业化的互动方式,积极引导病人,使之获得认知、情感和行为方面的改变。在心理会谈中,经常会涉及病人的个人隐私,医师只有承诺对病人的隐私内容进行保密,才能得到病人的信任,减轻病人的心理防御,增强病人的安全感,使心理会谈深入有效地进行。

(二)心理支持的要点

支持性的心理治疗方法较为简单。以解释、安慰及鼓励为主,医师易于掌握。同时,在进行支持性治疗的过程中,医师需注意态度和蔼、亲切,谈话内容除满足病人的心理需要外,需注意必要的限制,防止不良治疗后果的发生。因此,要做好支持性心理治疗必须注意以下几点。

1. 学会倾听

倾听是建立积极的治疗关系并进行有效心理治疗的重要条件。倾听能够创造一种安全温暖的气氛,向病人反馈医师对其的尊重与关注,有助于在医师与病人之间建立起相互信任的治疗关系。倾听使病人能够开放自己的内心,坦率地表达自己真实的想法。

2. 学会观察

与人交流沟通中,即使不说话,也可以凭借对方的身体语言来探索彼此的内心。注意观察身体语言,可以更准确地认识自己与他人,如主动握手表示友好、目光接触表示愿意进行沟通和小心翼翼地坐在椅子边上表示有点焦虑和紧张等。因此,医师在倾听的同时,要对病人的装束、表情、动作、姿势等进行细致的观察,从而更多地了解病人的内心世界。

3. 学会共情

共情(empathy)也称为"神人""同理心",指的是一种能深入他人内心世界,了解其感受的能力。共情有利于医师与病人建立并发展治疗关系,能够促进信任与相互理解、相互影响,并在此基础上,帮助病人主动去寻找内心的症结,加深自我理解,为医师后续心理治疗做好准备。医师需放下自己的假设及先入为主,真正地去关心病人,以病人为中心,认真倾听,设身处地去为病人着想。

二、针对恶性肿瘤病人的集体心理辅导和小组互助式治疗

集体心理辅导或病人自助小组可以使肿瘤病人获得支持。自助式集体心理辅导最初在女性乳腺肿瘤病人中进行，在专业人员指导下，病人进行相互间的情绪表达，并由小组内的其他病人提供心理支持。其目的是帮助病人解决与疾病相关的担忧和情绪问题，并增强她们的社会支持感。

随着科学技术的不断发展，医学已经向"生物—心理—社会模式"转变，人们开始认识到大部分躯体疾病都有心理学根源。行为医学研究显示，心理社会因素是癌症形成的重要影响因素之一；同样，肿瘤病人的不良心理行为反应，也会严重影响病情的发展和病人的生存期。我国的心理社会支持系统尚不完善，对肿瘤病人的心理支持尚缺少专业人员，对肿瘤病人所存在的特殊心理社会问题缺乏有效的应对机制。随着专业人员对肿瘤病人在情感上、精神上存在痛苦的认识的不断深入，对肿瘤病人的心理社会支持已形成一个多专业相互支持与合作的团队，其成员包括：社会工作者、心理学家、精神科专家、医生/护士等，他们共同介入在肿瘤病人从诊断到生命末期的治疗中。目前，心理社会肿瘤学已经作为一个专门的学科，成为临床肿瘤学的新专业。只有我国从事肿瘤病人心理社会照顾的专业人士积极推动心理社会肿瘤学的发展，才能使更多的肿瘤病人及其家庭从中获益。

第三节　肿瘤病人的护理

一、入院护理

病人入院有较明显的焦虑、抑郁、紧张、愤怒和担忧。不愿与家人及护理人员交谈。护士以热情、亲切、富有同情的语言及态度接待患者，介绍周围环境、病室及病友，介绍科主任、护士长、主管医生、责任护士和卫生员等，为病人提供必要、方便的生活设施，提供一个良好的氛围。让他们表达所有的情感及所关心的问题，并接受情感支持。运用通俗易懂的语言与患者进行交谈，向患者讲解各种检查目的及注意事项；告知患者患病原因、机理及治疗情况。解除对疾病检查及治疗的误解，轻松愉快地接受各种检查。

二、放疗护理

放疗前，为病人介绍放疗的方法，注意事项。带病人到放射治疗室。向病人讲解放疗

的仪器。病人所放疗部位，放疗时间，介绍放疗治疗室的医生及技术人员。消除病人恐惧心理。告知病人放疗会出现的不适，如出现不适，医生会根据症状、反应的不同给予相应的处理。通过对放疗知识的讲解使患者充分认识到放疗前保持良好的精神状态对整个放疗成功的重要意义，帮助患者更加坚定战胜疾病的信心和决心，从而更好地积极配合放疗。减轻心理负担以满足心理舒适，减轻对放疗的紧张和恐惧心理。

放疗期间，病人每天放疗时间基本是不定时的，尽量与放疗科协调，为病人确定一个明确时间，避免病人不必要的等待。每次进行放疗照射前患者要提前 15min 将病人带到机房候诊室，有利于平定病人的心情，避免紧张焦虑的不良情绪。放疗过程中协助病人摆好姿势，叮嘱其不要乱动。以免照射不准确而影响疗效，甚至引起严重反应，要使病人感到安全舒适。

根据不同的病人给予相应的舒适护理。放射治疗时引起的全身反应表现为精神不振、食欲下降、身体衰弱、疲乏、恶心呕吐、食后胀满等。轻微者可不做处理，重者应及时治疗，调整饮食加强营养，全身给以支持疗法。可大量饮水或输液增加尿量，迅速排出体内毒素，以减轻反应。心理紧张会加重不适，心情要放松、平和，如鼻咽癌病人在放疗期间常出现口干、咽痛。嘱其保持口腔清洁，经常用淡盐水含漱，耐心指导病人含漱的方法。教会病人及家属使用增液汤（玄参、生地、麦冬）、养津滋阴类中药（芦根、天花粉、玄参、麦冬、生地、枸子、赤芍等）。直肠癌病人常出现腹泻，里急后重，嘱进食少渣柔软、易消化、易吸收的食物，食物中应富含维生素和高蛋白。多吃新鲜蔬菜水果，也应补充奶制品和动物蛋白，忌油炸及辛辣刺激食品。保持局部皮肤干燥、清洁，减少皮肤刺激和摩擦，内裤经常换洗保持清洁。选用透气性好、轻柔无刺激的纯棉衣服。如果患者皮肤出现红斑或有刺激症状，指导病人用 1%～2% 的薄荷粉或 1% 的氢化可的松霜涂抹。食管癌病人全面地给病人增加营养，使病人有一个较好的身体状况。食管癌病人吞咽梗阻，护理人员需将药物研碎，送到病人床边，协助病人取坐位，亲视病人服药后，嘱其用温开水冲洗食管。乳腺癌病人放疗时，护理人员协助其脱掉上衣，取合适体位，尽量避免患肢剧烈及大幅度的活动。

三、化疗护理

化疗前，护士亲自将病人带到宣教室。用简单易懂的语言向病人讲解化疗的方法及所用的药物、化疗引起的不良反应，减少患者紧张焦虑的心理状态和巨大的心理波动，尽量赢得患者的充分信任和依赖以增强患化疗过程中的舒适度。

化疗期间，最好采用经外周静脉穿刺中心静脉置管术（PICC 管术）。避免因反复穿刺或输液时出现肿胀，增加病人的不适感，尽量使患者达到生理舒适。病人出现恶心呕吐，呕吐物及时清理，避免异味的不良刺激，给病人淡盐水漱口，减少口腔异味，如病人呕吐时轻拍病人背部。护理人员应将病人安置清洁舒适的病房，保持室内空气流通。避免不良气味刺激，可使患者感到心理舒适。

四、出院护理

肿瘤病人经过一个疗程的放化疗，病情好转就可以出院了。护理人员亲自示范病人出院后的功能锻炼，如鼻咽癌的颞颌关节锻炼，乳腺癌的患侧肢体功能锻炼，肺癌病人的呼吸功能锻炼等，增强患者的信心及舒适度。

参考文献

［1］ 詹思延. 流行病学 ［M］. 7 版. 北京：人民卫生出版社，2007.

［2］ 游伟程. 医学流行病学 ［M］. 4 版. 北京：人民卫生出版社，2006.

［3］ 唐劲天. 临床肿瘤学概论 ［M］. 北京：清华大学出版社，2011.

［4］ 朱雄增，蒋国梁. 临床肿瘤学概论 ［M］. 上海：复旦大学出版社，2005.

［5］ 王冠军，赫捷. 肿瘤学概论 ［M］. 北京：人民卫生出版社，2013.

［6］ 曾益新. 肿瘤学 ［M］. 4 版. 北京：人民卫生出版社，2014.

［7］ 万德森. 临床肿瘤学 ［M］. 4 版. 科学出版社，2015.

［8］ 汤钊猷. 现代肿瘤学 ［M］. 3 版. 上海：复旦大学出版社，2011.

［9］ 魏于全. 肿瘤学 ［M］. 2 版. 北京：人民卫生出版社，2015.

［10］ 周际昌. 实用肿瘤内科治疗 ［M］. 北京：科学技术出版社，2010.

［11］ 孙燕，石远凯. 临床肿瘤内科手册 ［M］. 5 版. 北京：人民卫生出版社，2007.

［12］ 张清媛. 肿瘤学概论 ［M］. 北京：人民卫生出版社，2010.

［13］ 储大同. 当代肿瘤内科治疗方案评价 ［M］. 北京：北京大学医学出版社，2010.

［14］ 古德曼·吉尔曼. 治疗学的药理学基础 ［M］. 10 版. 金有豫，等译. 北京：人民卫生出版社，2004.

［15］ 陈新谦，金有豫，汤光，等. 新编药物学 ［M］. 17 版. 北京：人民卫生出版社，2011.

［16］ 周纯武. 常见恶性肿瘤影像学检查优选指南 ［M］. 北京：人民卫生出版社，2012.

［17］ 曹雪涛. 免疫学前沿进展 ［M］. 北京：人民卫生出版社，2009.

［18］ 邓铁涛，中医诊断学 ［M］. 上海：上海科学技术出版社，1984.

［19］ 于世英，刘端祺，李小梅. 癌症疼痛诊疗规范（2011 年版）［J］. 临床肿瘤学杂志，2012，17（2）：153-158.

［20］ 石汉平，李薇，王昆华. PG-SGA——肿瘤病人营养状况评估操作手册 ［M］. 2 版. 北京：人民卫生出版社，2015.

［21］ 中国抗癌协会肿瘤营养与支持治疗专业委员会. 中国肿瘤营养治疗指南 ［M］. 北京：人民卫生出版社，2015.

［22］霍兰．癌症人性的一面［M］．唐丽丽，译．北京：中国国际广播出版社，2007.

［23］林洪生．恶性肿瘤中医诊疗指南［M］．北京：人民卫生出版社，2014.

［24］李萍萍．肿瘤常见症状的中西医处理［M］．北京：人民卫生出版社，2009.

［25］张岂凡．肿瘤学［M］．北京：人民卫生出版社，2005.

［26］郭启勇，申宝忠．介入放射学［M］．北京：人民卫生出版社，2005.

［27］郝希山，魏于全．肿瘤学［M］．2 版．北京：人民卫生出版社，2011.

［28］白人驹，徐克．医学影像学［M］．7 版．北京：人民卫生出版社，2013.

［29］陈九如，肝脏疾病影像学诊断与鉴别诊断Ⅱ［J］．国际医学放射学杂志，2010，33（2）：158-167.

［30］范亦龙，陈绪珠，戴建平．脑胶质瘤动态变化的形态学观察及其临床意义［J］．医学影像学杂志，2010，20（4）：453-456.

［31］高文斌，梁文波，王若雨．治疗并发症的诊断与治疗［M］．北京：人民军医出版社，2009.

［32］耿鑫，侯丽雅，杨眉．微流体数字化技术制备基因芯片微阵列［J］．光学精密工程，2011，19（6）：1344-1352.

［33］郭万学，超声医学［M］．6 版．北京：人民军医出版社，2011.

［34］谷鸿喜，张凤民．凌虹细胞培养技术［M］．北京：北京大学医学出版社，2012.

［35］黄俊辉．临床肿瘤学教程［M］．长沙：湖南科学技术出版社，2006.